専門家が答える

暮らしの放射線 Q&A

日本保健物理学会
「暮らしの放射線 Q&A 活動委員会」

朝日出版社

専門家が答える
暮らしの放射線Q&A　目次

まえがき	10
ウェブサイト回答作成者一覧	14
本書をお読みいただくみなさまへ	16

本書を読む前に	19
100 mSv の意味について	54
人体の被ばくに関する線量——吸収線量、等価線量、実効線量について	61

第1章 福島第一原発事故の記録 —— 69

Part1 直後の混乱を振り返る

質問1	3歳児、首都圏で3月15日の被ばくはどの程度でしょうか	72
質問2	風が当たった食べ物を口にしてしまいました	77
質問3	離陸の際に、放射性物質を含んだとても濃度の高い雲を通過したのではないかと心配しています	81
質問4	外出時に雨に濡れた子供の健康影響が心配です	83
質問5	乳幼児ががんになるリスクについて教えてください	86
質問6	新生児が水道水を飲んだことによる被ばくについて	90
質問7	乳児のヨウ素からの内部および外部被ばく線量を教えてください	93
質問8	子供が雨どい下の水たまりの水を舐めてしまいました	97
質問9	子供が砂場の砂を口に入れてしまいました	101
質問10	子供が頻繁に鼻血を出します	105
質問11	雨水を受ける排水口の放射線量についての質問	109
質問12	福島第一原発から約60 km地点に居住しています。屋内退避圏内より高い放射線量が観測されていて心配です	111
質問13	回答の内容が「安全です」ということを中心にしていると思います。リスクもあるはず	114

Part2 子供を抱えて

| 質問14 | 東京近郊において、子供へ甲状腺や白血病の検査を |

	受けさせた方がいいでしょうか	120
質問15	ヨウ素と幼児の甲状腺がんの発症率について	124
質問16	胎児の被ばくについて	127
質問17	母乳検査をすべきでしょうか	131
質問18	乳児の被ばくについて心配しています	135
質問19	屋外プールについて	139
質問20	学校の校庭での怪我が心配です	142
質問21	原乳を処理する過程で セシウムの濃度が高くなることはありえますか	145
質問22	0歳児がいます。薪ストーブの灰による被ばくを どのように考えたらよいでしょうか	148
質問23	24時間換気のマンションに住んでいます。 乳幼児の被ばくを心配しています	151
質問24	子供の保育園での生活について心配しています	155
質問25	染色体異常を持つ人は、放射線への感受性に 違いがあるのでしょうか	157
質問26	子供のCT検査について	159

Part3 日々の暮らし

質問27	本当に安全ならテレビで安全な理由を説明してください	164
質問28	雨による放射線の身体影響について	167
質問29	お茶に含まれるセシウムからの被ばく量について 教えてください	170
質問30	プルトニウムが首都圏まで飛散している 可能性はあるのでしょうか	173
質問31	大規模な野焼きが行われることについて心配しています	176
質問32	掃除機のゴミから放射性物質が検出されたことについて、 人体にどのような影響があるのでしょうか	179
質問33	放射性物質を含む花粉による健康への影響はありますか	181
質問34	衣類をクローゼットやタンスにしまうことをためらっています	184
質問35	浄水器に放射性物質が残っていたかもしれません	187

質問36	ストレスについてと飲料水の暫定基準値について	192
質問37	輸血について	195
質問38	広島の原爆との違いなどについて教えてください	198

Part4 福島に生きる

質問39	数値が高い飯舘村にとどまると、元気な赤ちゃんを産めませんか	202
質問40	郡山に住んでいます。被ばくを考えて自主避難すべきですか	207
質問41	福島第一原発近くで働く家族が帰宅するときに気をつけることはありますか	213
質問42	被ばく低減に「転地」は有効でしょうか	215
質問43	除染ボランティアに参加しようと考えています	219
質問44	放射性セシウムによる精子への影響について教えてください	221
質問45	福島市在住、妊婦の食事、胎児への放射線影響	223
質問46	ホールボディカウンタの結果のシーベルト換算法について	226
質問47	須賀川の小児糖尿病増加という東京新聞の報道について	229
質問48	甲状腺スクリーニングについて教えてください	232
質問49	福島県県民健康管理調査の「甲状腺検査」の結果について	237
質問50	もともと甲状腺の病気があると、放射線の影響を受けやすいのでしょうか	240
質問51	生涯の累積線量 100 mSv について教えてください	242

第2章 放射線防護の科学的基盤 — 245

Part1 放射線被ばくとその影響

質問52	外部被ばくと内部被ばく、自然放射線と人工放射線について教えてください	248
質問53	人工放射線と自然放射線は違うものですか	251
質問54	放射線の確率的影響のうち、がん以外の健康影響について教えてください	254
質問55	ガンマ線の計測だけでいいのでしょうか、ベータ線は測らなくていいのでしょうか	256

質問56	「…ベクレル」という言葉をよく聞きますが、どのような量なのか想像できません	258
質問57	ヨウ素の実効線量とセシウムの実効線量についての質問	262
質問58	蓄積された放射性ヨウ素は蓄積され続けるのか。それとも、体外に排出されるのか	264
質問59	セシウムの生物学的半減期について教えてください	266
質問60	実効線量係数と生物学的半減期について	269
質問61	100 mSv の根拠について教えてください	272
質問62	活性酸素による DNA 損傷について教えてください	275
質問63	被ばく後の年数と発がん・白血病のリスクの関係について	278
質問64	この人数で、放射線被ばくと白血病のリスクの関連性を説明できるのでしょうか	280
質問65	放射線被ばくと心筋梗塞の関係について	283
質問66	放射線量が害になる最低線量について教えてください	285
質問67	「1 mSv、100 mSv の被ばく」について	288

Part2 専門家不信に抗して

質問68	回答者の氏名と所属を公開してください	292
質問69	中立的なのでしょうか	295
質問70	ICRP（国際放射線防護委員会）で出される指標についての質問	297
質問71	なぜ ECRR（欧州放射線リスク委員会）の考え方を排除するのでしょうか	300
質問72	ICRP（国際放射線防護委員会）に関する、NHK のテレビ番組について教えてください	304
質問73	NHK のテレビ番組（「チェルノブイリ原発事故・汚染地帯からの報告 第2回 ウクライナは訴える」）について	307
質問74	「Das leise Sterben（静かな死）」という記事の内容は正しいのでしょうか	310
質問75	ブラブラ病について教えてください	313
質問76	第五福竜丸の無線長の死因について	314
質問77	「1 mSv」が基準というのはどういう意味でしょうか	316

質問78	体へのセシウムの蓄積と影響について教えてください	319
質問79	影響がはっきり分からないものを、はっきり安全とか言わないでください	322
質問80	専門家間の意見の相違について教えてください	324

第3章 誰がどのような質問をしたのか ── 327

用語集 ── 337

全質問／回答一覧 ── 353
関連キーワード索引 ── 392
あとがき ── 394

まえがき

　2011年3月、東京電力福島第一原子力発電所事故が起こった直後から、私たち日本保健物理学会の理事などの主要メンバーは、政府からの支援要請や所属機関の支援業務の遂行で、とても学会活動に専念できそうにない状況にありました。

　学会として、学会内外からの要請に対応できる体制を整えておくべきであるとの意見が出てきて、会員有志による「日本保健物理学会有志の会（保物チーム）」がつくられました。有志の会は、3月18日に学会広報担当（当時）近江正理事から質問・回答サイトの立ち上げの相談を受け、これに協力することになりました。

　また、有志の会メンバーの一部は同時に文部科学省の電話相談に協力することになり、一般市民の不安、情報への渇望、正確な知識の不足などを知るに及んで、ますます質問・回答サイトの必要性を痛感することとなりました。

　2011年3月25日に、有志の会16名が「専門家が答える暮らしの放射線Q&A」ウェブサイトを正式に立ち上げ、理事会の承認を得て、ボランティア活動を開始し、開始後4ヶ月で約750件の質問にお返事したのでした。同年7月20日以降は、理事会に直属する形で、若手研究会が中心となってQ&A活動委員会としてこれを引き継ぎ、約40名で活動してきました。8月には、学会が創立50周年を機に一般社団法人化し、8月24日に「暮らしの放射線Q&A活動委員会」が正式に発足しました。

　このQ&A立ち上げ時から一貫した姿勢は、

一、国・自治体・電気事業者の公表情報を懐疑的に捉えている一般の方々に対して、その時点での情報・状況を整理して、「大丈夫」と言えるものは、そのように回答すること、

二、専門家として、国・自治体・電気事業者とは違う立場から、科学的根拠に立って回答し、それが一般の方々の不安軽減につながるべきこと、

三、研究者集団として、回答したことに対しては責任を持つこと、

以上の３点でした。

　具体的には、①質問にすべて回答する、②丁寧に回答する、③データや立論の根拠を明らかにする、④学会の品位を汚さない、などに留意しました。

　また、健康影響に関わる質問ではリスク（放射性物質による発がんリスクの上昇など）に関するものが多いことから、リスクについては、①ゼロリスクはない、②不確実性は避けられない、③集団リスクに照準し個人リスクは考慮していない、これらを回答の基本に置きました。

　なお、回答は、多くのメンバーが分担して回答文を作成し、監修者（「暮らしの放射線Q&A活動委員会」幹事団）とまとめ役がチェックをしてサイトにアップしてきましたが、書き振りは回答者の個性をなるべく残すようにしました。

　質問をお寄せくださったのはごく普通の市民で、しかもどちらかといえば、放射線・放射能を大変怖れている方々です。

　質問では、「放射線・放射能が分からず、不安でどのように対応したらよいか分からない」「少しでも放射線に被ばくしたら、怖くて嫌だから除染をしたいが、その方法が分からない」また、「様々な数値が出てくるが、その意味がよく分からず不安である」「政府、東電、専門家はグルのようで信用が置けず、メディアやネットから流れてくる情報は多すぎて、しかも様々でどれが信用できるか分からない」「「安全だ」は信用置けず、「危険だ」の方が信用できる」といった文面が目につき、不安や疑問の多いことが分かりました。

　質問のこうした傾向から、放射線の基礎知識がほとんどないか、あっても断片的で知識が体系化されていないこと、健康影響のメカニズムが腑に落ちないこと、「危険度＝その物質が元来持っている危険性×物質の量」という量の問題が理解されていないこと、などが浮かび上がってきました。

　このような状況から、回答では、専門家以外の一般の方々が何を気にして質問を寄せてこられるのか、それに答えるのにはどのような表現が適当なのか、どのように対応すれば（多くの事例で不要であるはずの）不安の軽減に寄与できるのか、等々を気遣うことがしばしばでした。

　また、あり・なしでははっきり表現しにくい低線量領域の健康影響についてどう答えるか、また、保健物理（放射線防護）の専門家を自任する回答者の間

でも決着のついていない問題に対する見解の微妙な違いや表現の仕方を統一すべきなのか、さらには、安全と安心は一括り(ひとくく)の言葉として用いられるが、それはまとめて説明できるのか、といったことなども簡単には結論を出しにくい事柄でした。

　Q&Aを本書籍にまとめるにあたり、(2013年1月末に質問の受け付けを終了した時点での総数) 1,870件の質問から、代表的な80件を選びましたが、配慮したのは次の点です。

一、ウェブサイトに掲載した回答に若干の間違いがあり、すでにこれらについては、ご指摘を受けたり、回答者側で気づいた時点でお詫びの上修正していますが、書籍化にあたり再度チェックし、回答によっては大幅な改稿および加筆を行ったこと、

二、「50ミリシーベルト以下では安全」という事故直後の筆致・姿勢・立場を、現時点でより正しい記述となるようにしたこと、

三、上述と重なりますが、健康影響について必ずしも明瞭に言いきれない低線量領域では、できる限り統一した表現をして、学会の科学的な判断を示すこと、

です。

　その結果、ウェブサイトでは回答掲載時のままでありながら、本書に採録した多くは、回答に加筆したり、全面的な書き換えを施しました。「福島第一原発事故対応のある記録」としての性格を維持しながらも、「放射線防護理解のための教科書」として次世代に残せるものをまとめる、という姿勢で編集作業に臨み、大胆な改稿もあえて躊躇しませんでした。この点、ご理解をいただければ幸いです[*1]。

　以上、日本保健物理学会「暮らしの放射線Q&A活動委員会」幹事団を代表し、相談役の小生(下道國)が書籍刊行の経緯を説明しました。「暮らしの放射線Q&A活動委員会」幹事団は、次のとおりです。

＊1　上述の通り、2013年1月末に質問の受付を終了しましたが、「専門家が答える暮らしの放射線Q&A」は、閲覧専用のサイトとしてコンテンツを維持しています (http://radi-info.com)。すべてのご質問と回答をご覧いただけます。

- 委員長・学会理事　伴 信彦（東京医療保健大学）
- 副委員長・若手研究会幹事　河野恭彦（日本原子力研究開発機構）
- 副委員長・若手研究会幹事　荻野晴之（電力中央研究所）
- 相談役　下 道國（元 藤田保健衛生大学）
- 相談役　早川博信（元 福井県職員）
- 学会広報担当理事　谷口和史（日本原子力発電株式会社）
（所属は 2013 年 6 月現在）

　本書が、少しでも皆様の放射線理解のお役に立ち、またとりわけ、すでに 2 年に及ぶ長期の避難生活を送っておられる方々の参考になることを願って止みません。

2013 年 6 月

　　　　　　　　　　　　　　　　　　　　　　　　　　　　下 道國

ウェブサイト回答作成者一覧

[初期のボランティアメンバー（所属／専門分野）]
浅野芳裕（理化学研究所／放射線安全設計・評価、放射線計測）
飯田孝夫（―／環境放射能）
稲葉次郎（元放射線医学総合研究所／線量評価、内部被ばく影響）
小田啓二（神戸大学大学院／線量計測、線量評価）
川辺　睦（岡山大学大学院／放射線管理，医療被ばく線量評価）
下　道國（元藤田保健衛生大学／環境放射能、放射線計測）
杉浦紳之（原子力安全研究協会／内部被ばく線量評価）
高田和夫（元日本原子力研究所／体内放射能）
中村尚司（元東北大学／放射線物理、放射線計測）
早川博信（元福井県職員／環境放射線、分析化学）
伴　信彦（東京医療保健大学／放射線影響、医療被ばく線量評価）
福士政広（首都大学東京／放射線安全管理、核医学検査技術）
古川雅英（琉球大学／環境放射能、放射線地学）
安岡由美（神戸薬科大学／環境放射線）
横山須美（藤田保健衛生大学／環境放射線、線量評価）
吉田浩子（東北大学大学院／放射線計測、放射線管理）

[若手メンバー（所属／専門分野）]
新谷俊幸（東京大学大学院／放射線遮蔽、放射線計測）
伊藤健二（名古屋大学大学院／環境放射線）
薄井利英（日本原子力研究開発機構／放射線管理、放射線計測）
大倉毅史（―／環境放射線モニタリング）
荻野晴之（電力中央研究所／放射線安全、線量評価）
片岡憲昭（新潟県環境分析センター／環境放射能、分析化学）
城戸寛子（ヴィジブルインフォメーションセンター／環境放射能、大気拡散）
熊谷一城（東京大学大学院／放射線遮蔽、線量評価）
河野恭彦（日本原子力研究開発機構／環境放射能、放出放射能）
小坂晃義（東京大学大学院／内部被ばく計測）
小口靖弘（千代田テクノル／線量計測、線量評価）
迫田晃弘（日本原子力研究開発機構／環境放射能、線量評価）

嶋田和真（—／線量計測、リスク評価）
鈴木ちひろ（—／放射線計測、線量評価）
髙村恭宏（名古屋大学大学院／環境放射能）
滝本美咲（日本原子力研究開発機構／放射線管理）
谷 幸太郎（東京大学大学院／内部被ばく線量評価、放射線安全）
長江拓哉（名古屋大学大学院／環境放射能）
中山直人（日本原子力研究開発機構／放射線管理）
平尾茂一（名古屋大学大学院／環境放射能）
布宮智也（—／放射線計測）
廣内 淳 （名古屋大学大学院／環境放射能）
藤原慶子（京都大学／環境放射能測定）
藤通有希（東京大学大学院／線量評価、放射線安全）
外間智規（日本原子力研究開発機構／放射線管理、環境放射能）
牧 大介 （千代田テクノル／放射線計測、線量評価）
森下祐樹（日本原子力研究開発機構／放射線計測、放射線管理）
山外功太郎（—／放射線安全管理）
山田克典（—／放射線管理）
横山裕也（日本原子力研究開発機構／環境放射能、放射線管理）
吉富 寛 （日本原子力研究開発機構／線量計測）
渡邉貴裕（東京大学大学院／放射線安全、放射線計測）
神田真美（日本原子力研究開発機構／回答サイト掲載等作業補助）
その他13名

[付記]
　専門分野に関して、「放射線防護」はほぼ全員が関わる領域であるため、それ以外の分野を記載しました。所属は2013年6月現在。（編集部）

本書をお読みいただくみなさまへ

- 本書は、ウェブサイト「専門家が答える暮らしの放射線 Q&A」http://radi-info.com（以下 Q&A）の書籍版です。
- 「まえがき」にも記載があるように、1,870 に及ぶ「質問／回答」から、80 件を抜粋しました。
- 本書への採録にあたって、用字統一を越えて改題したものには質問番号の後に※印を付しました。
- 質問は、質問をお寄せいただく際にそれぞれにご記入いただいたものをそのまま記載していますが、一部、ご質問の趣旨に合わせ、変更を加えた箇所があります。
- 回答はそのほとんどに加筆し、時に全面的な改稿を施し、正確を期しました。
- 本書を読むにあたって、ご注意いただきたいこと：
  本書刊行にあたっては、回答を一つひとつ見直し、誤りを正すとともに、文意が伝わるように改稿を施しました。改稿にあたっては、原則として回答掲載日（各回答の横に記載）までに入手可能であった資料のみを引用し、それ以降に重要な情報が得られている場合は、［付記］として（回答末尾などに）説明を加えてあります。インターネット上の資料については、本書の編集時点で有効な URL を記載しています。そのため、回答掲載日以降にコンテンツが修正・再投稿されたものについては、資料の発表日が回答掲載日より後になっている場合があります。ただし、初期のヨウ素の吸入被ばくについては、2012 年以前の質問であっても、ガス状ヨウ素について考慮するために、例外的に 2012 年末に公表された米国国防総省の報告書を引用しています。
- 回答には（たとえ質問が異なっても）類似の説明や引用を含む場合があります。当時の状況と質問の背景に鑑み、重複をいとわず記載しました。
- 本書編集にあたって、回答をテーマ別にまとめ、（ウェブサイトの回答掲載日順ではなく）新規に配列しなおしました。
- 質問のすぐ下に「関連キーワード」を付しました。これは、質問／回答のなかで、主に扱われているトピック・テーマを拾ったものです。インデックスにも使えますので、別途「関連キーワード索引」を設けました（392 頁）。
- 脚注等に記載のある URL の内、リンク切れは適切なものに差し替えました。
- 脚注等に記載した出典は、「文書作成者（文書作成機関）＋「文書名」＋文献（URL 等）」の形式で記載しました。ただ、文献（URL 等）は現在参照可能なものにしていますので、組織やサーバの統廃合・改組・所管の変更などにより、文書発表当時

とは異なり、文書作成者（文書作成機関）と文献（URL 等）が一致しない場合があります。
- 本文の前に、架空鼎談〔ていだん〕「本書を読む前に」を置きました。三人のやり取りを通して、放射線や放射線防護の基本的な考え方を盛り込みました。編集部の作成によります。
- 巻頭に、放射線・放射線防護全般の理解にとって根本的に重要な、以下の項目を特設しました。
  - 「100 mSv の意味について」
  - 「人体の被ばくに関する線量——吸収線量、等価線量、実効線量について」
- 第 3 章として小論「誰がどのような質問をしたのか」を付しました。寄せられた質問の分析から、放射線・放射線防護の専門家としての課題の抽出を行っています。
- 巻末に、編集部の作成になる「用語集」を付しました。
- Q&A に掲載された質問／回答の一覧は別途 353 頁に掲載しました。
- Q&A の活動を支えた回答者の一覧は別途 14 頁に掲載しました。
- 本書で用いられている略号・記号等は以下の通りです。
  - 〔 　〕……寄せられた質問の原文にはない文言を補ったものです。
  - (☞■頁)……理解を深めるために参照をお願いしたいものです。

(編集部)

本書を読む前に

はじめに
——不安と安心のあいだで

武藤氏 先生、今日はお時間を割いていただき、ありがとうございます。武藤と申します。

西園寺先生 いえ、どういたしまして。

桐生さん はじめまして。桐生と申します。うちに小さい子がおりまして、放射線についていろいろ心配しています。今日は先生にお話を伺いたくてお邪魔しました。

西園寺先生 はじめまして。お子さんは何歳ですか？

桐生さん 今度の誕生日が来ると3歳になります。女の子です。

西園寺先生 かわいい盛りですね。ご心配、無理もありません。

桐生さん あの事故からずっと、放射線について心配し通しでした。それはいまも変わりません。

　東京電力福島第一原子力発電所の状況もそうなのですが、空気中や海中にばらまかれた放射性物質や、口にする食べ物のこと、子供の被ばくなど、気の休まることがありません。ひょっとしたら、少し心配しすぎなのかもしれないと思うこともありますが、やっぱり心配です。

西園寺先生 分かります。

武藤氏 ボクは、本当のところ、どのくらい危険なのか、そうでないのかを知りたいと思って話を伺いにきました。

西園寺先生 なるほど。

桐生さん いろいろな専門家の方たちがメディアに登場して、いろいろなことをおっしゃっていますよね。中には、「そのくらいなら心配には及ばない」と言う人もいれば、「どれだけ低い放射線量でも危険であることに変わりはない」と言う人もいます。私が住んでいる千葉県内でも、事故前と比べて（空間）放射線量が高くなり、また、ホットスポットと言われる線量の高い地域も確認されています。もういっそのこと引っ越したほうがよいのか、このまま暮らしていて大丈夫なのか、不安な毎日です。

　今日は先生にぜひいろいろお伺いしたいと思って参りました。どうぞよろしくお願いします。

西園寺先生 分かりました。こちらこそ、よろしくお願いします。

　たしかに、いろんな見解が飛びかっています。また、人によって言うことがだいぶ違っていることもありま

すね。それだけに、原子力発電所や放射線に関わる科学者や技術者、また医師など、専門家に対する不信感も募っていると私も感じています。

武藤氏 ネットでは、「御用学者」のリストまでつくられていますね。

西園寺先生 ええ。何をもって「御用学者」と言うかは措いておきますけれど、そういう不信感が醸成されてしまう要因は、科学者や関係者の側にもあったと思います。

桐生さん あの、失礼な話かもしれませんが、専門家の先生方が「安全です」と強調すると、かえって心配になったりもしました。こんなに大変なことが起きているのに、安全だなんて、何か隠そうとしているのではないかと、つい勘ぐってしまいます。

西園寺先生 お気持ち、分かります。それに、なんでも鵜呑みにしてしまう前に、桐生さんのように、いったん「どうかな」と確認してみることは大切なことです。

武藤氏 でも先生、疑いすぎると根も葉もないトンデモ陰謀論になってしまったり、ストレス過剰でかえって体調を崩したりしませんか。

西園寺先生 トンデモ陰謀論というのは、例えばどんなことですか？

武藤氏 そうですね、例えば、2011年の秋ごろ、東京都の世田谷で放射性物質が見つかったことがありました。あのときは、「やはり福島第一原発の影響か」と話題になったのですが、結果的には民家からラジウム226という放射性物質の入ったビンが見つかったと報じられましたよね。でも、そのときネット上ではあちこちで東電と政府の陰謀だという主張が飛び交っていました。

西園寺先生 どこが陰謀になるのですか？

武藤氏 つまり、世田谷で検出された放射線は、本当は福島第一原発事故によるものなのに、東電と政府が、ビン入りの放射性物質が出てきたという話をでっちあげて、原発事故とは関係ないものだとごまかそうとしている、という話です。

西園寺先生 あ、そういうことでしたか。一面では、そうした不信感が生まれるのも分かるような気がします。しかし、そういう場合でも忘れてならないのは、検証する、確認するという姿勢です。陰謀論かどうかはともかくとして、放射線に関連する議論に接する際、こう考えてみる

といいと思うのです。

　まず、放射線に限らずなんでもそうだと思うのですが、分からないことが不安の大きな原因です。

　そして、分からずに困惑しているときには、分かりやすい言葉が耳に入りやすいものです。真っ暗な洞窟の中をさまよっているときに、出口と思しき光が見えるようなものですから、そちらに向かって行きたくなります。

　でも、分かりやすいことと、より正確であることとは別のことです。たしかに光のようなものは見えたけれど、そこは安全な出口なのか。ひょっとしたら、洞窟からは出られるものの、断崖絶壁への出口かもしれません。

武藤氏　光があちこちに見える場合もありそうです。

西園寺先生　そうなると、どっちに行くかという話にもなりますね。そこで大事なことは、「大丈夫だ」という声にも「危ない」という声にも、すぐ飛びつくのではなく、いったんそうした意見を頭に入れた上で、「じゃあ、どうしてそうだと言えるのか。その判断の基準になっているのは、どういう知見なのか」と、こう考えてみることだと思います。

　そこで、例えば放射線が人体に与える影響について、現時点の科学で明らかになっていることや、まだ分からないことについて、自分なりに理解しておくことが大切になってくるのですね。

暮らしの放射線と科学知識

西園寺先生　生活の観点から放射線について考える場合に、忘れてはならないポイントが三つあると思います。一つは、もちろん毎日の暮らしのなかで、どれだけ放射線によるリスク（具体的には健康への影響ですが、福島第一原発事故後の状況から、発がんの確率がわずかに上昇する可能性がある、ここではこのことをリスクと呼びます）があるか、その大きさを評価し、どの程度の防護対策（リスク回避の対策）を講じる必要があるかを確認するという実際問題です。そのためには「線量評価」、つまり放射線量の測定・評価をきちんと行い（ここで放射線量とは、「空間線量・空間線量率」というよりもむしろ、個々人の被ばく線量を念頭に置いています）、日々生活している環境

が、どういう放射線の状況にあるのかを正しく把握することが二つ目のポイント。そして、三つ目は、放射線が人体に及ぼす影響について、正しい知識と理解を持ち、実際の生活において影響があるのかどうか理解するということです。

武藤氏　先生、ちょっといいですか。ボクも暮らしの話は必要だと思うんですが、専門家でもないのにどうして知識が必要なんですか？

西園寺先生　それが先ほどの話にもつながると思うのです。例えば、放射線が人体に与える影響について、異なる意見をもった二人の「専門家」A氏とB氏がいるとします。話を分かりやすくするために、この二人の主張は衝突するものだとしましょうか。つまり、A氏はどちらかというと楽観的な見方をする人で「100ミリシーベルト以下ならまったく心配ありません」と言い、B氏は慎重な見方をする人で「100ミリシーベルト以下では、どんな影響があるか明らかではありませんが、危険であることに変わりはありません」と言っているとしましょう。

　このとき、武藤さんならどちらの意見が「正しい」と考えますか？

武藤氏　どちらかというとA氏が正しいと思います。

西園寺先生　なぜでしょう。

武藤氏　だって、100ミリシーベルト以下では、放射線が人体にどういう影響を与えているか明らかではないのですよね？　本当に危険なら、分かるはずじゃありませんか。

西園寺先生　なるほど。桐生さんはどう思いますか？

桐生さん　私は武藤さんとは反対です。たとえはっきりしていなくても、放射線は浴びないに越したことはないと思います。後で「じつは悪い影響があった」という話になっても、困るのは自分たちですから、そこはどうしても楽観できません。

西園寺先生　お二人もA氏、B氏と同じように別々のご意見をお持ちです。ここで問題なのは、繰り返しになりますが、そうした意見や判断が、いったいどういう知識に基づいてなされているかということです。なぜ、専門家同士の間でさえ意見が分かれてしまうのか。どちらがより妥当かということを考えずに、一方を信用してしまってよいのか。言い換えると、自分の意見は、単なる思い込みや願望なのか、それとも第三者が見

ても妥当だと思える知識に基づいたものなのか、というわけです。

　それ以前に、こうしたA氏やB氏のような主張をする人は、本当に「専門家」なのだろうかと考えてみる必要もあります。

桐生さん　それはどうしてですか？

西園寺先生　もし両氏が、本当に「専門家」だとしたら——つまりこの場合、放射線に関連する自然科学や放射線の生物影響の専門家という意味ですが——、そもそも「100ミリシーベルト」という線量について、これほどすっぱりとものを言えるはずがないからです。

　ちょっと飛躍しますが、科学というのは、宇宙や自然の現象について、ここまでは確かに分かっていると考えてよいということと同時に、しかし、ここから先はまだ「こうだ」と言えるほど分かっていない、ということをとことん確認し続ける学問です。

桐生さん　それなら、B氏は問題ないのではありませんか？

西園寺先生　一見そう思えます。しかし、B氏の問題は「どんな影響があるか明らかではない」とうやむやにしてしまっていることです。一口に「明らかではない」と言ってしま

うのは、科学の専門家としてはやはりまずいと思います。なぜなら、これからお話しするように、放射線が人体にどういう影響を与えるのかということには、明らかになっていることもあるからです。

武藤氏　難しいですね。

西園寺先生　ちょっとした考え方のコツがあります。専門知識があるかどうかは別にして、こういう形の議論に接した場合、一度は次のように気をつけてみるといいと思います。

　二つの対立する意見が並べられると、私たちはつい「どちらかが正しい」と思い込みがちです。しかし、大事なことは、すぐ「どちらか」という結論に走ってしまわないことです。その前に、両者の前提は妥当なのかと確認してみなければ危ないですね。

武藤氏　前提、ですか？

西園寺先生　この場合なら、両氏が議論の前提としている「100ミリシーベルト」という線量がどういう意味を持っているのかということ、あるいは「安全」や「危険」という幅のある言葉——100パーセントの安全も100パーセントの危険もそうそうあるものではなく、私たちが経験す

るほとんどの事象は「安全と危険の間、幅をもった中間領域」にあるからですが——が何を意味しているのか、といったことです。

そこで先ほど武藤さんがお尋ねの「専門家でもないのに知識が要るのか」というご質問に話が戻ります。放射線が人体にどんな影響を与えるかという知識を持っていなければ、誰かが「このぐらいなら大丈夫」とか「これは危険です」と主張するのを見ても、それが本当に妥当なのかどうか、判断がつきません。とくに噂話や風評も耳に入りやすい話題なので、自分なりにしっかり判断するためのモノサシが必要だと思うのですね。

武藤氏 それが知識というわけですか？

西園寺先生 私はそう思います。例えば、「100ミリシーベルト以下では問題がない」という場合、実際にはそういった低線量の放射線によって、人体には何が生じているのか。それが分からなければ、本当に問題ないのかどうか分かりません。逆に「低線量でも危険だ」という場合も、何がどう危険なのかが分からなければ、過剰な反応をしてしまいかねないと思うのです。

桐生さん 専門家のみなさんはそのことについてはたくさん勉強しているから、もちろん知識もあると思います。でも、先生、私たちのようにそういう勉強をしていない者にとっては、専門知識を理解するのは、とても難しいことです。私も素人ではありますが、知りたい一心でいろいろと専門家の発言を読んだり聴いたりしてきました。なかには、同じ日本語を使っているとは思えない人もいます。

武藤氏 どうして専門家の話は難しいんでしょう。

西園寺先生 いくつかの理由が考えられます。まず、専門家が使う専門用語というのは、それを理解している人同士の間では、意見交換や議論を正確かつ効率よく進めるために必要なのですね。

例えば、ベクレルとは何かということをいちいち言わなくても、「この作物から1kgあたり45ベクレルの放射性セシウム137（Cs-137）が検出された」と言えば、専門家ならそれがどういう意味か分かります。

ただし、おっしゃるようにそういった専門知識は、誰もが身につけてい

るわけではありません。前提を共有していない人が、いきなりそうした用語を耳にしても、これは分からないのが当然です。場合によっては、相手が理解しているかどうかということを気にせずそうした用語を使う専門家もいるので、これは分からないという話になりますね。

それから、もう一つ放射線で困るのは、実感しづらいということです。放射線はご存じのように目にも見えなければ、匂いもないので、私たち人間は知覚することができません。つまり、そこにあったとしても、あること自体が分からないわけです。

桐生さん　では、どうしたらよいでしょう。

西園寺先生　今日は、いま述べたようなことを踏まえて、できるだけ専門知識がなくても分かるように説明してみたいと思います。

といっても、私自身、こうした説明には不慣れですから、分かりづらいことを言ってしまうかもしれません。そこで、桐生さんと武藤さんにお願いしたいのですが、途中で分からないことがあったら、率直におっしゃってください。

武藤氏　分からないときはお尋ねします。

桐生さん　先生にそう言っていただけると、質問しやすくて助かります。

自然放射線

西園寺先生　では、まずはごく初歩的なところから話を始めたいと思います。お二人は、私たちがこうしているいまも、ずっと放射線にさらされていることはご存じですか。

桐生さん　あんな事故の後ですから。相当大量の放射性物質が放出されましたよね。

西園寺先生　おっしゃる通りです。でも、もし福島第一原子力発電所の事故がなかったとしても、あるいは仮にこれまでに生じた（大気圏核実験や他の原子力・放射線施設の事故を含む）人為的な放射性物質の放出が一切なかったとしても、それでも放射線にさらされているという話はいかがでしょう。

武藤氏　自然にも放射線があるんですよね。例えば、ラドン温泉の放射線は天然の物質から出ている放射線じゃなかったですか。ちょっとの放射線なら体にいいという話も聞いたことがあります。

西園寺先生　体にいいかどうかは措いておくとして、放射線は（放射線治療・放射線診断や原子力発電所や産業利用〔非破壊検査利用〕などの）人為的なものだけでなく、自然界にも存在しています。もっと言えば、地球が誕生する以前から、宇宙には放射線がいろいろあります。地球誕生以降ももちろん、地殻に放射性物質が含まれているし、宇宙からはずっと地上に放射線が降り注いでいます。

桐生さん　ひょっとして飛行機で高いところを飛ぶと被ばくするというのも、それが原因ですか？

西園寺先生　そうです。宇宙からの放射線は、大気の層が防いでいる分もあって、高いところではその効果が薄れる分だけ被ばくすることになるのです。

　地上でも、大地や土壌に含まれる放射性物質の種類や量の関係で、場所によって放射線の量もまちまちです。中には、イランのラムサールのように年間100ミリシーベルトを超えているところや、インドのケララ州の一部やブラジルのガラパリのように年間10ミリシーベルトを超えているところもあることが知られていますね（ただし、これらの数値は平均値ではなく、最大値です）。これらは大地のガンマ線からの被ばくですが、それに加え、食物や水を摂取することや空気中のラドンを吸入することによる被ばくを加えると、日本では年間平均2.1ミリシーベルト、世界では平均2.4ミリシーベルトになります。なお、日本の平均的な値は、これまでは年間1.5ミリシーベルトとされてきましたが、2011年12月に食品中の天然放射性物質に関して新しいデータが整備された結果、年間2.1ミリシーベルトと評価されています。このように、自然由来の放射線被ばくの大小には、大きな幅があるのです。これは今回の原発事故によって加わった放射線とは別に、誰もが日常的に受けているものなのです。

桐生さん　あの、いいですか。

西園寺先生　どうぞ。

桐生さん　いま、日本の平均値とおっしゃいましたけど、県や地域でも差がありますか。

西園寺先生　はい、地域によって違います。詳しくは後で調べていただければ細かい数値がお分かりになると思います。

　それから、地質や土壌だけでなく、

私たち個々人の体内にも、常に放射性物質があります。体内から放射線が出ているのですね。

武藤氏 こうしているいまも、ですか？

西園寺先生 そうです。ここにいる三人ともです。ちょっとオオゲサに言うことをお許しいただければ、地球上の全員です。

桐生さん 先生、すみません。体内にある放射性物質は、どのくらいなんですか？

西園寺先生 例えば、成人男性の場合で、約7,000ベクレルが常時体内にあると言われています。中でも、食品から日常的に摂取しているカリウムには、放射性でない安定カリウムのほかに、ごく微量ですが、言い換えると1万個に1個くらいの割合で放射性カリウムが含まれていて、私たち生物がカリウムを摂取するときに、放射性カリウムだけを分離して摂取しないようにすることはできません。そのため、放射性カリウム40（K-40）は、成人男性の平均で約4,000ベクレルに達します。

桐生さん そんなにですか？

武藤氏 その前にベクレルってなんですか？ いつも他の言葉とごちゃごちゃになって困っています。

西園寺先生 ベクレルというのは、放射性物質が単位時間あたりにどのくらい壊れて、変化するかということを測る単位のことです。そして、余分なエネルギーを持っているために不安定になっている原子核が、余分なエネルギーを放出し安定化するのですが、このエネルギーが放射線。その結果、原子核は別の原子核に変わります。不安定な原子核が壊れ、余分なエネルギー（放射線）を出す、この現象を「放射性壊変（あるいは崩壊）」と呼ぶのです。

桐生さん 体内にある放射性物質は、除去できないんですか？

西園寺先生 もっともなご質問です。もう少し正確に見ておかなければいけませんね。「体内にある」とはどういうことか、詳しく言い直してみます。

　私たちは、日々の呼吸や飲食を通じて放射性物質を（避けようもなく）摂取しています。これは、今回の事故に由来するものもあれば、それ以前からあるもの、あるいは先ほど申し上げた自然に由来する放射性物質などです。

桐生さん え？ ということは、呼

吸や食事で、体内にどんどん放射性物質が蓄積していくということですか？

西園寺先生 いえ、そうではないのです。いまの話だけ聞けば、体内にどんどん放射性物質が蓄積されていくという印象をお持ちになるかもしれません。しかし、もう半分別の話があります。

　私たちの身体には、ご存じのように代謝や排泄という働きがあります。いったん体内に入った（放射性物質を含む）物質も、こうした身体の働きによって絶えず体の外に出ているのです。

桐生さん じゃあ、入ってくる分を限りなく減らせば、体内にある分を減らせますか？

武藤氏 なるほど、理屈で考えるとそうなりそうですね。

食べ物と放射線——リスクについて

西園寺先生 おっしゃるように、仮に、摂取する量を限りなく減らすことができれば、理屈としては体内の放射性物質の量は減るはずですね（ただし、食品に由来する放射性カリウム40は、常時口にしているので、減りません）。自分がいる場所の放射線の状況（空間線量・線量率）から呼吸による被ばく量を概算したり、食べ物に含まれている放射性物質の量を測定すれば、被ばくの状況を把握して、対処できるようになります。見た目で判断できないのが厄介ですが、放射線量を測定したり概算する方法はあります。

桐生さん 野菜に農薬を使っているかどうかという話に似ていますね。

西園寺先生 食品については、厚生労働省が、食品に含まれる放射性物質の基準値を定めて、食品の種類ごとに放射能量を設定しています。

桐生さん 先生、その場合の「基準」というのは、なんの基準ですか？

西園寺先生 仮にこの基準値いっぱいの食品を食べ続けたとしても、体内に入った放射性物質による影響のリスクが低くなって、通常、多くの人がもう問題としないようなリスクになるように、という基準です。食品については、この基準を超えたものは出荷できないわけです。

武藤氏 その「リスク」というのがいま一つ分からないのですが、「危険性」と理解したら間違いですか？

西園寺先生 それでよいと思いま

す。この場合、実際にはどうなるか完全な予測は不可能だけれど、人間にとってよくないことが生じる可能性がどのくらいかということを、いろいろな要因から見積もるのです。

後で話すことになると思いますが、放射線が人体に与える影響にもいろいろあって、ある線量の放射線を被ばくしたときに、必ずしもすべての人に影響があるわけではない。線量が低くなるほど、影響が現れる人の割合は小さくなります。影響が出る／出ない、白／黒で考えることができないのです。影響が出る可能性と考えざるを得なくなる。この可能性の見積もりがリスクなのです。でも、それを単に「分からない」と言ってしまうと、対策も対応もできなくて困ります。そこで、正確にどうなるかは予測できないものの、「こういうことが生じる可能性がある」ということを、リスクとして見積もるのです。危険度の見積もりと言ってもいいですね。

武藤氏 ということは、基準値を下回っていれば大丈夫、安全ということですね？

西園寺先生 健康被害は生じない、つまり安全だと考えてよいと思います。ただし、先ほども述べたように、低線量では人体に何が生じているかということも併せて視野に入れておきたいところです。

桐生さん 先生、たしかこの基準値は、途中で変更がありませんでしたか。

西園寺先生 おっしゃるように、2012年4月1日に、もともと原子力安全委員会（当時）が提案していた「飲食物摂取制限に関する指標」、これが「暫定規制値」と言われるものですが、これから新しい「規格基準値」へと変更されていますね。原子力安全委員会が原子力災害に備えて作成していた「原子力施設等の防災対策について」の中で「飲食物摂取制限に関する指標」として示していた値を、食品安全委員会が、いわば借用して、事故直後に対応するためにそのまま「暫定規制値」として出したものですが、事故から1年後、放射線量（線量）の面で見れば回復過程に入ってきていることから、これをより厳しい「規格基準値」に変更したのです。なお、桐生さんが「基準値」と言われました。「暫定規制値」でも「暫定基準値」でも私たち一般にはどちらでも良いと思います

が、あらかじめ準備されて決められていた値ではありませんので「暫定規制値」が正しい言い方です。
桐生さん　あまり簡単に変わると、かえって疑わしく思えてしまうのですが。決める人たちの都合に合わせているんじゃないかと……
西園寺先生　ひょっとして、桐生さんは、基準値について、何か絶対的なモノサシのようなイメージをお持ちでしたか？
桐生さん　え？　違うのですか？
武藤氏　ボクも、そういうモノサシなのかとばかり思ってました。だから、なんで変わるんだろうと。
西園寺先生　そうでしたか。ここは話が込み入るところなので、性急に結論に飛びつかないように気をつけながら話したいと思います。お二人も、「こっちだ」と決めてしまいたくなるのをぐっとこらえて耳を貸してください。
　いま、二つの疑問が提示されたと思います。一つは、基準値を下回っていれば大丈夫なのかということ。もう一つは、基準値が変わるのはなぜかということでした。順番に答えてみたいと思います。
　まずご理解いただきたいのは、生きている以上、リスクがゼロということはあり得ないということです。変なたとえで恐縮ですが、通りを歩いていても交通事故に巻き込まれてしまう可能性もあれば、食事中にものを喉(のど)に詰まらせてしまう可能性もあります。いつなんどき、どんな病気にかかるかということも、予測はできません。
　ただし、リスクの要因を調べたり、それをよく知ることによって、リスクを減らしたり、回避する努力はできます。例えば、食生活に気を配ること、摂取する栄養素やカロリーを意識することで、病気になるリスクを減らせます。
　放射線による影響も同様です。後でお話しするように、実はどんなに低い放射線でも、人体に影響が皆無(かいむ)というわけではないのです。そういう意味では、リスクがゼロとは言えません。ただ、仕組みを理解した上でなら、リスクをできるだけ小さくする努力はできます。
　そこで「放射線防護」という考え方が重要になります。身の回りに放射線がある。原発事故でさらにその量が増えた。土壌や水や空気中に放射性物質がある。口にする食べ物に

も含まれている。そういう状況のなかで生きてゆくとして、それではいかにして放射線による健康への被害、リスクを小さくできるかという手立てを講じるのです。

ここで議論している「基準値」というものも、そうした放射線防護の考え方に基づいています。「放射線被ばくの量や放射性物質の摂取量をこれ以下に抑(おさ)えておけば、健康に害が出る可能性はきわめて低く抑えられる」ということが経験や調査から分かっているので、それを基準にするということなのです。これについては、後で改めて詳しく話すことにしましょう。

桐生さん そこはぜひ知りたいです。

西園寺先生 それから、基準値が変わることについてです。たしかに、基準値が変わったりすると、不安を感じるかもしれません。しかし、これは言ってみれば、状況の切迫度合(せっぱく)いに応じて変えているのです。事故直後の緊急時には、あまり低い基準値を設定しても、そもそもそれを守っていたら何もできなくなってしまうということになりかねません。

たとえ政府がこれで心配ない、と言っても、それよりも線量を減らす努力をすることはあってもよいのです。そもそも、放射線は浴びない方がよい、線量を低くすることはよいことだからです。しかし、線量低減だけに特化すると、逆に不都合も生じ得るのです。コストや労力などを無視するわけにいかないからです。だから、ことは簡単ではない、と認識しておきたいのです。

大事なことは、きちんと生活を成り立たせて、なおかつ放射線による人々の被害をできるだけ低く抑えることです。そこで、緊急時には、そうでないときに比べて少し高めの基準値が設定されます。これが変更前の「暫定規制値」でした。国際的な放射線防護でも同様の考え方がなされます。

桐生さん でも、基準値が高いということは、リスクもそれだけ高いということですよね？

西園寺先生 おっしゃる通りです。ただし、どうか誤解しないでいただきたいのですが、緊急時の基準値自体が、十分リスクを低く抑えられる設定になっているのです。

武藤氏 じゃあ、どうして後になって基準値をさらに低くするんですか？　緊急時の基準でOKなら、その

ままでもよさそうに思えます。値が小さくなったら、そのことでかえって「え、じゃあいままでの高い値はなんなの?」と不安になる人もいそうです。

桐生さん まさに私はそうでした。

西園寺先生 ご指摘ありがとうございます。ここも気をつけないと誤解を招きかねないところですが、そうは言っても放射線というものは、メリットがない限りは、余計に被ばくしないに越したことはない、そういう認識を専門家も政府・自治体も採っているのです。例えば、レントゲン検査やCTスキャンなどで体の内部を検査する場合や治療で放射線を使う場合、被ばくする代わりに体の状態が分かったり、がん細胞を殺すといったメリットがあります。こういう場合は、メリットを享受すると共に被ばくを受け入れるわけですが、被ばく線量は最小限度に抑えます。

　基準値の変更(低減)というのは、緊急時から時間が経ち、線量が下がってきたら、さらに低い基準値を設けることで、いっそうリスクを低減させようということなのです。

武藤氏 じゃあ、基準値は絶対的なモノサシではないのですね。しかし、発表される数字だけ見てるとそこまで分かりませんよね。

西園寺先生 まさにその通りで、数字だけがメディアで大きく取り上げられ一人歩きするのも、その数字だけ見て安心したり心配したりするのも問題です。

　いまお話ししているように、その数字がどういう考え方や知見に基づいて出てきたものなのかということを理解しておくことが重要です。基準値というのも、絶対的な安全/危険の境目を示したものではなくて、状況に応じてリスクを低く抑えるための判断の目安というわけなのですね。

桐生さん でも、そうすると安全か危険かという境界線は、どこにあると思ったらいいのですか?

西園寺先生 次に、そのことをお話ししましょう。

身体的影響と遺伝性影響

西園寺先生 そのためには、放射線を浴びた場合、人体にどんな影響がありうるかという仕組みを見てみる必要があります。

桐生さん お願いします。

西園寺先生 「放射線が人体に及ぼ

す影響」と、言葉にすると簡単に聞こえるかもしれません。しかし、実際にはとても多様な影響があります。下の表のように、いくつかの観点から分類できます。

　まず放射線に被ばくした人ご本人だけに現れる影響と、被ばくした人だけでなくて、その子孫にも現れる影響に分類されます。本人だけに現れる影響は「身体的影響」といって、まさに放射線に被ばくした当人の身体に出る影響です。それに対して、本人だけでなく、その遺伝子を受け継ぐ子孫にも現れる影響があり得ると想定して「遺伝性影響（heritable effects）」と呼んで区別します。

桐生さん　やっぱり子供にも遺伝するんですか？

西園寺先生　そういう印象が強いかもしれません。しかし、実は人間に関して言うと、放射線被ばくした人の子孫に影響が現れたという確かな証拠は得られていないのが実情です。

武藤氏　どうしてそう言えるんですか？

西園寺先生　例えば、広島・長崎の原爆を被爆した人たちの子供や、仕事で日常的に放射線を浴びている放射線科医の子供たち、それから先ほど触れたように、もともと自然放射線のレベルが高い地域の住民を対象に、疫学調査が行われていて、その結果に基づいています。

武藤氏　エキガク調査？

西園寺先生　疫学というのは、簡単に言うと、ある人間の集団について、健康／病気の状況・分布・原因を長期にわたって調べる学問領域です。個人だけではなかなか見えてこないことを、集団で見てみると、統計的

身体的影響	（＝被ばくした当人の体に出る影響）※	
早期影響	不妊（生殖腺障害）、脱毛、皮膚障害（紅斑）、造血機能低下	……確定的影響（しきい値がある）
晩期影響	白内障	……確定的影響（しきい値がある）
	がん（白血病を含む）	……確率的影響（しきい値はないと仮定）
遺伝性影響	（＝被ばくした人の子孫に現れる影響）	
	動物でのみ認められており、ヒトについては確認されていない	……確率的影響（しきい値はないと仮定）

※体内にいる間に子供本人が受けた影響（胎児被ばく）を含みます。

に確認できることがあるのですね。表現はむずかしくなりますが、国際疫学学会の定義を借用すると、「特定の集団における健康に関連する状況あるいは事象の、分布あるいは規定因子に関する研究」です。ある集団ともう一つの集団を比較することで、病気の流行の原因を特定し、コントロールすること（予防や原因の除去）を目指します。

武藤氏 でも、どうして「疫学」というのですか？　いまのお話だと、なぜ「疫」という字がつくのか、よく分かりませんでした。

西園寺先生 たしかに「疫学」という字が、現在では少しイメージしづらいかもしれません。せっかくですから、少し寄り道をしてみましょうか。日本語で「疫学」という学問は、もともと西洋医学の一分野で、英語では epidemiology と言います。これが19世紀ころ日本にも入ってきました。当時はコレラなどの伝染病対策上の効果が注目されていたこともあって、疫病に関する医学ということで、「疫学」と訳されたという経緯があります。

　気をつけたいのは、この訳語のせいで少し分かりづらくなっていますが、疫学の対象は疫病だけではないということです。それは翻訳する前のもとの言葉にも表れています。「エピ」というのは古典ギリシア語で「…の上に」、「デモス」は同様に「人々」という意味です。つまり、人々の間に見られる病を扱う「ロゴス」（知、学問）というわけで、伝染病以外の病、例えば、がんや心臓病なども、単に原因と結果（因果律と言いますが）だけを見るのではなく、その病気にかかっている集団とそうでない集団との比較から発生状況などを調べようとすることも大切で、疫学の観点から扱います。字面だけだと分かりにくいところですが、そんなふうに理解していただければいいでしょう。

武藤氏 イメージしていたのと全然違いました。

西園寺先生 話を戻しますが、そういう疫学による調査では、いまのところ人間の場合、遺伝性影響が確認されていないのです。

武藤氏 じゃあ、やっぱり問題ないということですか。

西園寺先生 ひとまずはそう考えてよいと思います。

早期影響と晩期影響

西園寺先生 そこで、身体的影響について、さらに詳しく見てみます。一口に「身体的影響」と言っても、放射線をどういうふうに浴びるかによって影響もいろいろあります。以下の表のように書き並べたほうが分かりやすいでしょう。

まとめて言えば、①身体のどの場所に、②どのくらいの時間、③どれだけの量の放射線を受けたか、そして、④被ばくしてからどのくらいの時間が経ったか。放射線が身体に与える影響を考えるときは、これら四つを考慮する必要があるのです。

桐生さん 量や時間はなんとなくイメージしていましたが、被ばくというと、全身のことかと思ってました。体の場所によって違うんですか？

西園寺先生 そうです。例えば、指先に被ばくするのと、骨髄に被ばくするのとでは、受ける影響は大きく違ってきます。とくに骨髄に大量の被ばくをすると、体内の白血球の数が減ってしまいます。しかし、指先に同じだけの放射線を被ばくしても、白血球が減ることはありません。

桐生さん どこに被ばくするかが問題なんですね。

西園寺先生 しかも被ばくした直後から数週間以内に現れる「早期影響」と、被ばくしてしばらく、数ヶ月から数十年の時間をおいてから現れる「晩期影響」があります。

武藤氏 ちょっと待ってください。早期の方は分かるけど、晩期の方は数十年も間が空いたら、被ばくの影響かどうか分かるんですか？

西園寺先生 鋭いご質問です。晩期影響の例としては、がんがあります。これはおっしゃるように放射線の影響と判断するのが厄介です。なぜか。放射線被ばくで生じるがんには、白血病（血液のがん）、甲状腺がん、肺がんなどがあります。でも、実を言えば、生じてしまったがんを見ても、それが放射線被ばくによって生じた

①	部位	身体のどの部位に被ばくしたか
②	時間	どのくらいの時間被ばくしたか
③	量	どのくらいの量の被ばくをしたか
④	経過時間	被ばくしてからどのくらい経過したか

のか、それ以外の原因で生じたのかを見分けることはできないのです。
桐生さん え？　そうなんですか？
西園寺先生 タグでもついていればよかったのですが、あいにくと見分けがつきません。がんは遺伝子の病気と呼ばれ、細胞の増殖にとって重要な遺伝子が変異することで生じると言われています。私たちの体の中では、代謝に伴う活性酸素の影響や遺伝子複製のエラー（コピーミス）などによって、おびただしい数の突然変異が生じています。
武藤氏 たばこやストレスも悪いと言いますね。
西園寺先生 とくに放射線の被ばく量が低い場合、発がんに対する因果関係が、喫煙や生活習慣など、他の要因と紛れて見えなくなってしまうという事情があります。
桐生さん あの、「低い」というのはどのくらいですか？
西園寺先生 一般に100ミリシーベルト以下です。
武藤氏 じゃあ、それ以下なら大丈夫……ということではないんでしたっけ。
西園寺先生 これが先ほどのリスクの話とも関連してくるところです。100ミリシーベルト以下は影響が分からないから、気にしなくてOKという考え方もありますが、放射線は量が小さいから影響が皆無ということではないのです。ここが話のもつれるところです。

確定的影響

西園寺先生 そこで、理解を深めるために、放射線の人体への影響について、もう一つの分類の仕方を知っておく必要があります。それは「確定的影響」と「確率的影響」という区別です。

　これは読んで字のごとしで、「確定的影響」というのは、ある一定以上の放射線量を被ばくすると、人体に影響が確実に（確定的に）出ることが分かっているような影響を指します。いま言った「一定以上の放射線量」のことを「しきい値・しきい線量」と言います。

武藤氏 シキイって、あの敷居ですか。
西園寺先生 科学の世界では「境目」というほどの意味で使います。「閾値」と書くこともあります。要するに、身体の部位によって、「これ以上

の放射線量を被ばくすると何らかの症状が生じる」というしきい値が分かっている、そのような健康影響を確定的影響と言うのです。

　例えば、コップに水を入れる場面を思い浮かべてみてください。ここで、コップに入る水の容量がしきい値です。最初は空のコップに、どんどん水を注いでいくとしましょう。つまり、コップに溜(た)まっていく水が、放射線に被ばくした量(の合計・積算)だと思ってください。このとき、コップから水があふれるまでは大丈夫で問題なしです。影響はありません。でも、コップの容量(しきい値)を超えた水(放射線)が注がれると、影響が生じてしまうということです。

　そんなふうに「ここが(影響の出る／出ないの)境界だ」というしきい値があるから、「確定的影響」と言うわけです。

放射線でDNAが切れる

桐生さん　具体的にはどういう影響があるんですか？
西園寺先生　まず一般的な話をしましょう。人体に放射線が当たると何が起きるか。実は、人体をつくっている細胞が死んでしまう可能性があります。もう少し詳しく言うと、放射線によって細胞のなかの細胞核という場所にあるDNAがずたずたにされてしまうのです。
武藤氏　DNAですか。予想以上に細かい話で驚きました。
西園寺先生　たしかにとても細かい話です。でも、ここを飛ばすわけにはいかないのです。
武藤氏　なぜですか？
西園寺先生　先ほど100ミリシーベルトの被ばくによって、がんが本当に増えるかどうか分からない、つまり、影響があったとしても、それほど微妙であるという話をしましたね。このDNAの話は、被ばくする放射線量が大きいか小さいかとは関係なく、実際に私たち生物の身体の中で生じていることです。ですから、これをないことのように無視するわけにはいかないのです。
桐生さん　ということは、やっぱりどんなに少量でも放射線は危険ということですか？
西園寺先生　そこが込み入った話だけに、よく見極めなければならないところなのですね。専門家によって意見が分かれるポイントでもありま

すが、それだけに危険かどうか、これから話すことをもとに、ご自分でも考えていただければと思います。
桐生さん お願いします。
西園寺先生 先ほど述べたように、放射線が当たったDNAには傷がつきます。しかし、細胞はそれを修復しようとする仕組みも持っています。ただし、修復はいつでも必ず成功するとは限らないのです。ちゃんと修復できれば問題はありませんが、修復に失敗した場合、細胞が変異を起こすのです。

それから、大量の放射線を被ばくした場合は、そもそも修復できなくて、細胞自体が死んでしまうこともあります。問題はこの先です。

人体はおよそ60兆個の細胞からできています。各種臓器も細胞の塊（かたまり）ですね。では、ある臓器に大量の放射線量を被ばくするとどうなるか。細胞が一度にたくさん死んでしまうから、その臓器が本来果たしている機能を維持できなくなって機能不全に陥（おちい）ります。臓器ごとにそういう影響が出るしきい値（境界）があります。
桐生さん あの……例えば、どんなことが起きますか？
西園寺先生 部位によっていろいろです。例えば男性の場合なら、精巣（せいそう）に0.1グレイ以上の放射線を被ばくすると、一時的に不妊（ふにん）になることが分かっています。精子は生殖腺という器官でつくられています。この器官は放射線の影響を受けやすいのです。生殖腺が放射線に被ばくすると、本来そこで生じている細胞分裂が止まってしまい、生殖細胞である精子がつくられなくなるのです。

一時的な不妊の場合、これは一時的ですから、時間が経てば回復しますが、被ばく量が6グレイ以上になると、永久に不妊になってしまいます。（「グレイ＝Gy」については後述します。）
桐生さん 「確定的」ということは、例外なくみんなそうなる、ということですか？
西園寺先生 そこはこう考えるといいと思います。例えば、100人の人が同じだけの放射線を、同じ部位に浴びた場合、しきい値を超えた放射線量になると、一部の人に影響が出始めます。そして線量が高くなるにつれて影響が出る人が増え、最終的には全員に影響が出るというわけです。
武藤氏 放射線を浴びたら、たちどころにそうなってしまうのですか？

西園寺先生 骨髄のように被ばくして数日で影響が出る場合もあります（造血機能の低下）。脱毛の場合は2~3週間で、精巣の被ばくによる一時的な不妊は3週間後から9週間後くらいに現れてきます。これは早期影響に分類されます。晩期影響の方は、潜伏期間は長く、がんの場合もっと長い時間（数年から数十年）が経ってから現れるもののことです。

どちらにしても、放射線に被ばくしてから症状が現れるまで、潜伏期間があると考えてください。先ほど表でお見せした、放射線を浴びてからどのくらい経過したかという項目はこのことを指しています。

ついでながらお話しすると、放射線を使った治療は、この仕組みを逆手にとって活用したものです。がんの治療では、一回あたり約2グレイ（= 2,000ミリグレイ = 200万マイクログレイ）の放射線量を患部に当てます。それでがん化した細胞を殺してしまうわけですね。

他方で、脅かすわけではありませんが、（ある臓器にではなく）全身に4グレイの放射線を一度に浴びた場合、60日以内に半分の人が死ぬとも言われています。

武藤氏 危ないのか、大丈夫なのか、分からなくなってきます。

放射線量の単位
——グレイとシーベルト

武藤氏 あと、すみません。グレイというのはなんですか。先ほどは「シーベルト」とおっしゃっていたような気がします。

桐生さん 前にベクレルというのも出てきましたね。

西園寺先生 あ、そうでした。つい説明せずに使ってしまいましたね。グレイもシーベルトも、放射線の単位です。放射線が「もの」に当たることによって、エネルギーを受けたものが化学的変化を起こしてしまいます。放射線のエネルギーを受け取ったことによって、身体を形づくっている分子が化学的に変化してしまうのです。DNAが傷つくといった現象も化学的変化の結果なのです。そのエネルギーを表す単位がグレイ、放射線が「人間」にどのような影響を与えるか、を評価する単位がシーベルト。放射線というのは一種のエネルギーの塊なのですが、それがどのくらいの量かを表すときに、用途に

応じて単位を使い分けます。先ほどのベクレルというのは、放射性物質から出るほうの話です。他方で、グレイとシーベルトは、その放射線を受けるほうの話です。

武藤氏 ややこしいんですね。

桐生さん テレビや新聞では、シーベルトをよく見かけます。

西園寺先生 説明の順序としては、グレイからいったほうが分かりやすくなるでしょうか。「グレイ」というのは、放射線が当たった物質が、放射線からどのくらいのエネルギーを受け取るかという量を表したものです。いま話していることで言えば、放射線に被ばくした人体がどのくらいのエネルギーを受け取ったかということです。これは専門用語では「吸収線量」（☞340頁）と言ったりします。

武藤氏 それなら、全部グレイで済みそうです。

西園寺先生 ところがそう簡単にはいきません。なぜかというと、仮に「同じ」だけの吸収線量を浴びた場合でも、放射線の種類によっては、人体への影響の大きさが違ってくるからです。

武藤氏 放射線の種類、ですか。

西園寺先生 同じ「放射線」という名前でも、詳しく見るとアルファ線、ベータ線、ガンマ線、中性子線という具合に種類の違いがあります。

例えば、アルファ線とガンマ線を1グレイずつ被ばくした場合、人体にとってはアルファ線の方がダメージは大きいのです（約20倍）。

実際には、いろんな種類の放射線が混在したかたちで被ばくした場合、それでは人体への影響はどのくらいかということを、グレイという単位で考えるととても面倒です。なにしろ放射線の種類によって影響度が違うわけですから。

そこで、いっそのこと、放射線の種類に関係なく、ともかく「人体にどのくらい影響するか」という観点から考えられたのがお馴染みの「シーベルト」という単位なのです。

桐生さん ひょっとして、だからメディアではシーベルトをよく見かけるのですか。

西園寺先生 そうだと思います。ただ、気をつけないといけないのは、シーベルトはあくまで「およそ」の値だということです。学術や医療の分野で、きっちり正確に計算したい場合は、グレイの方を使っています。

そうそう、「放射性物質」「放射線」

「放射能」の混同にはいささか気になるところがあるのですが、今まで、専門家面して小うるさい難癖を付けていると思われそうで、遠慮していました。

簡単におさらいしておけば、放射性物質とは、不安定な原子核をもつ原子のことでしたから、それが安定な原子核に変化する際に余分なエネルギーを放射線として放出します。

放射能という言葉が、放射線や放射性物質の代用として頻繁に使われているようですが、放射能は、放射性物質の「量」にかかわる概念だということは、ここで押さえておきたいと思います。

放射性という物理量を測り表すのは、ものの重さを表現するのに、グラム等の単位を用いるのと同じです。放射能の単位はベクレルで、1秒間に1回、放射性物質が壊変して放射線を出すときに「1ベクレル（Bq）」と定義されます。

確率的影響

西園寺先生　さて、先ほどは「確定的影響」と「確率的影響」という区別について話しました。ここまでのところ「確定的影響」について説明したので、今度は「確率的影響」について述べてみます。

ここまでの話が分かっていれば大丈夫です。放射線が人体に与える影響として、細胞のなかのDNAが傷ついてしまうということはすでに話したところです。

桐生さん　細胞が死んで、臓器が機能不全になるというお話ですね。

西園寺先生　それに対して、今度は細胞が（単に死ぬのではなく）変異してしまう場合が問題です。お二人は、高校で生物学は習ったでしょうか。例えば、DNAと遺伝子の違いは何かと言われて分かりますか。

武藤氏　習いましたけど、いま一つ覚えていません……。

西園寺先生　DNAは、四種類の塩基が数多く数珠つなぎに大変長く並んだものです。遺伝子というのは、その中でも遺伝に関連する部分を指す名前です。

武藤氏　すみません、どういうことでしょうか。

西園寺先生　DNAには、アデニン、グアニン、シトシン、チミンという四種類の塩基と呼ばれる物質が並んでいるのです。この物質の並び方に

よって、遺伝情報を伝えているのですね。

　問題は、放射線が当たった結果、遺伝子が変化してしまう場合です。遺伝子が変化するということは、細胞の性質に変化が生じ得るということです。

桐生さん　それが遺伝するのですか？

西園寺先生　いえ、その細胞が死んでしまえばたいしたことにはなりません。

武藤氏　死なずに生き延びることがあるんですか？

西園寺先生　例えば、変異した細胞が異常に増殖すると、がんになるかもしれません。こうお話しすると、遺伝子への影響も心配になるかもしれません。しかし、放射線が発がんに与える影響については証拠があるのに対して、先ほども述べたように、ヒトに関する遺伝性影響は確認されていないのです。動物実験のデータなどを参考にしながら、ヒトの遺伝性影響のリスクが推定されていますが、仮にそのような影響があったとしても、発がんリスクに比べて小さなリスクである、と言ってよいものです。この、がんと遺伝性影響のことを「確率的影響」と呼んでいます。

武藤氏　よく分からないのですが、どうしてそれが確率的なんですか？

西園寺先生　がんや遺伝性影響は、「これだけの放射線を浴びれば、確実にがんになる」というふうに、確定的には語れないのです。あくまでも言えることは、たくさん被ばくするとがんの発生する確率が高まるということです。

武藤氏　逆に言えば、たくさん放射線を浴びても、がんにならないかもしれないということですか？

西園寺先生　そういうことになります。ただし、浴びる放射線の量が一定以上となれば、今度は確定的影響が生じてきますが、ここで気をつけていただきたいのは、たった一つの細胞が変異しても、それが爆発的に増殖すれば、がんになる可能性があるということです。その上で、被ばくする線量が高くなれば、そのようながんの芽になるかもしれない変異細胞が増えるので、発がんの確率も高まっていくと考えるのです。

桐生さん　すみません。

西園寺先生　どうぞ。

桐生さん　いまの話からすると、確率的影響にはしきい値みたいなもの

はない、ということですか？　細胞一つが変異しても危ないということは、ほんのちょっとの被ばくでも十分危険だということになりそうなのですが……

西園寺先生　まさにそこが大問題です。科学の立場からすると、いまのところ確率的影響にしきい値があるかどうかは不明としか言えない状況にあります。

武藤氏　分からないんですか。

西園寺先生　ここまでお話ししてきたように、放射線量が低い場合でも影響が何もないわけではありません。低い放射線量でも身体には影響があります。先ほど述べたDNAが切断されるという話を思い出してください。ただし、それが人体の働きを損ねてしまうほどの影響なのか、それとも修復されたり解消されてなんともないものなのかという違いがあります。だから、念のために「しきい値はない」という仮定を立てて、（用心には用心を重ねるという意味で）安全側に立って対策を講じようと考えるのです。

武藤氏　いま、最後のところ、なんておっしゃったんですか？

西園寺先生　安全側に立って備えよう、というところですか？

武藤氏　ええ。面白い表現ですね。「安全側に立つ」というのですか。

西園寺先生　同じ知見に基づいていても、判断に際して立ち位置が違うという感じでしょうか。できるだけリスクを抑えて（用心を怠らず）安全になるような立場に立つということですね。

桐生さん　しきい値がないと伺って心配になってきました。

西園寺先生　放射線と発がんの関係については、疫学調査が参考になります。原爆で被爆した人たちのおよそ10万人について、半世紀以上にわたって追跡調査した結果、ガンマ線で100ないし200ミリグレイ以上の被ばくをすると、発がん率がわずかに上がることが分かっています。しかし、それ以下の線量では発がん率が上がっているのかそうでないのか、はっきりしていません。（一瞬で被ばくすることと、ゆっくり時間をかけて被ばくすることでは、人体への影響に差が出ると考えられるため、専門的には被ばくの状況に応じて、係数〔DDREF〕（☞337頁）が用意されています。）

　目下、科学の世界では、100ミリ

グレイ——あ、失礼、「グレイ」というのは、体に吸収された放射線のエネルギーを正確に表すときに使う単位ですが、いま問題となっているのはガンマ線ですので、「シーベルト」と言い換えてよいとされていますから、そのように言い換えます——100ミリシーベルトより低い放射線の被ばくで、がんが増えるのかどうかは分からないというのが大方合意されているところです（☞「100 mSvの意味について」54頁）。先ほど述べたように、「これは放射線に由来するがんだ」という見分けがつかないという事情もあります。疫学調査のように、放射線に被ばくした人と被ばくしていない人を、大規模かつ長期的に調査することで、ようやく放射線によってがんが増えるかどうか、統計的に見えてくるというわけです。

桐生さん　でも、それではどうしたらいいのでしょうか。

西園寺先生　まずは目下の科学ではっきり言えることと、よく分からないことを知るのが大切だと思います。繰り返しになってしまいますが、「よく分からないが安全」とか、「よく分からないが心配」というのがまずいのです。本当のことと間違ったことが混ざり合って飛び交うなかで振り回されないためには、知識や現状の把握が大切です。

　例えば、いま自分が置かれている環境で、放射線がどの程度あるのかを知ることです。お住まいの自治体などが発表する測定結果などを確認して、どういう状況なのか把握するとよいですね。ある地域・ある時点の放射線量や放射線量率が分かれば、そこから呼吸などによる被ばく量を概算することもできます。

　その上で、あとは個別の状況によりますけれど、政府や自治体が公表している放射線防護のための対策を参考にしながら、個々人が被ばく量を少なくするよう心がけることでしょうか。

桐生さん　あと一つ気になっていることがあるのですが、大人と比べて子供の方が放射線の影響を受けやすいというのは本当ですか？

西園寺先生　お子さんがいると、それは心配なところですね。放射線からの影響の受けやすさを「放射線感受性」と言います。大人と子供を比べると、たしかに大人より子供の方が放射線感受性が高いことが分かっています。つまり、子供の方が影響

を受けやすいということです。

　例えば、チェルノブイリの原子力発電所事故のときは（1986年）、子供たちに甲状腺がんが増えました。大人では甲状腺がんの増加は見られませんでした。事故後に、放射性ヨウ素131で汚染された牛乳を飲み続けた子供が多かったのが原因とされています。ただし、チェルノブイリの場合には、事故の公表が遅れた上に、事故後すぐに流通の管理がされなかったという事情もあります。福島第一原発事故の場合は、出荷停止などの流通規制が早い段階から行われていますから、その点ご心配いらないと思います。

桐生さん　先生……子供が鼻血を出したりするのも、やっぱり放射線の影響ですか？

武藤氏　ネットでも、心配している人がたくさんいますね。

西園寺先生　つい心配になるところですが、それは放射線の影響とは考えづらいです。これまでにないような状況に際して、あれもこれも放射線のせいにしてしまう気持ちは分かりますが、本当は別に原因があるのに、原因が放射線であると自分で決めつけて逡巡していると、正しく治療すればすぐに治まる症状がなかなか治らないということにもなりかねません。そのような場合、ご心配なら、速やかにお医者さんに診てもらうとよいかと思います。

　話を放射線感受性の違いに戻すと、子供の場合には、大人と比べて余命が長いということも関係してきます。とくにがんは、実際に細胞が変異してから、検査で確認できるほどの大きさになるまで、かなりの潜伏期間がある病気です（数年から数十年）。

　ですから、放射線を被ばくしてから長く生きるということは、潜伏期間の長い症状が現れる可能性が高いということになります。つまり、お子さんの方が、長く生きる可能性が高いだけに、潜伏期間を終えたがんが発症する可能性も高まるということなのです。

武藤氏　大人だと、潜伏期間中に寿命を迎えたり、放射線と関係ないことで死んでしまうかもしれない。

外部被ばくと内部被ばく

西園寺先生　次にもう一つ大切なことがあります。放射線の被ばくには、外部被ばくと内部被ばくという二つ

の形式がある、ということです。

武藤氏　外と内ですか。

西園寺先生　この場合、体の外部と内部という意味です。「外部被ばく」というのは、体の外から放射線に被ばくするということです。地面に降下・沈着した放射性物質から出る放射線に被ばくするのも外部被ばくですし、皮膚に放射性物質がくっついて、そこから被ばくするのも外部被ばくです。

桐生さん　「内部被ばく」というのは、体の中から被ばくする、ということですね。

西園寺先生　そうです。呼吸や食事を通じて、放射性物質が体内に取り込まれて、その放射性物質から出る放射線で被ばくすることを「内部被ばく」と言います。

　順番にもう少し詳しくお話ししてみましょう。外部被ばくの場合、気をつけるべきポイントは、まず「線量」と「線量率」です。

武藤氏　「リツ」の有無で、意味が違うんですか？　てっきり同じことだと思っていました。

西園寺先生　重要な違いです。一見ややこしいですが、分かってしまえば簡単です。まず、外部被ばくの「線量」というのは、どのくらいの放射線に被ばくしたかということを表しています。一瞬であれ、時間をかけてゆっくりとであれ、また、放射線の種類が何であれ、被ばくの合計（積分値）が線量です。単位はシーベルトです。線量が多いほど、身体的影響が重くなります。

武藤氏　リツの方はなんですか？

西園寺先生　「線量率」の「率」というのは、1日、あるいは1時間、はたまた1秒あたりにどのぐらいの線量を被ばくしたかを表していて、したがって、1時間あたりの線量率の単位は「シーベルト／時間（Sv/h）」となります。

桐生さん　でも、どうして区別するのですか？

西園寺先生　というのも、同じ線量の放射線でも、どのくらいの時間をかけて被ばくしたかによって、影響が違ってくるからです。

　例えば、同じ線量でも、短い時間で被ばくするほうが人体へのダメージは大きくなります。時間ということで言うと、連続してずっと被ばくするのと、間を置いて被ばくするのとでも、影響の出方は違います。

桐生さん　じゃあ、線量だけで影響

を考えてもダメということですか？

西園寺先生　時間の要素を忘れてしまうと、訳の分からない議論になりがちです。

桐生さん　それは意識してませんでした。

西園寺先生　それと、先にも話したように、身体のどこに被ばくするかで影響は変わってきます。「放射線感受性」という言葉を紹介しましたが、細胞が活発に分裂する骨髄や生殖腺、腸や皮膚は比較的感受性が高いのです。逆に、あまり細胞が分裂しない筋肉や神経は感受性が低い。

　それから内部被ばくの方で知っておきたいのは、放射性物質の種類によって、沈着しやすい部位が違うことです。

武藤氏　チンチャク？

西園寺先生　留まりやすいということです。例えば、放射性ヨウ素は甲状腺という、喉の辺りにある器官に沈着するし、放射性セシウムは食べ物から摂取した場合、水に溶けやすい性質を持つので胃腸から吸収されて体全体に沈着します。あるいは、ストロンチウムは骨に沈着しやすいといった具合です。

桐生さん　一度沈着すると二度となくならないんですか？

西園寺先生　いえ、体内の放射性物質の一部は、代謝や排泄で外へ出ていきます。だから、もし新たに放射性物質を摂取しなければ、減っていくことになります。最初の方で、成人男性の体内には常時7,000ベクレルの放射性物質があるとお話ししましたね。これも実際には、代謝や排泄で出ています。でも、他方で食べ物に含まれる放射性物質が取り込まれてきます。例えば、昆布や椎茸には、いわゆるミネラル成分であるカリウムが豊富に含まれますが、0.01％の割合で放射性カリウム40が入っています。繰り返しですが、これは福島第一原発事故以前からそうなのです。

　ですから、放射性物質は、絶えず人体から出て行くけれど、同時に絶えず入ってくるわけです。その結果、だいたい7,000ベクレルくらいの放射性物質が体内にある、ということになるのですね。

　その他、放射性物質自体が変化（放射性壊変あるいは崩壊）して、やがて放射線を出さなくなることもあります。壊変を起こしてはじめの量の半分になるまでの時間を「物理学的半減期」と言って、物質によって長

さはまちまちです。例えば、放射性ヨウ素131ならおよそ8日でもとの半分になるし、放射性セシウム137は30年くらいで半分になります。

　忘れないうちに言っておきますが、外部被ばくも内部被ばくも、人体影響を示す単位であるシーベルトに換算されれば、同じ土俵で比較衡量（こうりょう）ができるようになります。ときどき目にしますが、「同じ線量〔シーベルト〕でもアルファ線やベータ線が直接細胞に影響を与えるので、内部被ばくの方が危険」、というのは間違いです。シーベルトにはアルファ線やベータ線の人体影響がすでに織り込まれているのです。

放射線防護のために

桐生さん　仕組みはだんだん分かってきたのですが、複雑すぎて今度は何に注意すればいいのかが分からなくなってきました……

武藤氏　ボクも、自分がいままで大雑把（おおざっぱ）すぎたのは分かりましたが、それではどうすればいいのか、混乱してきました。きっと、専門家の間では、さらに細かい話もあるんですよね？

西園寺先生　あります。現象によっては、まだ解明されたとは言い難いこともたくさんあります。放射線はヒトの被ばく例があるのになぜ論争があるかと言えば、きわめて微妙なレベルの人体影響を論じているからこそなのです。放射線の影響については、最新の医学・生物学を駆使して、今も研究が続けられています。ただし、それでも、他の化学物質（ヒ素やダイオキシンなどの発がん物質）などに比べれば、放射線の影響については格段に理解が進んでいます。それは、人類がこれまでたくさんの放射線障害事例を不幸にも積み重ねてきたからです。それによって、身体のどの部分にどれくらいの量の放射線を浴びると何が起きるか、このことについてはほぼ分かっているのです。たしかに、低い線量での微妙な健康影響が研究の対象になってはいる。しかし、この研究は、他の化学物質ではおよそ考えられない微細なレベルの研究であって、そもそも語っている水準が違うのです。

　ただ、そうした知見をどこまでご自分で理解するかは別として、今日のような話はやはり大切だと思うのです。

例えば、いま自分がいる場所はどこかというときに、「地球上のどこかだ」と言うのと「東京都千代田区の何丁目何番地」と言うのとでは、ずいぶん違いますよね。「地球上のどこかだ」では、大雑把すぎて役に立ちません。かといって、いきなり細かい番地まで言われても、その土地に詳しくない人にはかえってイメージしづらいと思います。

　地球上に日本と呼ばれる地域があって、その日本という地域が四七個の区域に分けられていて、その中の東京という場所がこの辺で、さらにそれが細かく分かれていて……というふうに、順序立てて大きな話からその中の細かい話へと入っていくと、はじめて「いま自分はどの辺にいるか」ということがイメージしやすくなります。これは知識についても同じことが言えると思うのです。

　喩（たと）えて言えば、「放射線はともかく危ない」とか「大丈夫、安全です」というのは、「いま地球上のどこかにいる」というレベルです。「放射線の人体への影響にはいろいろな種類がある」ということが見えてくると、これはいろいろな国のなかにある日本が目に入っている状態。「放射線によってDNAが切れる」という話は、いってみれば住所を特定しているレベルの話と言えそうです。

　より妥当な知見を得るためには、細かい話も見ておかないといけません。かといって、細かい話だけに目を向けると、よく分からなくなってきます。そういう場合、例えば、今日お話ししたような放射線でDNAが切れるという知見（地図の譬（たと）えで言えば、番地単位の住所の話）が、どの程度の被ばくなら大丈夫かという議論（地域単位の話）にどうつながっているか、つながっていないか、そこからさらに安全か危険かという大きな話（地球単位の話）にどうつながっているか、つながっていないか、というふうに、いつも（レベルの異なる話を）つなげて考えることが、この込み入った現象について頭を整理するコツだと思います。

　一番いけないのは、最初の方でもお話ししたように、「なんだかよく分からないけど危険」とか、「よく分からないから大丈夫」という分かりやすいけれど、正確かどうか怪（あや）しい議論に飛びついてしまうことです。

桐生さん　最後にもう一つ教えてください。ひょっとしたらこういう短

絡（らくてき）的な発想自体がいけないということを今日は教えていただいたかもしれないのですが……
西園寺先生　いえ、どうぞ遠慮なく。
桐生さん　原発事故によって放射性物質が放出された現状で、私たちは何に気をつけて生活していけばいいんでしょうか。
西園寺先生　それこそが私たちにとって最大の問題ですね。先ほどもお話ししましたが、まずは放射線が私たちにどういう影響を与えるかということを、しっかり知ることだと思います。そして、よほど線量率が高い土地ならともかく、そうでなければ、放射線の量を踏まえた上で、心配しすぎないこと。

　ただし、なんでも安全だったり、なんでもOKなわけじゃありません。無用な被ばくは避けるに越したことはありません。ご自分に無理なくできる対処はしてもいいと思います。
桐生さん　例えば、どんなことがありますか？
西園寺先生　例えば、お住まいの地域の自治体が測定して発表する地域の空間線量や空間線量率のデータを確認すること。口にする食材・食品や水の検査結果を知ること。地方自治体によっては、放射線測定器や個人線量計の貸し出しを行っているので、ご自分で自宅の周りの線量率を測定したり、身につけて被ばく線量を測定することも考えられます。つまり、自分がどのような外部被ばくや内部被ばくにどの程度さらされているのか、という放射線の量に対する感覚を日常生活のなかで養っていくこと。これは私たち個々人が、自分で取り組めることだと思います。
桐生さん　いまさらのことで恥ずかしいですが、先生のお話を伺って、現状の確認をしっかりしていなかったと気づきました。つい、基準値やテレビに出てくる数字に目が行ってしまうのですが、日々の自分たちの状況を把握しろというご助言だと思いました。
西園寺先生　はっきりせず申し訳ないのですが、人間社会には黒白（こくびゃく）をつけがたいことはたくさんあります。「危険＝真っ黒、安全＝真っ白」――この図式にどうしてもとらわれてしまいますが、現に私たちは天気予報を見て傘を持っていくかいかないかを決めていますし（降水確率が50％であっても、ほんとうはどちらとも決めがたいわけです）、車を運転して

放射線防護のために　51

いてある道路の制限速度をわずかに超えれば致死的な危険がにわかに増大する、少しでも制限速度を下回っていれば絶対安全、などとは思っていませんね。危険／安全は、同じスケールの両極に位置していますが、その境目は一本の線ではっきり分かれているのではなく、黒から白に向かってグレーの領域が拡がっているのです。

武藤氏 私も最後に一つだけお聞きしたいことがあります。よくテレビなどの説明で、ICRPによればとか、ICRPがどう言ったかなどと言っていますが、ICRPってなんですか。ICRPはそれほど権威があるのですか。

西園寺先生 そうですね。ICRPとは、国際放射線防護委員会のことですが、放射線防護に関しては、この委員会が世界をリードしていると言えます。この委員会は、もともとは学会から生まれたもので、1928年に「国際X線およびラジウム防護委員会」として創設され、原子爆弾開発のずっと前の草創期から現在まで、放射線物理学や医学、生物学、遺伝学、疫学などの専門家が個人の資格で参加する民間団体。各国の政府とは独立しています。委員会では、それぞれの専門家が科学者の立場で放射線防護を議論し検討して、防護に関する理念（基本的な態度）をはじめ、様々な勧告や提案をしてきています。そうした経緯から、わが国をはじめ多くの国々で、委員会の勧告や提言を尊重して正面から受け取り、それぞれの国内法令に取り入れたり、放射線防護の実務を改善する努力をしてきているのです。なお、放射線防護の実務とは、原子力発電関係の現場だけでなく、医療分野、工業分野あるいは研究所や大学での放射線利用等、多くの分野に関わりますから、ICRP（国際放射線防護委員会）の出す勧告は多岐にわたり、かつ、個別の状況に即した具体的なものというよりも、普遍的に（あるいは抽象的に）論じるスタイルが採られています。放射線のヒトへの影響には、未解決のこともありますから、委員会では稀少な事例や意見を含めて様々な論文や見解を検討して、多くの科学者にほぼ同意されたことが委員会の見解として出されていると言えます。

武藤氏 先生、今日は本当にありがとうございました。

桐生さん 西園寺先生、ありがとう

ございます。不安がなくなったわけではありませんが、どう考えていけばいいのか、教えていただきました。

西園寺先生 いずれにしても、放射線とは長いつきあいになりますから、自分なりの「地図」に手を入れて、いっそう正確なものにしてゆくのが肝腎だと思います。そして、最後にみなさんにメッセージを。「放射線とのつきあい方」を考えることの前提には、あまりにも当たり前すぎてつい忘れてしまいがちな認識と理念があります。

「放射線は人体にとって本質的に有害であるという基本的考え方と、放射線利用によって利益をうるという行為との間には矛盾がある。この矛盾を解決するものが放射線管理の存在である。放射線管理は、放射線利用に際して人体が受ける放射線の影響を防止あるいは制限するという任務を担っている」[*1]——この認識は、専門家にとっては自明のことながら、しばしば置き去りにされる傾向があるのです。そして、福島第一原発事故以降を生きる非専門家のみなさんにも、この「矛盾と任務」の意味をゆっくり考えていただきたい、と思っています。

今日は、こちらこそありがとうございました。

---

*1 吉澤康雄『放射線健康管理学』(東京大学出版会、1984年、緒言)

100 mSv の意味について

　放射線の影響のうち、がんと遺伝性影響については、どんなに低い線量であっても発生する確率はゼロではないと言われています。「本書を読む前に」の中で説明しているように、これは科学的に確認された事実ではなく、理論的な考察に基づく判断です。
　科学的には、「100 mSv 以下の影響はよく分かっていない」という言い方が適切です。
　それでは、低線量被ばくの影響について何が分かっていて何が分かっていないのでしょうか。多少専門的な内容になりますが、ヒトのデータを中心に現在の知見を整理します。

1. 疫学調査について

　私たちが知りたいのは、どれくらいの被ばくをしたらどの程度の影響が現れるかです。動物や細胞で実験を行っても、この問いに対する直接的な答えを得ることはできません。ヒトについて調べる必要があります。
　それをするのが疫学調査です。具体的には、被ばく線量の異なる集団（グループ）を追跡調査して、線量によって特定の病気や症状の発生率に違いがあるかどうかを調べます。
　このときに注意しなければならないことがいくつかあります。まず、調査対象とする集団の選び方です。調査する側の都合で調査しやすい人だけを選んだのでは、代表性が保証されません。自分の知り合いの意見だけを聞いても、それが日本人全体の意見を反映したものにはならないのと同じです。
　そこで通常は、あらかじめ設定した条件（例えば、原子力発電所で3ヶ月以上勤務している 20~60 歳の男性というような条件）に合う人を無作為

に抽出し、その人たちについて調査するという方法がとられます。当然ですが、途中から条件を変更したり、条件に合わない人を無理やり追加して帳尻を合わせたりするようなことがあってはいけません。

　また、注目する病気の発生率が非常に低い場合、たくさんの人を長期間追跡しても症例そのものがほとんど得られません。そのような場合に、病気になった人を選別して健康な人との違いを調べるという方法をとることがあります。

　この方法では、対象者の代表性が必ずしも保証されないことに加えて、この対象者＝集団と比較対照する健康な人の選び方によって結果が左右されるという問題があります。例えば、がんになった患者と健康な人の間で、被ばくした放射線量を比較する場合、たまたま被ばくの少ない人たちが比較対照群に多く含まれれば、放射線の影響を過大評価することになりかねません（反対に、被ばくの多い人たちが比較対照群に多く含まれれば、放射線の影響を過小評価することになりかねません）。そのため、この種の調査では追跡型の調査に比べて結果が不安定になりやすく、学術的証拠としては一段劣ります。

　この他にも、データの解析および結果の解釈にあたって様々な注意が必要で、しっかりした計画と適正な手順の下で行われた調査でなければ、信頼に足る情報は得られません。

　査読（同じ分野の専門家が論文の内容をチェックすること）を通った学術論文であれば、本来これらの点はクリアしているはずですが、残念ながら質の悪い論文が学術誌に掲載されることがあります。したがって、ヒトの放射線影響に関する現在の知見を整理するためには、一定以上の質が確保された疫学研究の論文に着目し、なおかつそれぞれの研究の長所・短所を見極める必要があります。

　このような観点から、いくつかの論文を具体的にとりあげ、読み取るべき内容を以下にまとめます。これは、論文の読み方・専門家の発言の評価にとどまらず、一般の方が 100 mSv の人体影響をきちんと理解する糸口に

なると思います。

2. がん

① 100 mSv の根拠

　これまでに、広島・長崎の原爆被爆者、医療目的で放射線を照射された人（患者）、放射線作業者、原子力・放射線事故の被災者など、様々な集団に対して疫学調査が行われています。その中でもとくに重視されるのが、原爆被爆者に対する調査です。調査の規模が大きい（約10万人もの集団を50年以上にわたって追跡）ことに加えて、対象者の性・年齢・線量の範囲が広く、近距離被爆者については線量の推定が丁寧に行われているという特徴があるからです。最近では、広島県・長崎県の腫瘍登録制度を利用して、がんによる死亡だけではなくがん罹患についても質の高い情報が得られています。

　原爆被爆者の疫学調査のうち、死亡診断書に基づいて情報収集を行うものは寿命調査と呼ばれています。1997年までの寿命調査の結果が2003年に公表されており[1]、それが「100 mSv 以下の影響はよく分かっていない」とされる主要な根拠になっています。

　0～100 mSv の間ではがん死亡率に増加傾向が見られず、0～125 mSv まで範囲を広げると線量とともに増加しているというのが理由です（増加傾向の有無は統計解析によって判定されます）。しかし、2012年に公表された最新の寿命調査報告においては、がん死亡率の増加が認められる最低線量は200 mSv [2]であり、また2007年のがん罹患率に関する報告では150 mSv

---

[1] Preston DL, et al., Studies of Mortality of Atomic Bomb Survivors. Report 13: Solid Cancer and Noncancer Disease Mortality: 1950–1997. Radiation Research 160: 381–407, 2003.

[2] Ozasa K, et al., Studies of the Mortality of Atomic Bomb Survivors, Report 14, 1950–2003: An Overview of Cancer and Noncancer Diseases. Radiation Research 177(3): 229–243, 2012. 原典では、放射線量は物理的に定義される Gy で表記されていますが、ここでは人体の被ばくを表す Sv 表記で統一しています。[3] の文献についても同様です。

になっています*3。つまり、100 mSv という線は決して絶対的な仕切りではなく、「一度に 100～200 mSv 以上の被ばくをするとがんが増加するという証拠はあるが、100 mSv 以下でははっきりした傾向は認められない」というのがより正確な表現です。

　また、傾向がはっきりしないからといって、100 mSv 以下の被ばくでがんは増えないと言い切ることはできません。がんの増加が「ない」のではなく、「検出できない」のです。私たちの身の周りには、喫煙、ピロリ菌などへの感染、飲酒、塩分の過剰摂取など、様々な発がん因子が存在しています*4。100 mSv 以下の放射線に発がん作用があったとしても、それらの陰に隠れてしまって識別できないのが実態です。したがって、「100 mSv 以下の影響はよく分かっていない」というのは、どの程度の影響が現れるのか全く未知数ということではなく、影響があったとしても検出できないほど小さいことを意味します。

② 100 mSv 以下のデータ

　100 mSv 以下の発がんについて疫学で調べようとするならば、がん死亡率・がん罹患率の微妙な違いを検出するための工夫が必要です。具体的には、原爆被爆者よりもさらに大規模な調査を行うこと、そして若年者に着目することです。

　前者の試みの一つとして、複数の疫学調査の統合解析があります。例えば、世界各国の放射線作業者に対する調査を統合した解析*5 では、対象者

---

*3 Preston DL, et al., Solid Cancer Incidence in Atomic Bomb Survivors: 1958–1998. Radiation Reseach 168(1): 1–64, 2007.

*4 Inoue M, et al., Attributable Causes of Cancer in Japan in 2005: Systematic Assessment to Estimate Current Burden of Cancer Attributable to Known Preventable Risk Factors in Japan. Annals of Oncology 23(5): 1362–1369, 2012.

*5 Cardis E, et al., Risk of Cancer After Low Doses of Ionising Radiation: Retrospective Cohort Study in 15 Countries. British Medical Journal 331: 77(7508), 2005.
http://www.ncbi.nlm.nih.gov/pmc/articles/PMC558612/

数が合計で数十万人にも及びます。しかし、調査ごとにデータのとり方が違っていたり、対象者の人種や生活習慣が違ったりするために様々な誤差が持ち込まれ、規模の効果が打ち消されてしまうという難点があります。

一方、若年者、とくに子供のがんに着目した調査では、症例自体が稀であるため、わずかな増加でも検出できる可能性があります。

この点において注目されるのが、1950年代から英国のオックスフォードで行われた調査です。10歳までにがんで死亡した子供と健康な子供の間で、妊娠・生育条件に違いがないかどうかを調べたものです。その結果、母親がX線骨盤計測を受けていると、小児がんで死亡する可能性が約1.4倍高まるという結果が得られました[6]。

当時の骨盤計測による線量は現在に比べて高いとは言え、それでも胎児の線量は 10 mSv 程度であったと推定されています。この結果の妥当性についてはこれまでに多くの議論がありますが、がんで死亡した子供に着目した調査であるため、「1. 疫学調査について」で説明したような難点があり、原爆被爆者の調査に比べて学術的証拠としては劣ります。

また、X線CT検査を受けた子供に関する最近の疫学調査において、白血病および脳腫瘍の増加が認められ[7]、白血病については約 50 mSv、脳腫瘍については約 60 mSv で発症率が3倍になると報告されています。ただし、この調査はCTを受けた者を対象としているため、例えば脳のCT検査を多く受けた対象者の中に、検査時には発見できなかった脳腫瘍の症例が含まれていた可能性があります（つまり、CT検査を受ける以前に前がん状態にあった）。白血病に関してはそのような問題は考えにくいのですが、それでも子供を対象とした他の疫学調査との整合性や線量評価の妥当性に

---

[6] Doll R and Wakeford R. Risk of Childhood Cancer from Fetal Irradiation. British Journal of Radiology 70(830): 130–139, 1997.
http://bjr.birjournals.org/content/70/830/130.full.pdf+html

[7] Pearce MS, et al., Radiation Exposure from CT Scans in Childhood and Subsequent Risk of Leukaemia and Brain Tumours: A Retrospective Cohort Study. Lancet 380: 499–505, 2012.

ついて、今後精査が必要だと思われます。

　このように、100 mSv以下の被ばくについても、胎児や子供に関してはがんの増加を示唆するデータが存在します。しかし決定的な証拠が揃っているとは言い難く、少なくとも線量と発がん率の詳しい関係は不明です。

③低線量率被ばく

　線量率とは、ある一定時間に受ける線量のことです。例えば1,000 mSvを1分間で被ばくすれば線量率は1,000 mSv/分ですが、1年かかって被ばくした場合は1000 ÷（365 × 24 × 60）= 0.0019 mSv/分と計算されます。この例では、前者の場合、血球数減少などの症状が現れるのに対し、後者の条件ではそのような症状は見られません。つまり、総線量が同じならば、線量率が低い方が影響は小さくなるのです。

　問題は、その法則が発がんにも当てはまるかどうかです。放射線作業者に関する複数の疫学調査と原爆被爆者を比較した研究によれば、低線量率被ばくによる放射線作業者の発がんリスクは、原爆被爆者に比べて決して低くはないという結論になっています[*8]。その一方で、自然放射線レベルが高いインド・ケララ州カルナガパリ地区で暮らす住民は、年間数～数十mSvの低線量率被ばくをしていますが、それによるがんの増加は認められていません[*9]。

　相矛盾する結果が報告されている背景には、疫学調査が抱える様々な困難があります。がんには生活習慣が大きく影響し、成人を対象とした調査では喫煙や飲酒の影響が少なくありません。とくに低線量では、生活環境中の発がん因子と区別して、放射線の影響だけを取り出すことは難しくな

[*8] Jacob P, et al., Is Cancer Risk of Radiation Workers Larger than Expected? Occupational and Environmental Medicine 66(12): 789–796, 2009.
http://oem.bmj.com/content/66/12/789.full.pdf+html
[*9] Nair RR, et al., Background Radiation and Cancer Incidence in Kerala, India-Karanagappally Cohort Study. Health Physics 96(1): 55–66, 2009.

ります。被ばく期間中に線量率が変化する場合には、話がさらに複雑です。したがって、低～中線量のデータの比較にあたっては、一定の限界があることを認識した上で解釈を慎重に行う必要があります。

　動物実験の場合、条件を揃えることによって、放射線の影響だけを調べることが容易になります。発がんに対する線量率の影響についてもこれまでに実験が行われており、がんの種類によって程度の差はあるものの、線量率が低い方が発がん率は低くなることが示されています*10。

3. 遺伝性影響

　100 mSv 以下はともかく、数百 mSv 以上であれば、放射線によってがんが増えるという証拠は数多く存在します。それに対して、遺伝性影響に関する疫学的な証拠はありません。原爆被爆者の子供や、放射線治療を受けた人の子供、高自然放射線地域の子供など、いくつかの疫学調査が行われていますが、遺伝性の病気が増えたというデータは得られていないのです。

　高線量を照射した動物実験では、遺伝性影響はショウジョウバエで発見され、マウス等の哺乳類でも確認されています。そのため、ヒトに生じないという保証はありません。しかし、ヒトの場合は変異を起こした精子や卵子が出生に至らないことが多く、遺伝性影響が発生する可能性はそれほど高くない、少なくともがんよりは小さいと考えられています*11。

---

*10 Ullrich RL and Sorer JB, Influence of γ Irradiation on the Development of Neoplastic Disease in Mice. III. Dose-Rate Effects. Radiation Research 80(2): 325–342, 1979.

*11 UNSCEAR 2001 Report to the General Assembly, with Scientific Annex, United Nations, 2001.
　http://www.unscear.org/unscear/en/publications/2001.html

人体の被ばくに関する線量
吸収線量、等価線量、実効線量について

　線量、すなわち放射線の量には、様々な表現の仕方と単位があります。その中で、人体の被ばくに関する線量としては、吸収線量、等価線量、実効線量の３つがあります。ここでは、それぞれの線量概念の意味合いを説明するとともに、実効線量を中心に、使用・解釈にあたっての注意点を整理します。

1. 吸収線量

　α線（アルファ線）、β線（ベータ線）、γ線（ガンマ線）、中性子線など、放射線には様々な種類がありますが、共通しているのは、微小なエネルギーの塊(かたまり)が飛んでいることです。

　人体に放射線が当たると、そのエネルギーの一部または全部が体に与えられます。これが被ばくです。非常に透過力の強い放射線が体に当たったとして、人体に全くエネルギーを与えることなく、すべて通り抜けていったとすれば、被ばくはゼロです。

　つまり、放射線を被ばくするとは、体が放射線のエネルギーを受け取ることに他なりません。そこで、放射線から受け取った（吸収した）エネルギーの量に基づいて決められたのが、吸収線量です。

　吸収線量は、細胞や組織、あるいは人体全体に対して求めることができますが、健康影響の観点からよく用いられるのは、臓器・組織[*1]に対する

[*1] 医学的には、起源を同じくする類似の細胞が集まったものを組織、複数の組織が集まって一定の機能を果たす構造体となったものを臓器と呼びます。放射線の健康影響を考える対象には、肺や胃といった「臓器」の他に、皮膚や骨髄(こつずい)などの「組織」も含まれるため、ここでは臓器・組織という表現を用いています。

吸収線量です。ある臓器・組織を均一な構造物であるとみなした場合、その臓器・組織が1kgあたり1J（ジュール）のエネルギーを放射線から受け取ったときに、吸収線量は1Gy（グレイ）であると言います。臓器・組織の吸収線量を、単に臓器線量あるいは組織線量と呼ぶこともあります。

2. 等価線量

　細胞や臓器・組織の被ばくを吸収線量で表した場合、その値が大きいほど、影響が大きくなるはずです。同じ種類の放射線だけであれば確かにそうなのですが、異なる種類の放射線が混在すると話は複雑になります。

　例えば、アルファ線とガンマ線では、同じ1Gyでも生物が受けるダメージはアルファ線の方が大きいのです。そうなると、複数の種類の放射線を被ばくする状況においては、放射線の種類ごとに線量の明細を作らなければならなくなり、被ばく管理が煩雑になります。

　そこで、放射線の種類に関係なく、同じ指標で被ばくの大きさを表すことができるように考案されたのが、等価線量です。等価線量は、それぞれ

表1：主な放射線に対する放射線加重係数[*2]

放射線の種類	放射線加重係数
ガンマ線、X線	1
ベータ線	1
陽子線	2
アルファ線、重粒子線	20
中性子線	2.5~21[a]

a：エネルギー（中性子が飛ぶスピード）に応じて異なる値をとる。

[*2] 『ICRP Publication 103　国際放射線防護委員会の2007年勧告』（日本アイソトープ協会）
http://www.jrias.or.jp/books/cat/sub1-08/108-11.html#01

の種類の放射線による吸収線量に、表1に示す放射線加重(かじゅう)係数を掛けたもので、Sv（シーベルト）という単位で表されます。ガンマ線やベータ線の場合、放射線加重係数の値は1なので、1 Gy = 1 Sv という関係になります。アルファ線については放射線加重係数の値が20なので、1 Gy は 20 Sv に相当します。

等価線量は、臓器・組織の吸収線量に対し、放射線の種類による補正を加えたものです。したがって、使用にあたっては、どの臓器・組織に対するものであるかを常に明示する必要があります。逆に、「甲状腺の線量が 10 mSv」というように、シーベルト単位の線量について臓器・組織名が示されている場合、それは等価線量であることを意味します。

3. 悩ましい問題

等価線量を使うことで問題はすべて解決されるかと言うと、残念ながらそうは行きません。被ばく管理を行う上で、等価線量だけでは対処できないことがあります。例えば、次のような2つの場合があったとします。
- ケースA：全身に（すなわちすべての臓器・組織に）2 mSv 被ばく。
- ケースB：肺に 6 mSv、食道に 7 mSv 被ばく（他の臓器・組織の被ばくは無視できるものとする）。

このとき、ケースAについて線量は 2 mSv と言うことができますが、ケースBの線量はいくつと考えればよいのでしょうか？　また、ケースBでは体の一部しか被ばくしていませんが、等価線量の数値だけから、ケースAよりも被ばくが多いと言えるのでしょうか？

4. 実効線量

このような問題に対処するために考案されたのが実効線量です。実効線量は、臓器・組織ごとの等価線量に表2の組織加重係数を掛けて合計した

63

表2：組織加重係数*2

臓器・組織	組織加重係数
赤色骨髄	0.12
結腸	0.12
肺	0.12
胃	0.12
乳房	0.12
生殖腺	0.08
膀胱	0.04
食道	0.04
肝臓	0.04
甲状腺	0.04
骨表面	0.01
脳	0.01
唾液腺	0.01
皮膚	0.01
残りの組織	0.12
合計	1.00

ものです。組織加重係数の値を足し合わせると1になることから、実効線量はつまり、それぞれの臓器・組織の等価線量に重み付けした上で平均をとったもの、と言うことができます。

　各臓器・組織に付けられる「重み」は、確率的影響（がんと遺伝性影響）に対する感受性に応じて決められています。表2を見ると、赤色骨髄、結腸、肺、胃、乳房という5つの臓器・組織に対する組織加重係数が最も高い値になっています。これは、同量の放射線を被ばくした場合に、これらの臓器・組織は他の臓器・組織に比べて、致死的ながんを高率に発症するという疫学的事実を反映しています。

先の例を実効線量で評価すると、ケースAについては2 mSvで変わりありませんが、ケースBについては

$$6 \times 0.12 + 7 \times 0.04 = 1 \text{ mSv}$$

と計算されます。つまり、実効線量で表せばケースBの線量は1 mSvで、体の一部にしか放射線を受けていない分、ケースAよりも被ばくは少ないという評価になります。このように、実効線量を用いれば、被ばくした部位が違っても同じ物差しで被ばくの大小を比較することができます。

5. 実効線量に関する注意点

　実効線量という便利な物差しがあれば、それだけでどんな状況にも対応できるように思われがちですが、決してそうではありません。実効線量の使用・解釈にあたっては注意が必要ですし、使用できない状況も存在します。

①実効線量と等価線量との区別
　実効線量、等価線量とも、単位は同じシーベルトです。そのため、単に何シーベルトと言っただけでは、どちらなのか区別がつきません。全身が均等に被ばくする場合には必ずしも両者の違いを意識することはありませんが、体の一部だけが被ばくするときは、とくに注意が必要です。例えば、甲状腺の等価線量が50 mSvだったとして、他の臓器・組織の被ばくが無視できるとすれば、実効線量は

$$50 \times 0.04 = 2 \text{ mSv}$$

となります。このとき、何の説明もないままに線量は50 mSvとだけ言ったとしたら、それを聞いた人は実効線量が50 mSvであったと誤解する可能性があります。このような誤解・混乱を防ぐために、シーベルトで表された線量について語る場合は、それが実効線量なのか等価線量なのかを区

別することが必要です。

②実効線量とリスクとの関係

　組織加重係数は、確率的影響に対する臓器・組織の感受性の違い（リスクの大小）を反映しているので、それを用いて計算される実効線量は、確率的影響のリスク*3 に比例します。「3. 悩ましい問題」の例で言えば、ケースAのリスクはケースBのリスクの2倍ということになります。このとき、実効線量1Svあたりのリスクの大きさが分かっていれば、単純な掛け算で、被ばくによるリスクを推定することができます。放射線による致死的ながんの発生率が1Svあたり約5％とすれば、100 mSv（0.1 Sv）の被ばくによるがん死亡リスクは、

$$0.1 \times 5\% = 0.5\%$$

であると計算できます。

　しかし、このような推定は、あくまで大まかな見積もりでしかないことに注意する必要があります。「組織加重係数が、確率的影響に対する臓器・組織の感受性を反映している」という、そもそもの前提が厳密には成立しないからです。

　ICRP（国際放射線防護委員会）は組織加重係数の値を決定するにあたって、原爆被爆者を中心とする疫学データを基に、それぞれの臓器・組織について等価線量1Svあたりのがん（生殖腺については遺伝性影響）のリスクを推定しています。その際、リスクの大きさは性・年齢その他の要因によって変化し、一義的には決まらないため、年齢構成や死亡率について仮想的な標準集団を設定し、男女平均のリスクを算出しています。

　さらに、計算の結果得られたリスク推定値を大まかに丸めて、表2の組

---

*3 通常、リスクはがんなどの発生率や死亡率と解されますが、ここでは発症確率に致死性や寿命短縮などを加味した、総合的な健康損害の程度を意味します。

織加重係数を決めています。例えば、一般公衆における肺がんのリスクは甲状腺がんのリスクの7.1倍、結腸がんのリスクは肝臓がんのリスクの1.8倍と評価されていますが、組織加重係数ではいずれも3倍の違いに丸められています。

　実効線量は被ばく管理のためのツールとして有用ではあるものの、このような事情があるため、リスク評価のツールとしてはラフな推定にしか使えません。とくに、年齢や死亡率が標準集団と大きく異なる場合には、実効線量が確率的影響のリスクに比例するとは言えなくなります。そのため、特定の個人や集団に対してリスクを評価する場合には、臓器・組織の吸収線量ないし等価線量を用いるのが原則です。

③実効線量を使用できない状況
　疫学調査に実効線量が用いられることはありません。上述のとおり、疫学調査の結果に基づいて組織加重係数が決定されているのであって、その逆ではないからです。疫学調査における被ばくの指標としては、通常、臓器・組織の吸収線量ないし等価線量が使用されます。原爆被爆者の場合、全身ほぼ均等な被ばくであるため、固形がんの解析には結腸の線量が用いられています。「原爆被爆者において、100 mSv以下では発がんの有意な増加が見られない」というときの線量は、厳密には結腸の線量で代表させた臓器線量であり、実効線量ではありません。

　また、大量の放射線を被ばくし、確定的影響（組織反応）の発生が懸念される場合も、実効線量を使うことはできません。確定的影響には「しきい線量」があり、しきい線量を超えたかどうかによって発症の有無が決まります。そのため、臓器・組織ごとに個別に被ばくを評価し、しきい線量を超えているかどうかをチェックしなければなりません。

　臓器・組織ごとの線量としては吸収線量と等価線量がありますが、この場合、等価線量を用いるのは不適切です。なぜなら、表1の放射線加重係数の値は低線量での突然変異誘発（確率的影響に関係）に着目して決めら

れたものであり、高線量での細胞死（確定的影響に関係）に着目したものではないからです。したがって、確定的影響の発生が問題となるような大量被ばくの場合には、臓器・組織の吸収線量を評価することになります。

6. 本書での使い分け

　「専門家が答える暮らしの放射線 Q&A」サイトでは、福島第一原発事故後、多数のご質問に回答してまいりました。今回の事故に伴う被ばくには、外部被ばくと内部被ばくの両方があり、両者を合算して単一の指標で表せるという点を重視して、サイトでは主に実効線量およびその近似値で被ばくの評価を行ってきました。本書でも、とくに断りなく「線量」「被ばく線量」と言った場合には、実効線量を指しています。とくに自然放射線などと大まかな比較を行う場合には、実効線量による評価が中心になります*4。

　ただし、疫学データとの比較を行う場合や特定の臓器・組織の被ばくが問題となるときには、等価線量による評価を優先しています。また、確定的影響に関係する内容についても、等価線量を用いています。本来ならば吸収線量を用いるべきですが、Gy と Sv が混在すると読者の混乱を招くこと、ベータ線とガンマ線については Gy を Sv と読み替えて支障がないことを鑑み、原則としてシーベルト表記で統一しています。

＊4『ICRP 2007 年勧告』（＊2 を参照）の組織加重係数（表 2）に対応した線量係数（内部被ばくの線量評価に用いる係数）が現時点では発表されていないため、内部被ばくについては、『ICRP 1990 年勧告』（以下を参照）に準拠して実効線量を計算しています。例えば、甲状腺に対する組織加重係数は、2007 年勧告では 0.04 ですが、1990 年勧告では 0.05 になります。
　『ICRP Publication 60　国際放射線防護委員会の 1990 年勧告』（日本アイソトープ協会）
　http://www.jrias.or.jp/books/cat/sub1-08/108-11.html#27

第1章　福島第一原発事故の記録

Part1　直後の混乱を振り返る

質問1

3歳児、首都圏で
3月15日の被ばくはどの程度でしょうか

東京都在住 / 30代 / 専業主婦 / 女性の方からいただいたご質問

関連キーワード 子供・乳幼児　雨・風・砂・放射性プルーム　内部被ばく（預託実効線量、WBC）　母乳・粉ミルク・牛乳・水道水

　東京都渋谷区です。3月15日に3歳の子供と午前10時からお昼まで2時間弱を外で過ごしていました。地震後から家に閉じこもっていたため、気分転換にと公園にも連れて行ってしまいました。21日も急用で出かけないといけなくなり雨の中1時間程レインコートで外出もしてしまいました。その後線量が一番高い時と知り後悔しきりです。この反動で食品など〔に〕神経質になっています。これからどの程度注意したらよいでしょうか？

回答　掲載日：2011年11月17日

　2011年3月15日の午前10時から12時までの2時間で、どのくらい被ばくしたか、外部被ばくと内部被ばくに分けて、おおまかに推定してみましょう。計算には、主に二つの情報が必要です。一つは、いつどこでどのくらいの時間を過ごしたか、もう一つはそうした場所の時間ごとの線量に関するデータです。後者としては、東京都が公表している測定データを利用します。

　まず外部被ばくです。東京都健康安全研究センターが新宿区百人町に設置したモニタリングポストで空間放射線量を測定しています*1。その測定データによれば、2011年3月15日の午前10時から11時までの1時間の平均値が毎時0.496マイクロシーベルト、午前11時から12時までが毎時0.106マイクロシーベルトです。この場合、2時間外にいたときの外部被ばく線量は、合計で約0.6

マイクロシーベルト（μSv）となります。

次に内部被ばくです。内部被ばくは、呼吸や飲食によって放射性物質が体内に入ることによって発生します。東京都立産業技術研究センターが、世田谷区深沢での放射性物質濃度の測定データを公開しています[*2]。2011年3月15日

表1：2011年3月15日午前10時から12時までの都内における大気浮遊塵（じん）中の放射能濃度

放射性物質	大気中濃度（Bq/m^3）	
	10時~11時	11時~12時
ヨウ素131	240	83
ヨウ素132	280	100
ヨウ素133	30	9.7
セシウム134	64	24
セシウム136	11	4.2
セシウム137	60	23
テルル129	51	18
テルル129m	63	25
テルル131m	13	4.7
テルル132	390	150
モリブデン99	不検出	不検出
テクネチウム99m	3.6	不検出

[*1] 東京都健康安全研究センター「大気中の放射線量/1時間単位（新宿）」（2011年3月14日~3月20日）
http://monitoring.tokyo-eiken.go.jp/report/shinjuku/mon_air_week_201112w.html
この新宿区での測定は、高さ18メートルの屋上に設置された高さ1.8メートルのモニタリングポストによって行われたものです。地上高さ19.8メートルでの空間線量率を測定していることになるため、外部被ばくを考える上で通常用いられる地上1メートル高さでの空間線量率ではありません。しかし、同時期の都内で1時間毎に地上1メートル高さで空間線量率が測定された結果が見当たらないため、ここではこの測定値を用いています。
[*2] 東京都立産業技術研究センター（東京都産業労働局）「東京電力福島第一原子力発電所事故に係る大気浮遊塵中放射性物質の調査報告」（表1 大気浮遊塵中の放射性物質）（2011年12月26日；2012年1月25日訂正）
http://www.metro.tokyo.jp/INET/CHOUSA/2011/12/DATA/60lcq101.pdf

の午前10時から12時の間の、大気中の放射能濃度は表1の通りです。

この測定データを用いて、呼吸によって受ける内部被ばく線量を計算してみます。そのために、1時間あたりにどれくらいの量の空気を吸い込むかという「呼吸率」（m^3/h）と、呼吸の場合の「実効線量係数」（Sv/Bq）という値が必要になります。呼吸率は、軽運動時を仮定して、子供で0.57 m^3/h、大人で1.5 m^3/hとします*3。実効線量係数とは、吸い込んだ放射性物質の量（Bq）を、被ばく線量（Sv）に換算するための係数です。この係数は放射性物質の種類によって異な

表2：放射性物質ごとの実効線量係数*4

放射性物質		実効線量係数（μSv/Bq）	
		子供 （2~7歳を代表する5歳児）	大人 （17歳以上）
ヨウ素131	粒子状	0.037	0.0074
	ガス状（元素）	0.094	0.020
	ガス状（有機化合物）	0.074	0.015
ヨウ素132	粒子状	0.00045	0.00011
	ガス状（元素）	0.0013	0.00031
	ガス状（有機化合物）	0.00095	0.00019
ヨウ素133	粒子状	0.0083	0.0015
	ガス状（元素）	0.021	0.0040
	ガス状（有機化合物）	0.017	0.0031
セシウム134		0.041	0.020
セシウム136		0.0060	0.0029
セシウム137		0.070	0.039
テルル129		0.000099	0.000039
テルル129m		0.017	0.0079
テルル131m		0.0039	0.00094
テルル132		0.0085	0.0020
テクネチウム99m		0.000052	0.000020

ります（表2）。内部被ばく線量（μSv）は、次の式で計算できます（μSはmSvの1,000分の1、Svの100万分の1の量を示す単位です）。

大気中濃度（Bq/m³）× 呼吸率（m³/h）× 滞在時間（h）× 実効線量係数（μSv/Bq）

表1に示すように、大気浮遊塵中の濃度は1時間ごとに与えられており、例えば、ヨウ素131（粒子状）を10時~12時の間、吸入したことによる子供（5歳）の線量は、次のように計算されます。

$$(240 + 83)\ Bq/m^3 \times 0.57\ m^3/h \times 1\ h \times 0.037\ \mu Sv/Bq ≒ 6.8\ \mu Sv$$

ヨウ素には、粒子状以外にも、ガス状のものがあります。ガス状のヨウ素は通常のフィルターを通り抜けてしまうため、表1にある大気浮遊塵には含まれていません。そこで、米国の技術報告書[*5]にならい、ガス状のヨウ素は粒子状のヨウ素の2.507倍存在すると仮定し、ガス状ヨウ素の3分の1が元素状、3分の2が有機化合物とします。

つまり、元素状のヨウ素131の吸入による子供の被ばく線量は

$$(240 + 83)\ Bq/m^3 \times 2.507 \times 1/3 \times 0.57\ m^3/h \times 1\ h \times 0.094\ \mu Sv/Bq ≒ 14.5\ \mu Sv$$

と計算され、有機物としてのヨウ素131による子供の被ばく線量は

$$(240 + 83)\ Bq/m^3 \times 2.507 \times 2/3 \times 0.57\ m^3/h \times 1\ h \times 0.074\ \mu Sv/Bq ≒ 22.8\ \mu Sv$$

となります。

[*3] ICRP, Age-dependent Doses to Members of the Public from Intake of Radionuclides: Part 4 Inhalation Dose Coefficients, ICRP Publication 71. Annals of the ICRP 25(3-4), 1995.

[*4] 体内に取り込まれた放射性物質は、その粒子の大きさや化学形に応じて、体内分布や各器官への沈着の状況が異なります。そのため、実効線量係数もそれらの条件に応じて与えられています。本回答では、粒子状の放射性物質では粒径を1μm（空気力学的放射能中央径）とし、呼吸気道から体液に吸収される速度は被ばく線量が最も大きくなる値を用いています。

[*5] Defense Threat Reduction Agency, Radiation Dose Assessments for Shore-Based Individuals in Operation Tomodachi, Revision 1, December 2012.
https://registry.csd.disa.mil/registryWeb/docs/registry/optom/DTRA-TR-12-001-R1.pdf

このようにして、ヨウ素131以外の核種についても同様の計算を行い、すべての核種からの合計線量を計算すると、子供について55 µSv、大人について35 µSvとなります。

　3月21日についても、同じように計算してみることができます。21日の空気中の放射能濃度が最大となったのは午前8時から10時までの2時間でしたので、この間の平均の空間放射線量を用いれば、外部被ばく線量は0.083 µSvとなり、この間の放射能濃度が一定と仮定すれば、内部被ばく線量は子供（5歳児）で2.7 µSv、大人で1.8 µSvとなります。

　以上の計算より、2011年3月15日と21日の都内外出時の被ばく線量は、外部被ばくと内部被ばく（吸入摂取）を合わせて、子供について約58 µSv（0.058 mSv）、大人について約37 µSv（0.037 mSv）と推定されます。不要な被ばくはないに越したことはありませんが、これらの被ばく線量は、自然放射線による年間被ばく線量の都道府県差（0.38 mSv）と比べても小さく、放射線による健康影響を心配するレベルではないと考えられます。

　また、汚染した食品を口にすることも心配されていますが、実際に流通している食品中の放射性セシウム濃度は低く抑えられており、2011年8月31日までの食品の実測データを用いて年間の被ばく線量を推計した結果[*6]によれば、小児（1歳~6歳）で0.135 mSv、全年齢で0.099 mSvとなっています。今後、さらに低くなっていくことが予想されますので[*7]、食品の選定などに特段の注意は必要ないと回答者は考えます。

[*6] 厚生労働省薬事・食品衛生審議会食品衛生分科会放射性物質対策部会「実際の被ばく線量の推計について」（2011年10月31日）
http://www.mhlw.go.jp/stf/shingi/2r9852000001tsmk-att/2r9852000001tt3v.pdf

[*7] ［付記］その後、実際に低下していることが確認されています。例えば、2012年3~5月に、家庭における食事を測定した調査報告によれば、放射性セシウムによる被ばく線量は、1年あたりの食事量に換算して幼児で0.003 mSv以下、大人で0.005 mSv以下と推定されています。
厚生労働省「食品からの放射性物質の摂取量の測定結果について」（2013年3月11日）
http://www.mhlw.go.jp/stf/houdou/2r9852000002wyf2.html

質問 2

風が当たった食べ物を
口にしてしまいました

茨城県在住の方からいただいたご質問

関連キーワード　雨・風・砂・放射性プルーム　内部被ばく（預託実効線量、WBC）　母乳・粉ミルク・牛乳・水道水　ストロンチウム、プルトニウムなど

　最近、ストロンチウムやプルトニウムの検出があったそうですが、北茨城市に住み、3月16日の〔毎時〕約16マイクロシーベルトの時に車の出入りで風に当たってしまいました。30秒ぐらいだとは思うのですが、そのとき食べ物を持っていて、ラップが掛かっている隙間からやや風が当たってしまったものを食べてしまいました。当時は情報不足で夕方放射線量をみてびっくりしました。ヨウ素なら大丈夫、と思っていたのですが、ストロンチウムやプルトニウムの場合大変ですよね。またその日の夜、車に乗るのに傘をさしてですが、外に出てやや雨に当たってしまい心配です。

回答　掲載日：2011年6月14日

　ストロンチウムとプルトニウムについては、文部科学省が2011年3月〜4月に福島第一原発周辺の土壌試料を調査した結果があります。測定箇所は限られていますが、この調査によれば、ストロンチウムによる汚染はセシウムの約1,000分の1程度であり[1]、プルトニウムは検出されていません[2]。原子力安全・保安院の計算評価においても、福島第一原発事故で大気中に放出されたストロン

---

[1] 文部科学省「福島第1原子力発電所の事故に係る陸土及び植物の放射性ストロンチウム分析結果（平成23年3月16日、17日、19日）」（2011年4月12日）
http://radioactivity.nsr.go.jp/ja/contents/4000/3707/view.html

チウムやプルトニウムは相対的に少なく*3、線量に寄与するのは主にヨウ素とセシウムだと考えられます。

そこで、これらの核種の測定値に基づいて、風が30秒間当たった食べ物を口にされたことによる内部被ばく線量を計算してみます。

北茨城市より若干南にはなりますが、2011年3月13日15時20分以降、那珂郡東海村で大気中の放射性物質の測定が行われていました*4。それによれば、3月15日の午前7時頃に5.22 μSv/h（平常時の約100倍）という急激な空間線量の上昇が確認されています。放射性物質を含むプルーム（放射性雲）がこの地域を通過したためです。その時、大気中からは、ヨウ素131（粒子状）が1,400 Bq/m^3、ヨウ素131（ガス状）が1,400 Bq/m^3、ヨウ素132（粒子状）が1,900 Bq/m^3、ヨウ素132（ガス状）が650 Bq/m^3、ヨウ素133（粒子状）が200 Bq/m^3、ヨウ素133（ガス状）が190 Bq/m^3、テルル132が2,100 Bq/m^3、セシウム134が370 Bq/m^3、セシウム136が57 Bq/m^3、セシウム137が370 Bq/m^{3}という濃度でそれぞれ検出されています。

お住まいの北茨城市では、3月16日11時40分に最大16 μSv/hという空間線量率が観測されていますので、東海村における空間線量率との比（16 ÷ 5.2 = 3.1）を用いて、同時間帯の北茨城市では上記の3倍程度の放射性物質が含まれた大気が存在していたと考えられます。食べ物に付着した放射性物質の量は、成人が呼吸によって体内に取り込む量よりは少ないと考えられますので、ここでは30秒間の呼吸によって取り込まれる放射性物質と同じ量が食べ物に付着したと仮定し、内部被ばく線量を計算してみます。

1時間あたりの成人（男性）の軽運動時の呼吸量は1.5 m^{3}ですので*5、30秒

---

*2 文部科学省「福島第一原子力発電所から20-30km圏内の土壌試料のPuの分析結果」（2011年4月26日）
http://radioactivity.nsr.go.jp/ja/contents/4000/3705/view.html
*3 原子力安全・保安院「東京電力株式会社福島第一原子力発電所の事故に係る1号機、2号機及び3号機の炉心の状態に関する評価について」（2011年6月6日）
http://www.meti.go.jp/press/2011/06/20110606008/20110606008.html
*4 茨城県「茨城県の放射線量の状況について（16日午前）」
http://www.pref.ibaraki.jp/20110311eq/data/radiation/0316am.pdf

間では 0.0125 m³ の空気を呼吸によって体内に取り込むことになります。東海村の3倍の濃度で放射性物質が存在していたと仮定すれば、食べ物に付着した放射性物質の量は、ヨウ素 131 が 110 Bq、ヨウ素 132 が 98 Bq、ヨウ素 133 が 15 Bq、テルル 132 が 79 Bq、セシウム 134 が 14 Bq、セシウム 136 が 2.2 Bq、セシウム 137 が 14 Bq となります。これらの核種にそれぞれの実効線量係数（☞ 344 頁）を掛けて合計すると、内部被ばく線量が約 3.2 μSv と求まります。内訳はヨウ素が 2.5 μSv で、セシウムが 0.46 μSv です。不要な被ばくはないに越したことはありませんが、この線量は健康影響を心配するレベルではありません。

なお、雨に濡れたことについて、3月16日の雨水にはそれまで大気中に存在していた放射性物質が含まれていたと考えられますが、被ばく線量の観点からは、雨に当たったことによる線量は、上記で示した吸入による線量より少なく、また、シャワーなどで洗い流すことで放射性物質を取り除くことができますので、ご心配には及びません。

[付記1]

2011年9月30日、文部科学省が詳細な調査報告を発表し、ストロンチウムとプルトニウムによる汚染の詳細が明らかとなりました[*6]。発電所から 80 km 圏内にある 100 箇所で土壌が調査された結果、プルトニウムについては、発電所の北西部にある 6 箇所で事故由来のものが検出されましたが、いずれも事故発生前に全国で観測されていた過去の大気圏内核実験の影響によるプルトニウムの測定値の範囲に入るレベルでした。また、ストロンチウムについては、80 km 圏内の複数の箇所で事故由来のものが検出されましたが、多くの箇所でその沈着量は放射性セシウムの約 1,000 分の 1 程度でした。仮に風に当たった食べ物

[*5] ICRP, Age-dependent Doses to Members of the Public from Intake of Radionuclides: Part 4 Inhalation Dose Coefficients, ICRP Publication 71. Annals of the ICRP 25(3–4), 1995.

[*6] 文部科学省「文部科学省による、プルトニウム、ストロンチウムの核種分析の結果について」（2011年9月30日）
http://radioactivity.nsr.go.jp/ja/contents/6000/5048/24/5600_0930_n.pdf

に放射性セシウムの 1,000 分の 1 にあたる 0.030 Bq のストロンチウム 90 が含まれていたとしても、線量の増加分は 0.00085 μSv であり、ヨウ素（2.5 μSv）やセシウム（0.46 μSv）と比較しても大きな線量を与えるものでなかったことがその後明らかとなった測定データからも分かります。

[付記 2]

ご質問では、風が当たった食べ物による内部被ばくを気になさっており、また車に乗る際に若干雨に濡れたことにも触れておられます。しかし、一連の状況で一番被ばくに寄与するのは、呼吸による放射性物質の摂取だと考えられます。

この問題については、回答掲載日より後になりますが、日本原子力研究開発機構が中間報告をまとめています[*7]。東海村で 2011 年 3 月 13 日から 5 月 23 日までに測定された大気中の放射能濃度を用いて、呼吸による内部被ばく線量を推計した結果では、成人の実効線量が 0.57 mSv、甲状腺等価線量が 7.9 mSv とされています。北茨城市には東海村の 3 倍の放射性物質が飛来したとすれば、実効線量が 1.7 mSv、甲状腺等価線量は 24 mSv となります。ただし、この線量は屋外で観測された濃度の空気を吸い続けるという極端な仮定を置いた場合の計算値です。実際の線量はこれよりはるかに小さいと考えられ、やはり健康影響が懸念されるレベルではありません。

[*7] 日本原子力研究開発機構「福島第一原子力発電所事故に係る特別環境放射線モニタリング結果 中間報告（空間線量率、空気中放射性物質濃度、降下じん中放射性物質濃度）」（2011 年 8 月） 回答では、逐一公表されたデータで計算。現在閲覧可能なデータは、回答掲載後のもの。
http://jolissrch-inter.tokai-sc.jaea.go.jp/pdfdata/JAEA-Review-2011-035.pdf

質問 3※

Part1 直後の混乱を振り返る

離陸の際に、放射性物質を含んだとても濃度の高い雲を通過したのではないかと心配しています

〔質問者の記載なし〕

関連キーワード 子供・乳幼児　雨・風・砂・放射性プルーム　内部被ばく(預託実効線量、WBC)　放射線量・空間線量

　小さい子供もいて、一つとても心配なことがあり、どうか教えてください。3月15日東京でも線量が上がった日に羽田から飛行機に乗りました。行き先は西方面でしたが、離陸の際に、放射性物質を含んだとても濃度の高い雲を通過したのではないかと心配しています。原発からプルームという雲になっていろいろ飛んでくるとききました。飛行機は機体で覆（おお）われてはいますが、大気の空気を取り込んで換気しているとのことで、一瞬とはいえそこを通過し大量に吸ったのではないかと心配です。実際に雲（プルーム）の中の線量を測ったわけではないから確定的なことは誰も言えないとは思うのですが、科学的に考えて東京の高い線量の時の値で、そのときの上空の濃度はそれほど心配するものではないといえますか。

回答　掲載日：2011年7月7日

　風が同じ方向に吹いている場合には、環境中に放出された放射性物質は、大気中を羽毛状（プルーム）に拡（ひろ）がっていきます。そのため、「放射性プルーム」と呼ばれてい

ます。実際には風が同じ方向に吹き続けることはないため、プルームの進行方向は、地形の影響や局地風、気圧などの影響を受けて複雑に変化します。

　ご質問にある離陸の際の被ばくについては、鉛直（上下）方向の放射性物質の分布について考える必要があります。煙突から放出された煙が拡がっていく様子をイメージしていただくと分かりやすいと思いますが、放出源である煙突付近では、上空の方が地上より濃度が高くなる場合があります。しかし距離が十分に離れ、放射性物質が拡散した場合には、鉛直方向の濃度はほぼ均一になります。今回のケースで考えてみますと、放出源である福島第一原子力発電所から羽田空港までは約200キロメートル（km）の距離がありますので、離陸の際に飛行機が通過する領域での放射能濃度は地上と同程度であると考えられます。そのため、ここでは地上の大気中に含まれる放射性物質の測定データを用いて、呼吸による内部被ばくを考えてみましょう。

　羽田空港のある東京都では、世田谷区深沢で東京都立産業技術研究センターによって大気中に含まれる放射性物質の濃度が連続測定されています[*1]。飛行機に搭乗された2011年3月15日では、午前10時から12時にかけて最も多くの放射性物質が空気中に存在していました。その時間帯に地上に滞在していた場合、呼吸によって受ける内部被ばく線量は、ヨウ素、セシウム、テルル、テクネチウムからの寄与を合計すると、大人で35 μSvとなります（計算の詳細は質問1〔72頁〕をご覧ください）。

　離陸の際に飛行機が通過する領域での放射能濃度は地上（世田谷区）と同程度と考えられますので、外気が機内に入ったとしても、内部被ばく線量は同程度と考えられます。また、飛行機の安定高度である10 km付近では、放射性物質の濃度は地上よりもはるかに低くなりますし、機内には新鮮な外気を内部に取り込む設備も備わっていることから、地上に滞在し続けた場合の内部被ばく線量よりも高くなることは考えられません。

＊1　東京都立産業技術研究センター（東京都産業労働局）「都内における大気浮遊塵中の核反応生成物の測定結果について（平成23年3月15日~23日）」（2011年8月1日）回答では、逐一公表されたデータで計算。現在閲覧可能なデータは、回答掲載後のもの。
http://www.sangyo-rodo.metro.tokyo.jp/whats-new/keisoku-0323-0315.pdf

Part1　直後の混乱を振り返る

質問 4

外出時に雨に濡れた子供の健康影響が心配です

東京都在住 / 30代 / 専業主婦 / 女性の方からいただいたご質問

関連キーワード　子供・乳幼児　雨・風・砂・放射性プルーム　内部被ばく(預託実効線量、WBC)　ストロンチウム、プルトニウムなど

東京在〔住〕です。6歳と1歳の子供の母です。

3月15日東京の大気の数値が上がった時間（10時から1時間）外にいました（マスクなし）。

3月21日（雨）3月22日（雨）の両日、外出時に雨に濡れてしまいました（その後、6時間以上はそのまま）。

計算上の被ばく量はそこまで大きくないかもしれませんが、最近横浜でストロンチウムが検出されたり、核種によっては将来重篤な病気を発症しないかとても心配です。大人の私は気にしておりませんが、子供たちが本当に心配です。

回答　掲載日：2012年1月23日

2011年3月15日と21, 22日に外出した際に、空気中の放射性物質を吸い込んだことによる内部被ばくと、21, 22日に雨に濡れたことによる外部被ばくを評価してみます。

まず、吸入による内部被ばくです。東京都立産業技術研究センターが、世田谷区深沢で空気中の塵を集めて測定したデータ*1を使って計算してみます。3月15日については10時から11時、21, 22日については最も放出量が多かった時間帯のデータを使用し、質問1「3歳児、首都圏で3月15日の被ばくはどの程度でしょうか」（72頁）と同じ方法で預託実効線量（放射性物質を摂取後、一

生の間に受けるであろう線量〔☞351頁〕）を計算すると、1歳児が 0.050 mSv、5歳児が 0.046 mSv となります（1歳より上の年齢に対しては、計算に必要な係数が5歳刻みでしか得られないため、6歳のお子さんについては5歳児に対する計算結果を示してあります）。

次に、3月21~22日に雨に濡れたときの線量を計算してみます。東京都健康安全研究センターが、両日も含めて放射性物質の24時間降下量の測定結果を公表しています。外出時にどの程度濡れたのかは分かりませんが、計算上は両日とも1時間ずつ、傘に覆（おお）われていない部分が直接雨に打たれたものと仮定してみます。また、この時期は前後の日も含めてずっと雨だったことから、1時間あたりの放射性物質の降下量は1日を通して一定だったと考えることにします。

この場合、最も高い線量を受けるのは皮膚ですので、皮膚の線量を計算すると、2.6マイクロシーベルトとなります。この値は十分に低く、放射線の影響が問題になるレベルではありません（具体的には質問28「雨による放射線の身体影響について」167頁をご覧ください）。

余計な被ばくをしないに越したことはないのですが、ここで計算した被ばく線量は、住む場所や生活習慣による自然放射線の変動と比べても、十分に小さな値です。放射性物質濃度が上昇した日に外出されたことはご心配だと思いますが、決して健康に影響するような被ばくをお受けになったわけではありません。

また、ストロンチウムを例に、「核種によっては将来重篤な病気を発症しないか」と書いておられます。ストロンチウムはカルシウムと性質が似ているために、一旦体に入ると骨に取り込まれ、排泄（はいせつ）されにくいという特徴があります。その意味で、内部被ばくに関しては、セシウムなどに比べてストロンチウムの方が厄介（やっかい）だというのは事実です。

しかし、厄介な放射性ストロンチウムであっても、ある程度の量を取り込まない限り、健康影響が現れることはありません。そのための「量」の指標とな

---

*1 東京都立産業技術研究センター（東京都産業労働局）「東京電力福島第一原子力発電所事故に係る大気浮遊塵中放射性物質調査報告」（表1 大気浮遊塵中の放射性物質）（2011年12月26日; 2012年1月25日訂正）
http://www.metro.tokyo.jp/INET/CHOUSA/2011/12/DATA/60lcq101.pdf

るのが、シーベルト単位の線量です。外部被ばくか内部被ばくか、内部被ばくの場合にはどのような核種を取り込んだか、飲み込んだのか吸い込んだのか。シーベルト単位の被ばく量には、そういった違いがすべて考慮されています。したがって、放射線の影響を考える場合には、シーベルトで表した数値が大きいか小さいか、そこに着目すればよいのです。

　実際に、セシウム 137 とストロンチウム 90 を比較した場合、同じ放射能（ベクレルの数値が同じということ）を体内に取り込んだ場合、ストロンチウム 90 の方がシーベルト単位の線量は高くなる傾向があります。つまり、シーベルトで表した被ばく量には、ストロンチウムの厄介さ加減も反映されているということです。

　なお、横浜でストロンチウムが検出されたという試料については、その後（2011 年 11 月下旬）、専門の機関で再測定を実施したところ、ストロンチウムは検出されませんでした。ストロンチウムの測定には高度な技術が求められ、測定に先立って綿密な前処理が必要になります。当初の測定では、この処理が不十分であったために天然の放射性核種が混入し、それをストロンチウムと誤って測定したのが原因です。

　やはり、今回の福島第一原発の事故ではヨウ素とセシウムが主要な放出核種であり、最初の 1~2 ヶ月を除けばセシウム 134 とセシウム 137 による被ばくがほとんどです。この二つの核種を中心に測定が続けられているのはそのためです。

質問5

乳幼児ががんになる
リスクについて教えてください

神奈川県在住 / 40代 / 専業主婦 / 女性の方からいただいたご質問

関連キーワード　子供・乳幼児　健康影響　リスク・リスク比較　医療被ばく

　3月21日から数日間、関東に高濃度の放射性物質が降下したそうですが、生後5ヶ月の乳幼児がおりますので、大変に心配しております。乳幼児は放射性物質の感受性が、成人の10倍と聞いております。以前、「3月21日から22日まで降り注いだ放射性ヨウ素、セシウムで、約0.03ミリシーベルトの被ばく」と答えてらっしゃったと思いますが、これを単純に10倍すると、0.3ミリシーベルトになってしまいます。乳幼児が短期間に0.3ミリシーベルトも被ばくして、今後がんになるリスクはどのくらいなのでしょうか。ちなみに、我が家は古い木造で、気密性もなく、被ばくは1/4程度しか防げなかったと推測しております。3月21日から23日までの体内〔内部〕被ばく、体外〔外部〕被ばくはどのくらいの値になるのでしょうか。また、この0.03ミリシーベルトとは、年間での被ばく量でしょうか。「レントゲンで受ける被ばく量が0.03ミリシーベルト」と、何かで見たことがありますが、月齢の低い時期にレントゲンで被ばくすると、将来がんのリスクが上がるそうです。短時間に0.03ミリシーベルト受けるのと、数日間に0.3ミリシーベルト受けるのでは、影響は違うのでしょうか。

回答　掲載日：2011年11月10日

　東京都が、世田谷区で事故直後から空気中の塵に含まれる放射性物質の測定を続けています[*1]。値が最も高かった2011年3月21日から23日までの測定

結果を基に、その間ずっと屋外にいたものとして、吸入による内部被ばくの線量を計算すると、成人が 0.007 mSv、3ヶ月児が 0.005 mSv となります。東京都の測定方法ではガス状のヨウ素を測れていないことから、米国の報告書[*2]と同じ仮定の下でこれを推定し上記の値に加えると、成人、3ヶ月児ともに 0.02 mSv という値が得られます。

　この値は 3 日間に吸入した放射性物質が、体内からなくなるまでの間に受ける線量です。検出されているのはヨウ素とセシウムで、乳幼児は代謝が速いため、基本的にこれらの核種は数ヶ月程度で体内からなくなります。しかし、セシウムの化学形態によっては、なくなるまでに数年かかることがあり、その方が総線量は高くなるため、上記の値はその条件で計算してあります。

　また、外部被ばくについては、新宿における測定値[*3]から約 0.01 mSv と推定されます。こちらは、その 3 日間に受ける線量です。

　つまり、内部被ばくと外部被ばくの合計線量は約 0.03 mSv ですが、内部被ばくによるものはゆっくり時間をかけた被ばくであるということです。

　同じ量の放射性物質を体内に取り込んだ場合、通常は大人に比べて子供の方が線量は高くなります。これは、子供の方が臓器のサイズが小さく、より狭い範囲にエネルギーが集中して与えられるからです。一方、子供の方が吸い込む空気の量は少ないため、同じ放射能濃度の空気を呼吸しても、大人より摂取量は少なくなります。両者は互いに打ち消し合う関係にあるため、同じ場所にいたときに、子供の線量が大人の 10 倍になるわけではありません。上の計算例でも、成人と 3ヶ月児の内部被ばく線量は、ほぼ同じ値になっています。

[*1] 東京都立産業技術研究センター（東京都産業労働局）「都内における大気浮遊塵中の核反応生成物の測定結果について」
http://www.sangyo-rodo.metro.tokyo.jp/whats-new/measurement-kako.html

[*2] Defense Threat Reduction Agency, Radiation Dose Assessments for Shore-Based Individuals in Operation Tomodachi, Revision 1, December 2012.
https://registry.csd.disa.mil/registryWeb/docs/registry/optom/DTRA-TR-12-001-R1.pdf
この報告書の 48 頁に、ガス状ヨウ素の存在割合に関する仮定が記述されています。

[*3] 東京都健康安全研究センター「大気中の放射線量測定結果（新宿）」
http://monitoring.tokyo-eiken.go.jp/mp_shinjuku_air.html

放射線感受性というのは、同じ線量を受けたときに、影響の程度や可能性が大きいか小さいかということです。その意味で、子供が大人よりも感受性が高いのは事実です。原爆被爆者の疫学調査によれば、0歳で被ばくした場合、がんで死亡する確率は30歳で被ばくした場合の2~4倍程度です*4。

　「月齢の低い時期にレントゲンで被ばくすると、将来がんのリスクが上がる」というのは、疫学調査に基づくコメントだと思われます。代表的な調査として、妊娠中に腹部のレントゲン撮影を受けた場合に、生まれた子供が小児がんになる可能性が高いという結果を報告したもの（オックスフォード調査）があります。問題となったレントゲン撮影は骨盤計測が大半で、当時（1950年代）は撮影技術が進歩していなかったために、胎児が受けた線量は現在よりも高く、10 mSv程度であったと推定されています。しかし、この研究の結果は動かぬ証拠というわけではなく、他の調査データとの不整合も認められることから、結果の解釈をめぐって、専門家の間で議論が繰り返されています（「100 mSvの意味について」54頁をご参照ください）。

　このように、胎児や小児に関しては10 mSv程度の被ばくでも、発がんリスクの増加を示唆するデータが存在します。しかし、それを下回る線量について、がんの増加を示すデータはありません。データがないからと言って、必ずしもリスクがゼロだということにはなりませんが、リスクがあったとしても、検出できないほどわずかであることは分かります。0.03 mSvという線量は10 mSvよりもさらに低く、科学的な視点でとらえた場合、非常に小さな値です。事故による余計な被ばくであることに疑念の余地はありませんが、少なくとも影響を心配するようなレベルではありません。

［付記］

　質問文の中で引用されているのは、「東京での雨でセシウム137が降ったそうですが、川崎や逗子でも同じくらいの量が検出されたのですか。」に対する回答

---

*4 Preston DL, et al., Studies of Mortality of Atomic Bomb Survivors. Report 13: Solid Cancer and Noncancer Disease Mortality: 1950–1997. Radiation Research 160(4): 381–407, 2003.

です（http://radi-info.com/q-210/）。この回答が掲載されたのは事故から間もない 2011 年 4 月 20 日であり、正確さよりも即時性を重視して大まかな線量推定を行いました。放射性ヨウ素を吸い込んだ場合の線量係数（ベクレルからシーベルトへの換算係数）は、気体の形で存在する元素状ヨウ素に対する値が最も高くなることから、東京都の測定値に単純にこの係数を掛けて線量を計算しています。

　しかし、東京都が測定したのは粒子状の放射性物質で、ガス状のヨウ素は測れていないという矛盾がありました。そこで、この回答においては、東京都の測定値はすべて粒子状放射性物質であるという前提で線量を計算しなおし、ガス状のヨウ素については、米国の報告書[*2]を参考にしてその存在量を推定しました。具体的には、米国大使館でサンプリングされた試料の分析結果から、ガス状ヨウ素は粒子状ヨウ素の 2.507 倍存在し、さらにガス状ヨウ素の 3 分の 1 が元素状、3 分の 2 が有機化合物であるという仮定に従いました。ガス状ヨウ素による線量は粒子状ヨウ素による線量の 5~6 倍という結果になりましたが、上述の仮定は線量が過大になるように（現実を下回ることのないように）設定されているため、実際にはこれよりも小さな値になると考えられます。

質問6

新生児が
水道水を飲んだことによる
被ばくについて

東京都在住 / 30代 / 男性の方からいただいたご質問

関連キーワード　子供・乳幼児　母乳・粉ミルク・牛乳・水道水　放射性ヨウ素　チェルノブイリ

　震災の直後、2年前の3月22日に産まれた娘が、出産直後から、分娩室および新生児室で、〔東京都葛飾区〕金町（かなまち）浄水場水系が含まれた水道水を飲み続けていました。乳児に関する話はよく見かけるのですが、出産直後に基準値超の水道水を飲んだ、という事例を見たことがなく、その安全性について確認をしたいと思っています。

　私もですが、とくに家内が非常に心配しており、2年経った今も精神的に参っている状況です。上記のような状況での安全性についてご回答いただけないでしょうか？

回答　掲載日：2013年3月26日

　震災直後のご出産に放射線被ばくの懸念が重なり、この2年間のご心労はいかばかりであったかと拝察します。結論から申しますと、それほどご心配になる状況ではなかったと考えられます。

　金町浄水場では、2011年3月22日に1リットルあたり210ベクレルのヨウ素131が検出され、その後、濃度は減少し、4月5日以降は不検出となっています*1。また、放射性セシウムは検出されませんでした。そこで、水道水を使って毎日ミルクを作り、母乳の摂取はなかったと仮定した場合の、放射性ヨウ素

による被ばく線量を計算してみます。

　過去に国内で行われた調査の結果から、乳児の水分摂取量は1日0.71リットルとされています[*2]。上記の期間（2011年3月22日から4月4日の間、ヨウ素131が検出された期間）の水道水中のヨウ素131濃度にこの値を掛け、合計すると457ベクレルとなります。これが、お子さんが体内に取り込んだヨウ素131の総量です（ただし、水道水の密度は、$1\,g/cm^3$として、ヨウ素131の放射能量を計算しています）。

　ヨウ素は甲状腺に集まるため、甲状腺の被ばくが重要になります。ICRP（国際放射線防護委員会）によれば、乳児がヨウ素131を1ベクレル摂取した場合の甲状腺等価線量は3.7マイクロシーベルトです[*3]。この値に先の457ベクレルを掛けると、甲状腺の線量は約1.7ミリシーベルト（1,700マイクロシーベルト）と計算されます（甲状腺だけの線量であり、報道等で通常用いられる全身の線量ではないことにご注意ください）。

　ただし、1ベクレルあたり3.7マイクロシーベルトという値は、生後3ヶ月の乳児に対するものです。出生直後は甲状腺へのヨウ素の取り込み率が高く、また、甲状腺のサイズも小さいため、線量が3倍程度高くなる可能性があります[*4]。この点を考慮すると、お子さんの甲状腺が受けた線量は最大5ミリシーベルト程度と推定されます。

　子供の甲状腺は大人に比べて感受性が高く、チェルノブイリ事故の際も、放射性ヨウ素で汚染された牛乳を飲んだ子供たちの間で甲状腺がんが増加しました。大規模な調査解析により、甲状腺の線量が平均50ミリシーベルトの地域で

[*1] 東京都水道局「浄水場の浄水（水道水）の放射能測定結果」
　　http://www.waterworks.metro.tokyo.jp/press/shinsai22/press01.html
[*2] 須賀新一、市川龍資「防災指針における飲食物摂取制限指標の改定について」、保健物理 35(4): 449–466, 2000.
[*3] ICRP Database of Dose Coefficients.
　　http://www.icrp.org/page.asp?id=145
[*4] Hedrick WR, Milavickas LR, Reevaluation of the Newborn Thyroid Dose from Radioiodines. Journal of Nuclear Medicine 28: 1208–1209, 1987.
　　http://jnm.snmjournals.org/content/28/7/1208.full.pdf

増加が認められたという報告はありますが*5、数ミリシーベルト程度でがんが増えたというデータはありません。別の言い方をすると、数ミリシーベルトの甲状腺被ばくを受けた子供たちをたくさん集めて追跡調査し、被ばくのなかった子供たちと比較しても、甲状腺がんの発生率に違いは見られないということです。

　今回の事故によって、お子さんが余計な被ばくを受けたことは事実ですが、以上、ご説明したとおり、影響が懸念されるほど高い被ばくではありません。また、被ばくによって病弱になったり、環境の変化に敏感になったりするわけではありません。日常生活において特別に注意しなければならないこともありません。

＊5 Jacob P, et al., Childhood Exposure Due to the Chernobyl Accident and Thyroid Cancer Risk in Contaminated Areas of Belarus and Russia. British Journal of Cancer 80(9): 1461–1469, 1999.
http://www.ncbi.nlm.nih.gov/pmc/articles/PMC2363070/pdf/80-6690545a.pdf

Part1 直後の混乱を振り返る

質問 7

乳児のヨウ素からの内部および外部被ばく線量を教えてください

宮城県在住 / 30代 / 専業主婦 / 女性の方からいただいたご質問

関連キーワード　子供・乳幼児　放射性ヨウ素　外部被ばく　内部被ばく（預託実効線量、WBC）

　当時11ヶ月の乳児のヨウ素による内部・外部被ばくについての質問です。3月18日～4月1日に千葉県佐倉市に滞在していました。外出はしていませんが、洗濯物を親子共々外干ししていました。私はシャツと肌着、パジャマ、タオル。乳児は肌着、長袖シャツ、トレーナー、ズボン、パジャマ、タオルを毎日洗濯しています。21日は雨のため干してません。洗濯物は昼間6時間程干しました。布団も3月20、23日にそれぞれ4時間程干ししました。取り込む前にはほこりを少し払ってはいました。

　放射性ヨウ素の降下量が多かったことを知り、肌着を干したことで呼吸だけではなく経皮吸収される性質も知り、とても悔やんでおります。当時授乳もしていました。これら外干しによるヨウ素の被ばく量の概算を教えていただきたいです。空間放射線の被ばくとは別に追加して考えるべきなのでしょうか。

回答　掲載日：2011年11月14日

　各自治体によって、定時降下物（24時間あたりに地表面1平方メートルに降下した放射性物質の量）が測定されています*1。ご質問にあるご滞在先の千葉県では、市原市で測定が行われています。最も多くの放射性物質（ヨウ素131）

が降下したのが、3月22日午前9時から23日午前9時までの24時間で、その定時降下物の量は、ヨウ素131が22,000 Bq/m²、セシウム137が360 Bq/m²でした。

ここでは、この測定データを用いて、乳児の外部被ばくと内部被ばくの線量を計算してみましょう。

まず、外部被ばくです。皮膚に最も近く、長時間着用される肌着を例に考えます。3月22日に6時間、洗濯物を外で干して、定時降下物と同じ量の放射性物質が肌着に付着したとします。放射性物質の降下量が1日の間で一定だったとすると、付着量はヨウ素131が5,500（= 22,000 ÷ 24 × 6）Bq/m²、セシウム137が90（= 360 ÷ 24 × 6）Bq/m² となります。その肌着が皮膚に完全に密着していたと仮定すれば、表1に示すとおり、1時間あたりの皮膚の線量は1.36 µSv と計算されます。これを24時間着たとすれば、皮膚の線量は33 µSv となります。これは3月22日の1日分に対する線量ですが、同様の一連の計算を3月18日から4月1日の各日について行い（3月21日は除く）、合計をとると、皮膚の線量は48 µSv になります。

表1：2011年3月22日の肌着に付着した放射性物質による皮膚被ばく線量の計算

放射性物質	放出線種	表面汚染密度 (Bq/cm²)	皮膚被ばく線量換算係数*2 (µSv/h)/(Bq/cm²)	1時間あたりの皮膚の線量 (µSv)
ヨウ素131	ベータ線	0.55	2.40	1.32
	ガンマ線		0.0220	0.0121
セシウム137	ベータ線	0.009	2.54	0.0229
	ガンマ線		0.00330	0.00003
合計				1.36

*1 原子力規制委員会「放射線モニタリング情報 定時降下物のモニタリング」
http://radioactivity.nsr.go.jp/ja/list/195/list-1.html

*2 Commission of the European Communities, Principles and Methods for Establishing Concentrations and Quantities (Exemption values) Below which Reporting is Not Required in the European Directive, Radiation Protection - 65, 1993.
http://ec.europa.eu/energy/nuclear/radiation_protection/doc/publication/065.pdf

表1から分かるように、線量の97％以上がヨウ素131のベータ線によるものです。ベータ線は透過力がそれほど強くないので、肌着以外の衣類にも同様に放射性物質が付着し、それらを重ね着したとしても、上に着た衣類から放出されるベータ線の寄与は相対的に小さくなります。洗濯物を取り込む前にほこりを払うことで付着量が減ることも考え合わせると、実際の皮膚の線量は数十μSv以下にしかならないと思われます。

　また、布団を3月20日と23日の2回干されていますが、両日の定時降下物量を合計しても最大の降下量が観測された3月22日の半分以下であり、肌着の方が皮膚と密着することを考えれば、布団からの線量は肌着より少ないと考えられます。

　次に、内部被ばくです。まず、再浮遊係数を用いて、洗濯物から舞い上がった放射性物質を吸い込むことによる線量を計算します。再浮遊というのは通常、地表面に沈着した放射性物質が風の強い時などに土ぼこりとして大気中に舞い上がる現象です。具体的な数値としては、1×10^{-6}/m を用います*3。外部被ばくの計算と同様に、3月22日午前9時から4時間、外で干された洗濯物を取り込んで、室内で舞い上がったと仮定すれば、ヨウ素131とセシウム137の室内濃度はそれぞれ、0.0055 Bq/m^3、0.00009 Bq/m^3 と計算できます。この室内濃度に、1日あたりの乳児（0歳から1歳までを代表する3ヶ月児）の呼吸量である 2.86 m^3 *4 と、実効線量係数（☞344頁）を掛けると、表2に示すとおり、内部被ばく線量が 0.0012 μSv と計算できます。3月18日から4月1日の各日（3月21日は除く）について同様に計算すると、内部被ばくによる線量は合計で 0.0017 μSv となります。

　このような再浮遊係数を用いた計算では、放射性物質の付着した面積が考慮されていません。洗濯物の表面積は家の面積に比べて小さいと考えられるため、

---

*3 IAEA, Generic Procedures for Assessment and Response during a Radiological Emergency, IAEA-TECDOC-1162, 2000.
　http://www-pub.iaea.org/mtcd/publications/pdf/te_1162_prn.pdf
*4 ICRP, Age-dependent Doses to Members of the Public from Intake of Radionuclides: Part 4 Inhalation Dose Coefficients, ICRP Publication 71, Annals of the ICRP 25(3–4), 1995.

表2：2011年3月22日に室内で舞い上がった放射性物質の吸入摂取による内部被ばく線量の計算

	室内濃度 (Bq/m³)	1日あたりの呼吸量 (3ヶ月児)*⁴(m³)	実効線量係数（3ヶ月児の吸入摂取）(μSv/Bq)	線量 (μSv)
ヨウ素131	0.0055	2.86	0.072	0.0011
セシウム137	0.00009		0.11	0.00003
合計				0.0012

　この計算方法では、線量を相当過大に評価しています。いずれにせよ、洗濯物に付着した放射性物質の舞い上がりによる内部被ばくは、わずかであることが分かります。

　また、お子さんの場合、上記の吸入摂取以外に、手や服を舐めることによる経口摂取も考えられますが、被ばく線量の観点からは、吸入摂取と同様、大きな線量にはなりません。

　最後に、経皮吸収です。ヒトを対象とした試験*⁵で、ヨウ素は皮膚を通じて吸収されることが知られていますが、経皮吸収によって体内に取り込まれる量は、呼吸によって取り込まれる量の1~2％程度でしかありません*⁶。

　以上の計算より、外部被ばく（皮膚被ばく）が最も高い線量となりますが、多く見積もっても数十μSv以下にしかならないと考えられます。不要な被ばくは避けるべきですが、この線量は健康に影響を与えるものではありません。

＊5　Harrison J, The Fate of Radioiodine Applied to Human Skin, Health Physics 9(10): 993–1000, 1963.
＊6　WHO, Iodine and Inorganic Iodines: Human Health Aspects, Concise International Chemical Assessment Document, No. 72, 2009.
　　http://www.inchem.org/documents/cicads/cicads/cicad72.pdf

質問 8

子供が雨どい下の水たまりの水を舐めてしまいました

東京都在住 / 30代 / 専業主婦 / 女性の方からいただいたご質問

関連キーワード　子供・乳幼児　雨・風・砂・放射性プルーム　内部被ばく（預託実効線量、WBC）　ホットスポット

　こんにちは。東京都葛飾区在住です。3月25日当時1歳6ヶ月の子供が、雨どいの下の水たまりに人差し指を突っ込んで舐めてしまいました。それでどのくらい被ばくしたでしょうか。よろしくお願いいたします。

回答　掲載日：2012年1月5日

　側溝や雨どいの下など、雨水が溜まりやすい場所には、他と比べて高い放射線量や高濃度の放射性物質が検出されることがあります。これは雨水の放射性物質の濃度が高いことだけが原因ではありません。木や道路に付着した放射性物質が雨で洗い流されて、雨水が溜まりやすい場所に蓄積したことが原因と考えられます。

　では、ご心配されている内部被ばくはどうでしょうか。このことを考えるためには、お子さんが指に付けて舐めた放射性物質の量を把握する必要があります。ただ、ご質問の文面だけからでは、正確な内部被ばく線量を数字として示すのは難しいところです。

　そこで、おおよその状況を仮定しながら、概算してみます。ここでは、雨どいに溜まった放射性物質の量を見積もるために、ある期間中に雨（降下物）と

して降り注いだ放射性物質の量の積算値（合計）を用います。

さて、以下の計算では、2011年3月20日から25日にかけて東京都健康安全研究センターで採取された降下物による放射能調査結果を用います[*1]。

この調査結果によりますと、当時のヨウ素131とセシウム137の降下量はそれぞれ下の表のとおりです。

表1：2011年3月20日から25日までの東京都におけるヨウ素131とセシウム137の降下量

	降下量（ベクレル／平方メートル）					
	3月20日	3月21日	3月22日	3月23日	3月24日	3月25日
ヨウ素131	2,880	32,300	35,700	12,790	173	217
セシウム137	561	5,300	335	155	36.9	12.2

では、この放射能濃度の降下物をどのくらい口にしたことになるでしょうか。これもまた計算のため、お子さんの指に雨が1ミリリットル（mL）程度付着したと仮定します。このとき、お子さんの指にはおおよそ以下の放射能量のヨウ素131、セシウム134、セシウム137が付着したことになります。東京都健康安全研究センターの調査結果ではセシウム134は測定されていませんが、ここでの計算ではセシウム137と同じ量が降下していたと仮定して計算してみます。

まずヨウ素131について計算しましょう。3月20日から25日までのヨウ素131の降下量を合計すると約84,000 Bq/m^{2}です。これが3センチ（cm）の水たまりを作ったと考えます。ヨウ素131は8日間で放射能が半分になりますが、ここではヨウ素131の減衰は考慮しないことにします（その方が被ばく線量は大きく計算されます）。また、「平方メートル（m^2）」と「センチメートル」が混在していますので、単位を「メートル」に合わせましょう。3 cmをメートルに換算すると、3 ÷ 100 = 0.03 mですね。

また、お子さんの指に付いた水の量である1 mL（cm^3）もメートルに単位を合わせますと、1 ÷ 1,000,000 = 0.000001 m^{3}となります。以上の数値を使って、

[*1] 東京都「東京都健康安全研究センターにおける放射線量調査状況等について」（2011年4月1日）
http://www.metro.tokyo.jp/INET/OSHIRASE/2011/04/20141800.htm

次のように計算できます。

$$84{,}000 \text{ Bq/m}^2 \div 0.03 \text{ m} \times 0.000001 \text{ m}^3 \fallingdotseq 2.8 \text{ Bq}$$

同じようにセシウム 137 についても計算すると、こうなります。

$$6{,}400 \text{ Bq/m}^2 \div 0.03 \text{ m} \times 0.000001 \text{ m}^3 \fallingdotseq 0.21 \text{ Bq}$$

セシウム 134 についてもこれと同じ 0.21 ベクレルとなります。

なお、1 歳児が 1 ベクレルの放射性物質を経口摂取した場合の実効線量は、それぞれ下の表のようになります（☞「実効線量係数」344 頁）。

表 2：1 歳児の実効線量係数（経口摂取）*2

放射性物質	実効線量係数 (mSv/Bq)
ヨウ素 131	0.00018
セシウム 134	0.000016
セシウム 137	0.000012

つまり、先ほど計算した 2.8 Bq のヨウ素 131、0.21 Bq のセシウム 134 とセシウム 137 を 1 歳児が経口摂取した場合、その実効線量は以下の通りです。

表 3：1 歳児の実効線量（経口摂取）

放射性物質	実効線量 (mSv)
ヨウ素 131	2.8 × 0.00018 = 0.00050
セシウム 134	0.21 × 0.000016 = 0.0000034
セシウム 137	0.21 × 0.000012 = 0.0000026

※単位は mSv です。1,000 倍すると μSv に換算できます

ご覧のように、これは非常に低い内部被ばく線量です。

加えて申しあげると、以上の結果は、3 月 20 日から 25 日の 6 日間の降下物

---

*2 CD-ROM 版 ICRP Database of Dose Coefficients: Workers and Members of the Public (version one, 1999)、または ICRP Publication 72 の 27 頁、Cs-137 の 1 year を参照。
http://www.icrp.org/page.asp?id=145

が、洗い流されることなく水たまりを作った場合の放射能量で計算しています。その水たまりの水がお子さんの指に付き、1 mL 程度舐めて飲み込んだという仮定でした。ですから、実際に受ける内部被ばくは、先ほどの計算結果よりもさらに相当小さくなると考えられます。

ですので、お子さんへの影響を心配する必要はまったくないと考えます。

なお、お住まいの葛飾区の放射線に関する情報は、葛飾区のウェブサイトに掲載されています[*3]。そこでは放射線に関するモニタリング情報が随時更新されていますので、適宜ご覧ください。

---

*3 葛飾区「空間放射線量の定点測定結果について」
　　http://www.city.katsushika.lg.jp/34/9539/011007.html

質問 9

Part1 直後の混乱を振り返る

子供が砂場の砂を
口に入れてしまいました

千葉県在住 / 20代 / 専業主婦 / 女性の方からいただいたご質問

関連キーワード　子供・乳幼児　雨・風・砂・放射性プルーム　内部被ばく（預託実効線量、WBC）　ホットスポット

　柏市の放射線量のかなり高いといわれているところに在住中です。現在3歳と1歳の子供がいます。地震後家にいるのが怖くて毎日公園に行っていました。1歳の子はまだなんでも口に入れてしまう時期で、砂場の砂を食べて、水溜りで遊んだ手を舐めていました。3歳の子は砂ぼこりを毎日吸い込んでいました。ニュースで柏の線量が高いと言われるまでほぼ毎日公園に行ってしまい、砂を食べてしまっていました。毎日悔しくて不安で夜も眠れません。

回答　掲載日：2012年1月11日

　ご質問の状況から、お子さんの内部被ばく線量が最大でどの程度であったのか、おおまかに推定してみることにしましょう。放射性物質の「経口摂取」と「吸入摂取」をそれぞれ考慮します。

　まずは、公園の砂を口にしたこと（経口摂取）による内部被ばくについて考えてみます。

　千葉県柏市では、放射性セシウムを含む雨水によって、周辺と比べて放射線量が高くなった場所が見つかりました。これは、この区域の屋根や舗装面等に降った放射性セシウムを含む雨水が、雨どい、側溝および雨水ます等を経て、高線量箇所に到達し濃縮されたためと考えられています。

　事故により沈着した放射性物質の量を評価するために、この区域の放射線量

について環境省が 2011 年 12 月 28 日に発表した報告書*1 から、雨どい下での測定値（セシウム 134 が 26 Bq/g、セシウム 137 が 31 Bq/g）を使用することにします。なお、ヨウ素 131 は半減期が 8 日と短いため、同報告書では不検出となっていますが、地震後に毎日公園に行かれたということですので、ここでは、セシウム 137 に対するヨウ素 131 の存在比を用いて、当時の土壌中のヨウ素 131 の放射能濃度を推定します。

千葉市にある日本分析センターでは、降下物中に含まれる放射性物質を測定しています*2。2011 年 3 月 14 日から 3 月 31 日までの降下物の合計は、ヨウ素 131 が 44,683 MBq/km^2、セシウム 134 が 4,616 MBq/km^2、セシウム 137 が 4,705 MBq/km^2 ですので、事故直後の 3 月当時、土壌中のヨウ素 131 の放射能濃度はセシウム 137 の 10 倍であったと推定して以下では計算します。

極端ではありますが、柏市にある公園の砂が高線量箇所の雨どい下と同じ濃度であったと仮定すれば、前記の測定データ*1 より、砂場の砂 1 グラムあたり、セシウム 134 が 26 Bq、セシウム 137 が 31 Bq、ヨウ素 131 が 310 Bq となります（セシウム 137 の 10 倍）。

この土壌を仮に 5 g（小さじ 1 杯に相当）食べてしまった場合、どの程度の内部被ばくになるでしょうか。

今度はベクレルをマイクロシーベルト（ベクレルは放射性物質の物理的な量の単位、シーベルトは放射性物質の人体影響を測る単位です）に換算する必要がありますので、「実効線量係数」を使います（☞ 344 頁）。国際放射線防護委員会（ICRP）によれば、セシウム 134 の実効線量係数は 0.016 μSv/Bq、セシウム 137 は 0.012 μSv/Bq、ヨウ素 131 は 0.18 μSv/Bq です。実効線量係数は、年齢や摂取方法によって異なりますので、ここでは 1 歳児（1 歳から 2 歳を代表する値）が経口摂取した場合の係数を用います。

---

*1 柏市「柏市内の周辺より空間線量率が高い箇所における調査の最終報告書について（平成 23 年 12 月 28 日環境省発表）」
　http://www.city.kashiwa.lg.jp/soshiki/030300/p010348.html
*2 日本分析センター「放射の測定結果について」（2011 年 3 月 14 日~6 月 17 日、降下物 1 平方キロメートルあたりの放射性核種の量）
　http://www.jcac.or.jp/lib/senryo_lib/taiki_kouka_back.pdf

Part1 直後の混乱を振り返る

内部被ばく線量は、それぞれ次のように計算できます。

セシウム 134：26 Bq/g × 5 g × 0.016 μSv/Bq = 2.1 μSv
セシウム 137：31 Bq/g × 5 g × 0.012 μSv/Bq = 1.9 μSv
ヨウ素 131　：310 Bq/g × 5 g × 0.18 μSv/Bq = 279 μSv

これらを合計すれば、2.1 + 1.9 + 279 = 283 μSv となります。

以上の計算では、柏市内でも最も高い線量が観測された区域の、しかも「雨どい下」という放射性物質が集まりやすい箇所での放射能濃度を用いており、かなり過大な評価になっています。したがって、公園の砂場に含まれていた放射性物質の量はこれよりも少なく、砂を口にしたことによる実際の被ばく線量はもっと低かったと考えられます。

次に、3歳のお子さんが砂ぼこりを毎日吸ったこと（吸入摂取）による内部被ばくについて考えてみます。

一般的に砂ぼこりが舞い上がりやすいような環境では、大気1立方メートル（m^3）あたり 0.0005～0.001 g 程度の量の砂ぼこりが存在します[*3]。ここでは、砂ぼこりが 0.001 g/m^3 の濃度で存在していたと仮定しましょう。呼吸によって体内に取り込まれた放射性物質の量を計算するため、5歳児（2歳から7歳を代表する年齢）の軽運動時の呼吸率を1時間あたり 0.57 m^3 とします[*4]。砂ぼこりに含まれる放射性物質の量は、経口摂取と同様、柏市の高線量箇所における雨どい下の測定値[*1]から推定した値を使います。

5歳児が 1 Bq の放射性物質を吸い込んだ場合、実効線量係数は、セシウム 134 で 0.041 μSv、セシウム 137 が 0.070 μSv、ヨウ素 131 が 0.037 μSv です。これらの係数を、子供が摂取した放射性物質の量（1日あたり3時間遊ぶ場合）に乗じることで、内部被ばく線量は次のように計算できます。

---

*3 IAEA, Derivation of Activity Concentration Values for Exclusion, Exemption and Clearance, IAEA Safety Reports Series No. 44, 2005.
*4 ICRP, Age-dependent Doses to Members of the Public from Intake of Radionuclides: Part 4 Inhalation Dose Coefficients, ICRP Publication 71. Annals of the ICRP 25(3–4), 1995.

セシウム 134：

26 Bq/g × 0.001 g/m³ × 0.57 m³/h × 3 h × 0.041 μSv/Bq = 0.0018 μSv

セシウム 137：

31 Bq/g × 0.001 g/m³ × 0.57 m³/h × 3 h × 0.070 μSv/Bq = 0.0037 μSv

ヨウ素 131：

310 Bq/g × 0.001 g/m³ × 0.57 m³/h × 3 h × 0.037 μSv/Bq = 0.020 μSv

これらを合計すれば、公園で舞い上がった砂を吸うことによる内部被ばく線量は、1日あたり 0.026 μSv となります。1ヶ月間毎日公園に通ったとしても、0.81 μSv（0.026 μSv/d × 31 d = 0.806 μSv）です。公園の砂を口にすることによる線量と比べれば線量は 1/100 以下となり、あまり大きくないことが分かります。

不要な被ばくは少ないに越したことはありませんが、今回計算された線量は、経口摂取と吸入摂取を合計しても、年間自然放射線量の都道府県による差である約 380 μSv よりも小さく、あまり心配なさる必要はないと思います。

質問 10

Part1 直後の混乱を振り返る

子供が頻繁に鼻血を出します

女性の方からいただいたご質問

関連キーワード　子供・乳幼児　鼻血・下痢　放射線量・空間線量　暫定規制値・新基準値／マーケットバスケット・陰膳調査

　3月末から子供2人が週に2回程毎週鼻血を出します。上の子はここ最近10日以上下痢もしています。

　政府は今回の福島第一原発の放射線が安全な数値だとしておりますが、放射能の影響は10年から20年かけて症状が出ると思います。今後人類は今回の福島第一原発の影響かそれ以外（たばこ・飲酒・生活習慣など）の影響かどうせ判断がつかないからと責任逃れをしているように見受けられます。日本国民に真実を発表しているのでしょうか。

　あと、主人が土木関係で毎日のように栃木（那須）や福島に出張して屋外ではたらいています。家に帰ってくることも多く靴やかばん衣類に放射線物質が付着していないか心配です。空間放射能〔大気中の放射性物質〕もあり換気をするのも怖く今まで閉め切りで生活してきましたが、換気をしたほうがよいのでしょうか。閉め切っていたせいで放射能〔放射性物質〕が部屋にたまり子供が鼻血を出すようになってしまったのでしょうか。

　ちなみにガイガーカウンターを購入しようかとも思っていますが、値段が高く購入に踏み切ることができません。政府の発表と一般市民のガイガーカウンターの数値も倍以上の違いがありどちらが正確なのか迷います。購入しても無駄なのでしょうか。

　ちなみにこのゴールデンウィークに飛行機に乗りました。次の日に鼻血が出ました。レントゲンを撮った後も鼻血が出ます。やはり放射線と鼻血は関係があるように思います。耳鼻科にも小児科にもいきましたが原因不明です。

　子供を学校や幼稚園に行かせてますが毎日不安でいっぱいです。本当に普段と変わらぬ生活でよいのですか。食べ物も放射能が怖く野菜は一切食べてません。

回答 掲載日：2011年5月17日

　いくつかのご質問がありますので、順番にお答えします。

　まず、お子さんの鼻血と下痢について説明いたします。放射線被ばくによって鼻血が出るとすれば、骨髄が障害されたことによる血小板の減少か、皮膚粘膜の障害によって出血しやすくなったかのいずれかです。骨髄の障害による血球数の減少は500ミリシーベルトくらいから起こりますが、それによる症状が出るのは大体1,000ミリシーベルト以上です。また、皮膚粘膜の障害は数千ミリシーベルト以上の被ばくがないと生じません。下痢が起こるのも数千ミリシーベルト以上で、それも1万ミリシーベルトに近い線量を被ばくしない限り生じません。これらの情報は、放射線治療をはじめとする医療被ばくや、過去の原子力・放射線事故の経験など、多数のデータの積み重ねによって得られたものです。

　福島第一原発事故による被ばくの実態が明らかになりつつありますが、どんなに過大に見積もったとしても、お子さんがこれほど高い被ばくを受けたとは考えられません。また、放射性ヨウ素による甲状腺の被ばくを除けば、今回の事故による被ばくは、体の一部に限局したものではなく、全身の被ばくです。放射線の影響だとすれば症状が鼻血に限定されることはなく、そもそも、全身が数千ミリシーベルトの被ばくを受けた場合には、生死に関わる様々な症状が現れます。そして、お子さんだけではなく、大人にも症状が出るはずです。

　事故の後、鼻血や下痢が見られるようになったことで、放射線の影響ではないかと考えたくなるお気持ちは分かりますが、被ばくの状況から考えても、症状から考えても、放射線の影響ではありません。飛行機への搭乗やレントゲンによる被ばくを考慮しても、この結論は変わりません。

　次に、ご主人の靴や鞄、衣類などに付着した放射性物質について。福島県やその周辺地域では、空間の放射線量の高いところがありますが、最近〔回答時（2011年5月）時点〕の測定結果を見る限り、大気中に放射性物質はほとんど浮遊しておらず、新たな大規模放出は起きていません。空間の放射線量が高いのは、事故で飛散した放射性物質が地上に落ちてそこに留まっているからです。そのため、ご主人が福島およびその周辺地域へ出張された場合、靴に放射性物

質が付着する可能性がありますし、土ぼこりなどによって鞄や衣類にも付着するかもしれません。付着量はそれほど多くないと考えられますが、少しでも被ばくを減らすために、ご帰宅の折には、家の外でそれらを払い落とすことをお勧めします。また、靴に土が付いている場合は落とし、水で洗っておかれるとよいと思います。

　放射線測定器の購入を検討しておられるとのこと。確かに、ご自身で測定器を持つことで、身の回りをきめ細かく測定できるというメリットはあると思います。しかし、それがなければ安全な生活を送れないかというと、回答者はそのようには考えておりません。政府が発表する測定データに不信感を抱いておられるようですが、大学や研究機関等の測定値と矛盾はないので（ほとんど同程度ですので）、一定の信頼を置いてよいと思います。

　政府の発表と一般市民の測定値が異なるのは、汚染が均一ではないために、測定場所による違いが大きいためではないかと考えられます。また、同じ場所であっても、地面からの距離や測定の向き、測定する時間の長さによって値は変わりますし、最悪の場合、測定器そのものの不良（表示が正しくない）もあり得ます。なお、放射線測定器の中でもガイガーカウンターは、放射性物質による物の表面汚染の有無を調べるためのもので、線量の測定には不向きです。とくに、輸入品の中には粗悪品もあるようですので、注意が必要です。

　最後に、野菜を一切食べておられないとのことですが、流通食品に対しては暫定規制値が設定され、検査体制も強化されています。規制値は、1年間の食事によって、セシウム・ストロンチウムについては実効線量が5ミリシーベルト、ヨウ素については甲状腺の等価線量が50ミリシーベルトを超えないように決められています[*1]。ただし、規制値いっぱいの食品ばかりを摂取することはあり得ないので、実際の線量はこれらの値よりもはるかに低くなるはずです。事故以前から、私たちは食品中の天然の放射性物質から、1年間に約0.3ミリシーベルトの被ばくを受けています[*2]。そのことを考えれば、あまり心配なさ

[*1] ［付記］2012年4月からは1年間の事故由来の放射性物質の摂取による実効線量が1ミリシーベルトを超えないように、新たな基準値が設定されました。

る必要はないと思います。野菜を全くとらないとなると、それによって健康を害されることをむしろ懸念します。

　以上、それぞれのご質問にお答えしたつもりですが、決して気休めや安易な慰めを申し上げるつもりはありません。ただ、放射性物質による被ばくがあるかないではなく、被ばくの「量」について考えていただきたいのです。化学物質がそうであるように、放射線にも害になるレベルがあります。こうした「量」の考え方と、他の物質の影響や危険の度合いとのトータルなバランスに注意することが重要だと思います。

＊2 ［付記］原子力安全研究協会『新版 生活放射線（国民線量の算定）』（2012年12月）によれば、日本人の食事からの内部被ばくは1年間に約1ミリシーベルトと評価されています。従来は評価に含まれていなかった、鉛210およびポロニウム210の寄与が大きいことが分かったためです。

質問 11

Part1 直後の混乱を振り返る

雨水を受ける排水口の放射線量についての質問

埼玉県在住の方からいただいたご質問

関連キーワード　ホットスポット　除染・測定　放射線量・空間線量　保育園・学校・校庭・プール

　埼玉県さいたま市、蕨(わらび)、川口市近辺在住です。雨樋(あまどい)排水口やたまり水近辺は放射線量が強く近づかないようにと聞きます。自宅の車庫脇に屋根雨水用雨樋があり雨の日には大量の水が車庫脇より道路に流れていますが、車や自転車を停めています。また、いつも過ごす二階居間のベランダの隅にも屋根の雨水を受ける排水口があり、やはり雨水が集まって出てきます。車庫前には流れてきた雨水を取り込む側溝口もあり、いつも枡(ます)にたまり水があります。何点も気になることばかりですが、宅地も狭く生活するには〔これらすべてを〕避けて行動する〔こと〕などできません。

　今まで気になる部分は水で流すなどまめに掃除してきましたが、〔それ以外は〕とくに気をつけることなく掃除も〔普通に〕してました。最近とても心配になってきました。今まで、また、今後も健康に影響が出ないか心配です。どの程度の線量なのかも分からず不安です。

回答　掲載日：2011年6月28日

　セシウムは水に溶けやすいため、水の流れに沿って環境中を移動し、最終的に土壌やアスファルトに固着します。排水口や側溝の放射線量が高いのはそのためです。被ばくをできるだけ少なくするという原則に従えば、こういった場所には、できるだけ近づかないのがよろしいかと思います。

　しかし、そのような場所が身近にある場合、おっしゃるようにすべてを避け

て暮らしていくのは困難です。すでになさっているように、乾く前に水で流すなどの掃除は、一定の効果があると思います。

ただし、その場合は、長袖、長ズボンの作業衣を身につけ、マスクや手袋をして放射性物質が身体に付着しないように注意するとともに、作業をできるだけ短時間で終了させることが大切です。また、発生したゴミの処理にも注意を払う必要がありますので、地元自治体にご相談の上行ってください。

実際の被ばく線量ですが、埼玉県のウェブサイトによれば、さいたま市における1時間あたりの線量は大体 0.05~0.06 μSv で、事故前の水準とほとんど変わっていません。排水口や側溝などの近くでは、これより高い値になると思いますが、少し離れるだけでも線量はかなり減ります。また、家の中では建材が放射線を遮る(さえぎ)ため、線量は屋外の半分以下になります。そういった水が溜(た)まりやすい場所に、あえて長時間留まることはないでしょうから、普通に生活していてもとくに問題はないと思います。気になるようでしたら、自治体等に相談し、可能であれば一度実測してみることをお勧めします。

[付記]

さいたま市では、雨樋の下などの雨水の溜まりやすい箇所において、局所的に周辺より高い放射線量が確認されていることから、市立のすべての学校、幼稚園、保育園、公園、遊水池などを対象に、空間放射線量の測定が実施されています[*1]。また、局所的に高い放射線量が確認された箇所については低減措置が実施されました[*2]。

[*1] さいたま市「さいたま市独自の放射線等の測定結果を公表します」
http://www.city.saitama.jp/www/contents/1308537511720/index.html
[*2] さいたま市「周辺より高い放射線量が確認された箇所の低減措置の結果を公表します」
http://www.city.saitama.jp/www/contents/1322475974430/index.html

質問 12※

Part1 直後の混乱を振り返る

福島第一原発から約60km地点に居住しています。屋内退避圏内より高い放射線量が観測されていて心配です

〔質問者の記載なし〕

関連キーワード　避難・移住　政府・自治体・専門家・メディア　外部被ばく　リスク・リスク比較

　福島第一原発から約60km地点に居住しています。屋内退避圏内より高い放射線量が観測されていて心配です。現在大気放射線量〔空間線量率〕は約3 μSv/h、もしこのままの値が1年続き1日中外で生活すると1日で68 μSv、1年で24,820 μSv（25 mSv）となり、外部被ばくだけで女性の業務従事者の上限5 mSv/3M〔3ヶ月で5 mSv〕を超えてしまう可能性が高いのではと思っています。呼気などからの内部被ばくと、これから多少減るであろう大気放射線量〔大気中に存在する放射性物質〕からの外部被ばくの累積が、業務従事者の基準値を超えても、妊娠可能な女性や小児への影響は無視できる程度で、ゆえに屋内退避の必要性等はまったくないと考えられますでしょうか。

回答　掲載日：2011年4月1日

　原発から60km地点にお住まいということで、さぞご心配でしょう。しかしながら、正確な知見のもと、冷静に判断していらっしゃるようにお見受けいたしました。
　もし今の状況が1年間継続すれば、おっしゃるような線量となります。そう

ならないように、原子炉からの放射性物質の漏出が 1 日も早く収束するよう関係者一同が対応中です。

30 km 以遠では、屋内退避が指示されておりませんので、普通の生活をしてよいわけですが、「余分な放射線は浴びない方がよい」との立場からは、必要な外出以外、無用な外出は控えた方がよいでしょう。また、業務従事者の基準を超えたり、規制値を超えたりした水・飲食物を多少摂取した場合でも、健康面からの安全に対するマージンを十分にみてこれらの基準が決められていますので、現在のレベルが今後 1 年間続いたとしても、健康への影響は無視できます。

むしろ、子供たちが家に閉じこもりストレス過剰になる問題もありますから、適度な外での遊びや散歩などは今までどおり継続されてもよいと思います。なお、今後詳細な調査結果により、避難区域、屋内退避エリアが変更される可能性もありますから、政府、自治体が発表する正確な情報の入手に努められると良いでしょう[*1]。

［付記］

事故直後の、情報が錯綜し混乱していた中でいただいたご質問でした（回答掲載は 2011 年 4 月 1 日）。約 60 km 地点にお住まいということなので、懸念しておられたような線量に達することは結果的にはなかったと考えられますが、回答時点では、私たち専門家にも入手できる情報は限られていました。

放射性汚染の全体像を把握することは難しく、まして将来的な展開を予測することはほとんど不可能でした。そのような状況で、基本的には政府の判断を追認する回答となりました。

回答の中に「現在のレベルが今後 1 年間続いたとしても、健康への影響は無視できます」というフレーズがあります。数十ミリシーベルトの被ばくに対し

---

*1 日本疫学会理事会「福島原子力災害での放射線被ばくによる健康影響について」（2011 年 3 月 25 日）
　http://jeaweb.jp/news/pdf/20110325seimei.pdf
　日本産婦人科学会「水道水について心配しておられる妊娠・授乳中女性へのご案内」（2011 年 3 月 24 日）
　http://www.jsog.or.jp/news/pdf/announce_20110324.pdf

ては、発がんも含めて影響があるという明白な科学的証拠が得られていません。リスクがゼロではないとしても検出できないほど小さいという意図を込めて、このように回答しました。

その後、年間の被ばくが 20 mSv を超えるおそれのある地域は避難の対象となったため（計画的避難区域）、この結論に違和感を覚える方が多いのではないかと思います。ただ、ご質問が寄せられたのは、緊急事態の最中で、とるものもとりあえず避難すべきかどうかが問われていた時でした。避難には大きな犠牲が伴います。その犠牲を考えた時、少なくとも一刻を争うほど「急を要する」状況ではない、事態の進展を見ながら今後の行動を考えるだけの余裕があると判断したのです。

しかし、そう言いながらも、ご質問者の置かれた状況をどこまで理解できていたかと考えると、胸が痛みます。高濃度汚染地域への配慮をもって、もう少し丁寧な回答がなされるべきだったと思います。

質問 13

回答の内容が「安全です」ということを中心にしていると思います。リスクもあるはず

〔質問者の記載なし〕

関連キーワード　リスク・リスク比較　健康影響　低線量被ばく　暮らしの放射線Q&A

　回答の内容が安全です、ということを中心にしていると思います。でも、すべてのことにおいてリスクがあるはずです。リスクがあるけどリターン〔メリット、便益〕があるからリスクを冒す（例：予防接種）というのが本当ではありませんか。今回の放射能の件については、一部の乳児を除いてリスクが全く見えてきません。しかし、以前の環境と異なる状態であることは 30 km 圏内と言わず明らかなわけです。必ずリスクがあるはずです。そうしたリスクと、現在の生活を維持するリターンを天秤にかけることなしに、私たち一般の人間が専門家のおっしゃる判断に納得するということはあり得ません。もし、リスクが分からないのであれば、もしくはそういった調査結果は出ていないのであれば分からないということを正確に言うべきではありませんか。全くリスクがないというのであれば、そのデータ（サンプル数も正確に）を示すべきではありませんか。健康に問題はありません、ということの根拠を明確にお知らせください。科学は分かりませんが、データサンプル数から評価することくらいなら一般の人でもできると思います。

回答　掲載日：2011年4月8日

　回答は複数の者が手分けして行っています。それぞれ専門分野があり、得意

な分野も不得意な分野もあります。回答者の基本的立場は、測定値や測定値による推測値が数十ミリシーベルト（mSv）程度なら、健康影響はありませんというものです（☞「100 mSv の意味について」54 頁）。

現在は、リターンのないリスクばかりの状況であり、非常に理不尽な事態にあると思います。非常に理不尽な状況です。そのようなときに、せめていくらかでも安心していただけるよう、できる限り測定値を利用し、推測値も交えて、数十 mSv で収まりそうなら、「安心してください」「健康に影響はありません」と書いています。当然ですが、数十 mSv を超えることが予想されるようなら、「安心してください」「健康に影響はありません」と書くことはありません。

上記の測定値による評価とは、その場所の線量率（マイクロシーベルト／時間）× 24（時間／日）× 365（日）（これは今のままの線量率が続いたら、1 年間でどれくらいの外部被ばくを受けるかが出てきます）を計算して、これが数十 mSv（少なくとも 50 mSv 以下）なら、上記のようなコメントを出しています。内部被ばくについても、

汚染されたものの放射能濃度（ベクレル／キログラム）
× 1 日の食品摂取量（キログラム／日）× 365（日）

この計算で 1 年間に身体に入ってくる放射性核種の全量が出ます。さらに、その値に実効線量係数（☞ 344 頁）を掛けると、身体に入った放射性核種の量（これはベクレル単位）から線量（シーベルト単位）に換算できます。実効線量係数（成人、経口摂取）は、ヨウ素 131 の場合、2.2 × 0.00001 mSv/Bq、セシウム 137 の場合、1.3 × 0.00001 mSv/Bq を用います。

上の式は自分でも確かめられると思いますので、ご自分が食する個々の食品について計算してみてください。

放射線を受けることによりがんになるリスクの増加割合は 60 年以上にわたる調査・研究の結果により正確に分かっております。学術的には今回検出されたデータでは、日本人のがん死亡率を有意に増加させるような懸念はないと回答しました[1]。

日本は非戦闘員に原子爆弾を投下された悲惨な歴史を抱えています。このこ

とを直接的なきっかけとして、放射線や環境中の放射性物質がもたらす健康影響について長年にわたって研究が続けられてきました。また、チェルノブイリ原発事故後の研究データもあります。これらの研究の結果、そこに暮らす人々の健康への影響については多くの調査データがあり、その研究結果はしっかりとまとめられています。放射線が健康にどの程度の影響を及ぼすのか、日本だからこそ提供できる正確なデータが残されているのです。

　私たちは、原爆の被害に遭われた方々の尊い命から得られた貴重な科学的なデータを無駄にしないためにも、まず正しい情報を得ていただきたいと思っています。

［付記］

　上記の回答は、福島第一原発事故が起きてから1ヶ月も経たない時期に掲載されたものです（2011年4月8日）。当時は予断を許さない状況が続く中で情報が錯綜し、社会全体が落ち着きを失っていました。その段階で私たちが心がけたのは、それぞれのご質問の内容が「急を要する」ものではないかどうかを見極め、できるだけ早く回答をお返しすることでした。

　概算で線量を推定し、その結果が数十ミリシーベルトを超えないならば、そ

---

*1 ［付記］具体的な値としては、100 mSv というかなり高い線量の放射線被ばくが加わった場合、がんによる死亡率が約 0.5 ポイント増加すると言われています。被ばくがなくても日本人の約 30 %が、がんで死亡するとした場合、それが 30.5 %になるということです。
放射線医学総合研究所「放射線被ばくに関する Q&A」
http://www.nirs.go.jp/information/qa/qa.php

　この計算における 30 % という数値は、日本人の死因の約 30 %が、がんであるという事実に依拠しています。しかし厳密には、日本人が、がんで死亡する確率は 30 % よりも小さくなります。現在の日本の人口構成は高齢者の割合が大きく、「がんが死因に占める割合」と「がんで死亡する確率」（生涯がん死亡リスク）が一致しないからです。

　国立がん研究センターによれば、日本人の生涯がん死亡リスクは、男性が 26 %、女性が 16 % です。つまり、男性の 4 人に 1 人、女性の 6 人に 1 人が、がんで死亡する計算になります。また、一生の間にがんに罹る確率（生涯がん罹患リスク）は、男性が 54 %、女性が 41 % となっています。詳細については、下記のサイトをご覧ください。
国立がん研究センター がん対策情報センター、がん情報サービス「最新がん統計」
http://ganjoho.jp/public/statistics/pub/statistics01.html

れほど心配する必要はないというメッセージを発しました。

　数十ミリシーベルトを判断基準にするのは、乱暴だと映るかもしれません。確かに、100ミリシーベルト以下の被ばくについて、がんの増加を示す明白な証拠はないとしても、リスクがゼロだということにはなりません。しかし、先が見通せない切迫した状況においては、いきなり万全を求めるよりも、科学的知見として確立された影響を回避しつつ、最低限の生活基盤を確保することが重要だと考えました。

　また、当時は放射線の測定データが限られていたために、細かい被ばく推定ができませんでした。そのような場合、過大評価になることを承知の上で、極端な仮定を置いて線量を計算することが多くなります（最も線量率が高い場所に24時間ずっと居続ける、など）。それでもなお、推定値が数十ミリシーベルトを超えないならば、実際の被ばくはもっと低いだろうという思いもありました。

　数十ミリシーベルト程度の被ばくに全くリスクがないと申し上げるつもりはありません。繰り返しになりますが、科学的には、数十ミリシーベルト程度の被ばくの影響ははっきりしないというだけで、影響がないことを断定できないからです。一方で、仮に影響（放射線による発がん率の増加）があったとしても検出できないほど小さいことは分かっています（本書冒頭の「100 mSvの意味について」54頁をご参照ください）。このような科学的理解の現状において、影響があるかないかを論じても意味はなく、そのリスク、つまり放射線被ばくによって将来的にがんになるかもしれない可能性を、大きいと見るか小さいと見るかが、現実の問題として重要になります。

　事故前であれば、自然放射線や医療被ばくを除いて、一般の方々が数ミリシーベルト以上の被ばくを受けることはあり得ませんでした。しかし、事故が起きたことで状況は一変しました。とくに汚染レベルの高い地域に住んでおられた方は、避難・移住しなければ従前よりも高い被ばくを受ける一方、避難・移住が長期化すれば社会的にも経済的にも大きな打撃を受ける、というきわめて困難な状況に追い込まれました。否応なしに「（放射線被ばくの）リスクと、現在の生活を維持するリターンを天秤にかける」ことを迫られたのです。

もっとも、この回答が掲載された当時、判断するための情報が圧倒的に不足し

ていました。政府内部では測定データが集積されつつあったと思いますが、系統的に公表される段には及んでおらず、私たち専門家でも断片的な情報しか得ることができませんでした。まして、一般の方にとっては事態がどの程度深刻なのかを把握することは難しく、天秤にかけようがないというのが現実だったかもしれません。

　そのような状況ではありましたが、前提となるリスクの大きさが変化したのは事実であり、その結果、リターンとの釣り合いも変わることになったはずです。ご質問の中で例としてあげておられる予防接種で説明すれば、例えば、それまでにはなかった強毒性インフルエンザが出現した場合、副作用について十分な確認ができなくても、緊急措置として新たなワクチンが実用に供される可能性があります。同じように、通常は容認できない事柄でも、生活基盤が脅かされた状況においては多少目をつぶらざるを得ないことがあるかもしれません。

　事故時の放射線被ばくについても、同じことが言えるのではないかと思います。緊急時には、平時には出現しない様々な問題が同時並行で起きます。そのときに放射線の被ばくだけに注意を向けてしまうと、他の事柄（食糧や住まいの確保、感染症の防止、就労・就学の保障など）に関する対策がおろそかになり、トータルのリスクが大きくなってしまいます。そう考えると、放射線被ばくも含めて、それぞれの事柄について最低限の水準を確保しつつ、事態の改善とともに平時の状態に近づける努力が必要になります。

　事故直後の3月から4月の時点では、起きてしまった現実の中で「急を要する」状況を切り分け、一人ひとりが冷静に対処することが大切でした。今振り返ってみると、多少丁寧さを欠いた回答もあったとは思いますが、当時は緊急事態への善処を念頭に置いた対応であったことをご理解いただければ幸いです。

Part2 子供を抱えて

質問 14

東京近郊において、子供へ甲状腺や白血病の検査を受けさせた方がいいでしょうか

神奈川県在住の方からいただいたご質問

関連キーワード　子供・乳幼児　雨・風・砂・放射性プルーム　確定的影響・確率的影響　自然放射線・人工放射線

　3月の原発爆発後、関東に放射能〔放射性物質〕が飛来しました。その後も雨でかなりの量が落ちました。ヨウ素・セシウムによる影響しかあげられていませんが、他の核種の影響を含め、本当に影響がないレベルなのでしょうか。別の方の質問〔への回答〕で、健康に問題はありませんということがほとんどですが、ある回答には今後起こりうるのはがんですと書かれている回答も見ます。みな、がんを心配しているのだと思います。たばこや他の原因も発がんリスクがあることはもちろん分かっておりますが、そのこととは比べず、今回の事故により食べ物の規制もかかっていることも含め、東京近郊では、3月の呼吸による内部被ばくなどを考えても、あまり気にするレベルではないけれども、少しリスクが上がったと思っていいのでしょうか？　子供の影響も考え、どのように理解したらよいでしょうか。

　また、定期的に東京近郊でも甲状腺の検査、白血病の血液検査をとくに子供は受けた方がよいと思われるでしょうか？

回答

掲載日：2011年9月4日

　放射線の健康影響は線量の大小で考える必要があります。放射性ヨウ素と放

射性セシウムが取り上げられる理由は、これらの核種の線量への寄与がとくに大きいからです。今回の事故で放出された放射性物質は、ヨウ素とセシウムだけではありません。例えば、東京都立産業技術研究センターが東京都世田谷区深沢において測定した結果[*1]では、ヨウ素131、ヨウ素132、ヨウ素133、セシウム134、セシウム136、セシウム137、テルル129、テルル129m、テルル131m、テルル132、モリブデン99、テクネチウム99mが検出されています。これらはすべて福島事故に由来する放射性核種です。

　それでは、ヨウ素とセシウムは、被ばく線量にどの程度の寄与をしているのでしょうか。上記のように東京都が、世田谷区で事故直後から空気中の塵に含まれる放射性物質の測定を続けています。それぞれの核種の吸入摂取（空気中の放射性物質を吸い込むこと）による内部被ばくへの寄与割合が報告されています。それによると、ガンマ線を放出する核種からの線量（実効線量）は24マイクロシーベルト（0.024ミリシーベルト）です。寄与割合はヨウ素131が30.4％、セシウム134が18.9％、セシウム137が35.3％であり、この3つの核種で全体の85％を占めています。ヨウ素については、この他にガス状のものの寄与が数倍あるため、それを加えると、線量のほとんどが3核種によるものです。放射能濃度が高かった3月15日については、ベータ線のみを放出するストロンチウム89とストロンチウム90からの線量も推定されています。しかし、両方合わせてもわずかに0.006マイクロシーベルトであり、線量への寄与はほとんどないことが分かります。以上は吸入摂取に対する見積もりですが、経口摂取（汚染した飲料水や食品を介して放射性物質を体内に取り込むこと）による内部被ばく、外部被ばくについても、この3つの核種の寄与がほとんどです。

　3核種の中で、ヨウ素131は半減期が8日と短いため、すでに減衰してなくなっています。したがって現在では、セシウム134とセシウム137を中心に、測定が続けられています。

　ヨウ素とセシウムが注目されるのはこのような理由によりますが、健康影響

[*1] 東京都立産業技術研究センター（東京都産業労働局）「東京電力福島第一原子力発電所事故に係る大気浮遊塵中放射性物質調査報告」（2011年12月26日; 2012年1月25日訂正）
http://www.metro.tokyo.jp/INET/CHOUSA/2011/12/60lcq100.htm

の可能性を考える上で重要なのは、どの核種から被ばくしているかではなく、被ばく線量がどれくらいになるかです。そこで以下では、外部被ばくと内部被ばくによる線量を大まかに推定してみます。神奈川県にご在住とのことですが、東京近郊でも比較的汚染レベルの高い千葉県北西部を例にとって試算します。

外部被ばくについては、「東葛6市の空間放射線量測定結果」*2 に、2011年6月の測定結果が示されています。それによると、地表面から1mの線量率に関して、最高値として我孫子市で0.60マイクロシーベルト／時という値が報告されています。仮にこの場所にずっと滞在したとすれば、1年間の被ばく量は

$$0.60 \times 24 \times 365 = 5256\ \mu Sv \fallingdotseq 5.3\mathrm{mSv}$$

と計算されます。しかし実際の生活において一箇所にとどまっていることはあり得ず、また建物の中では放射線が遮られることによって線量は半分以下になります。したがって、これらの地域で暮らしている方の外部被ばくによる線量は、高く見積もっても年間2〜3ミリシーベルト程度と考えられます。

内部被ばくのうち吸入摂取については、千葉市の日本分析センターが測定した大気浮遊塵中の放射性物質濃度*3 が参考になります。このデータを基に内部被ばく線量を計算すると、0.19ミリシーベルトという値が得られます*4。東葛6市の空間放射線量測定と同時期に分析センターで測定された空間放射線量率のデータから、事故由来の線量率を求めると、1時間あたり大体0.1マイクロシーベルトとなります。これと我孫子市の線量率の比から、千葉県北西部には千葉市の6倍（＝0.60÷0.1）の放射性物質が飛来したとすれば、この地域で

---

*2 柏市「東葛6市の空間放射線量（第1回）の測定結果」（2011年6月14日〜16日）
http://www.city.kashiwa.lg.jp/soshiki/080500/p008575.html
柏市「東葛6市の空間放射線量（第2回）の測定結果」（2011年6月27日〜29日）
http://www.city.kashiwa.lg.jp/soshiki/080500/p008735.html
*3 日本分析センター「大気浮遊粉じん、降下物、水道水（2011年3月〜2013年3月）過去の測定結果一覧」
http://www.jcac.or.jp/taiki_kouka_back_list.html
*4 計算にあたっては質問1「3歳児、首都圏で3月15日の被ばくはどの程度でしょうか」（72頁）と同じ仮定を置いて、ガス状ヨウ素の寄与も含めています。

の吸入摂取による内部被ばく線量は

$$0.19 \times 6 = 1.14 \text{ mSv}$$

と計算されます。ただし、事故後ずっと屋外にいたという極端な仮定の下で計算した線量ですので、実際にはこれよりもずっと低い値になるはずです。また、子供の場合は年齢にもよりますが、大人の2倍弱の値になります。

　経口摂取による内部被ばくについては、過大な見積もりではあるものの、厚生労働省の委員会が年間100マイクロシーベルト（0.1ミリシーベルト）程度と推定しています*5。

　以上を総合すると、今回の事故による千葉県北西部での被ばくは、高く見積もっても年間3~4ミリシーベルト程度です。線量が高い場所では除染が行われているため、実際の被ばくはこれよりも低いと思われ、また、放射能の減衰を考えると、2年目以降はさらに低くなります。

　このようにして計算された線量が大きいのか小さいのか、判断がつきにくいと思いますが、自然放射線による被ばくの世界平均値が1年あたり2.4ミリシーベルトですから、それと同じくらいか少し大きい程度と考えればよいのではないでしょうか。つまり、自然界から元々受けていた被ばくに、それを若干上回る程度の量が上乗せされることになります。

　自然放射線による被ばくには地域差があり、世界平均値の2倍よりもさらに高い場所がいくつか知られています。そのような地域に暮らす人を対象とした疫学調査において、がんの増加は認められていないことから、被ばくが年間3~4ミリシーベルト程度増えたとしても、がんが目に見えて増えるとは考えられません。

　結論として、今回の事故による東京近郊での被ばく線量はそれほど大きいものではありません。もちろん、余計な被ばくを減らす努力は必要ですが、少なくとも健康影響を心配するレベルではなく、医学的検査も必要ありません。

---

*5 厚生労働省薬事・食品衛生審議会食品衛生分科会放射性物質対策部会「実際の被ばく線量の推計について」（2011年10月31日）
http://www.mhlw.go.jp/stf/shingi/2r9852000001tsmk-att/2r9852000001tt3v.pdf

質問 15

ヨウ素と幼児の
甲状腺がんの発症率について

東京都在住 / 30代 / その他職業 / 女性の方からいただいたご質問

関連キーワード　子供・乳幼児　チェルノブイリ　甲状腺・甲状腺がん　母乳・粉ミルク・牛乳・水道水

　放射性ヨウ素と甲状腺がん発症率の関係〔についての議論〕は報道でたくさんありますが、チェルノブイリ事故では、事故後甲状腺異常の発症が約10年後をピークに増加しているグラフを見ました（子供）。一方で放射性ヨウ素の半減期は8日と短いので一過的なものであれば大丈夫といった趣旨の報道も聞きます。分からないことはその期間、時期のずれです。チェルノブイリ事故では放射性ヨウ素が長期間摂取され続ける状況にあったのでしょうか？　それとも一時期でも高い放射性ヨウ素の取り込みがあり、それががんの原因となっているということでしょうか？　後者だとすると具体的にどの程度の量から問題になるのでしょうか？　私は都内在住ですが、放射性ヨウ素が原因で都内の水道水に幼児の摂取制限がかかった当時、1歳になったばかりの子が1日500ミリリットルから1リットル弱水道水でミルクを飲んでいました（制限後はペットボトル）。その後下痢が続き（1ヶ月以上。普段はひどく便秘がち）、4、5月は熱ばかり出していました（風邪が治って1週間もたたずまた発熱の繰り返し）。たまたま体調不良が重なったのかもしれませんが、上述の件についてデータがあればお教えください。

回答　掲載日：2011年12月2日

　まず、チェルノブイリの状況についてご説明します。

Part2 子供を抱えて

　チェルノブイリ事故における子供たちの甲状腺被ばくは、ほとんどがヨウ素131で汚染された牛乳を飲んだことによるものです。ご指摘のように、ヨウ素131の半減期は8日なので、長期にわたって摂取され続けるということはあり得ません。実際に被ばくしたのは事故から数週間だけです。しかし、放射線による発がんには数年以上の潜伏期間があるため、甲状腺がんが増え始めたのは、約5年経ってからでした。牧草の放射性ヨウ素濃度と牛乳の摂取量により、甲状腺の線量には地域差・個人差がありましたが、平均約50ミリシーベルトの地域でも、甲状腺がんの増加が見られたという報告があります。
　次に、お子さんの被ばくについて考えてみたいと思います。
　東京都水道局が都内の水道水の測定結果を公表しております。これを基に被ばく線量を計算してみます。
　放射能濃度が最も高かった浄水場は金町浄水場で、2011年3月22日に、1キログラム（kg）あたり210ベクレル（Bq）のヨウ素131が検出されています（放射性セシウムは不検出でした）。これは、3月21日から22日にかけて、江戸川水系を放射性雲が通過したときに雨が降ったことで、放射性ヨウ素のレベルが一時的に上がったものです。それ以前には、近隣の浄水場も含めて高い値は検出されていません。東京都は3月23日にこの測定結果を発表し、その中で乳児による水道水の摂取を控えるよう要請しました。
　このような経緯から判断して、お子さんが放射性ヨウ素で汚染された水道水を摂取した期間は、最大でも2日間程度と考えられます。1日1リットルの水を摂取したとすれば、水1リットルは1キログラムに相当するので、お子さんが体内に取り込んだ放射性ヨウ素の量は次のように計算されます。

$$210 \text{ Bq/kg} \times 1 \text{ kg/day} \times 2 \text{ day} = 420 \text{ Bq}$$

　ベクレルで表された放射能の値から内部被ばくの線量を計算するための係数が、国際放射線防護委員会（ICRP）によって与えられています。それによると、1歳児がヨウ素131を1ベクレル経口摂取した場合、甲状腺の線量は0.0036ミリシーベルトになります。したがって、お子さんの甲状腺の線量は

$$420 \text{ Bq} \times 0.0036 \text{ mSv/Bq} \fallingdotseq 1.5 \text{ mSv}$$

となります。

　この線量は、チェルノブイリ事故や過去の疫学調査において、甲状腺がんの増加が確認されている最低線量の数十分の一です。リスクがゼロだとは言えませんが、現実にこのレベルの甲状腺被ばくを受けた子供たちの間で、甲状腺がんが増えたという証拠はありません。

　体内に入ったヨウ素は甲状腺に取り込まれるため、他の臓器・組織が受ける被ばくはわずかです。お子さんの下痢と発熱を心配しておられますが、放射線によってそれらの症状が出るのは致死量ないしそれに近い被ばくをした場合だけです。ヨウ素以外の放射性核種による被ばくがあったことを考慮しても、そのような高い線量を受けたはずはなく、したがって放射線の影響ではありません。

質問 16

胎児の被ばくについて

千葉県在住 / 30代 / 会社員 / 女性の方からいただいたご質問

関連キーワード　妊娠・出産・胎児　医療被ばく　雨・風・砂・放射性プルーム　内部被ばく(預託実効線量、WBC)

　去年〔2010年〕7月、腸閉塞のため妊娠7ヶ月で入院しました。状態や経過を見るため腹部のレントゲンを十数回撮影されました。去年10月、元気な男の子が産まれ、現在1歳になるところですが、今回の原発事故で少なくとも飛散している放射能〔放射性物質〕を吸っていると思いますが、累積〔の被ばく量〕は大丈夫でしょうか？　もう外には出さない方が良いですか？　実家が我孫子市です。

回答　掲載日：2011年11月17日

　ご質問には二つの事項が含まれています。一つは、妊娠中に受けたレントゲンによるお腹の赤ちゃんの被ばく、もう一つは、福島第一原発事故で放出された放射性物質を吸い込んだことによる被ばくです。以下、それぞれの線量を評価してみます。

　最初に、妊娠中のレントゲンによる被ばくです。腹部のX線撮影による胎児の被ばく線量は、撮影方向その他の条件によって大きく変わります。検査の詳細が不明なので、様々な方向からの平均値として文献[*1]に示されている値（2.6 mSv）を使用すると、仮に15回の照射を受けたとすれば、胎児の線量は

$$2.6 \times 15 = 39 \text{ mSv}$$

[*1] Osei EK and Faulkner K, Fetal Doses from Radiological Examinations. British Journal of Radiology 72(860): 773-780, 1999.
http://bjr.birjournals.org/content/72/860/773.full.pdf+html

と計算されます。

　妊婦がレントゲン撮影を繰り返し受けるというのは普通ではなく、この線量は無視できるほど小さな被ばくと片付けられるレベルではありません。しかし、だからこそ余程の状況であったのだろうと推察され、母子ともに命を落とす可能性すらある切迫した状況の中で、医師はそれだけの検査が必要だと判断したのだと思います。

　次に、乳児が事故直後に飛散した放射性物質を吸い込んだことで、内部被ばく線量がどの程度増えたのか、計算してみます。千葉市にある日本分析センターでは、大気浮遊塵中の放射性物質濃度を継続して測定しています*2。それによると、3月14日から6月13日までの最初の2ヶ月間の放射能濃度（Bq/m³）の合計は、ヨウ素131が150 Bq/m³、セシウム134が15 Bq/m³、セシウム137が18 Bq/m³となります。大気浮遊塵に含まれていないガス状のヨウ素については、米国の技術報告書*3を参考に、粒子状ヨウ素の約2.5倍存在すると仮定し、そのうち3分の1が元素状ヨウ素（125 Bq/m³）、3分の2が有機ヨウ素（250 Bq/m³）とします。これらの数値に、ベクレルからシーベルトへの換算係数*4と、乳児の1日あたりの呼吸量である2.86 m³ *5を掛けると、被ばく線量はヨウ素131から0.19 mSv、セシウム134から0.0030 mSv、セシウム137から0.0058 mSvとなり、合計0.20 mSvと計算されます。

　これは千葉市の場合ですが、我孫子市ではどうでしょうか。東葛6市（松戸市、野田市、柏市、流山市、我孫子市、鎌ケ谷市）の2011年6月時点での空

---

*2　日本分析センター「放射の測定結果について」（2011年3月14日〜6月17日、降下物1平方キロメートルあたりの放射性核種の量）
　　http://www.jcac.or.jp/lib/senryo_lib/taiki_kouka_back.pdf

*3　Defense Threat Reduction Agency, Radiation Dose Assessments for Shore-Based Individuals in Operation Tomodachi, September 2012.
　　http://www.dtic.mil/cgi-bin/GetTRDoc?AD=ADA565169

*4　ICRP, Age-dependent Doses to the Members of the Public from Intake of Radionuclides: Part 5 Compilation of Ingestion and Inhalation Coefficients, ICRP Publication 72. Annals of the ICRP 26(1), 1995.

*5　ICRP, Age-dependent Doses to Members of the Public from Intake of Radionuclides: Part 4 Inhalation Dose Coefficients, ICRP Publication 71. Annals of the ICRP 25(3-4), 1995.

間放射線量測定*6 では、地表面から 1 m の線量率に関して、最高値として我孫子市で 0.6 マイクロシーベルト／時という値が報告されています。同時期に日本分析センターで測定された線量率のデータから、事故由来の線量率を求めると、大体 0.1 マイクロシーベルト／時となります。これと我孫子市の線量率の比から、千葉県北西部には千葉市の 6 倍（＝ 0.60 ÷ 0.1）の放射性物質が飛来したと仮定すれば、この地域における乳児の吸入摂取による内部被ばく線量は、0.20 × 6 ＝ 1.2 mSv と計算されます。これは、事故後 3 ヶ月間にわたって、ずっと屋外にいたと仮定した場合の線量で、その他の計算条件も全体的に過大評価になるように設定しています。したがって、実際の被ばく線量はこれよりももっと低かったと考えられます。

　以上の計算から、福島第一原発事故で放出された放射性物質を吸い込んだことによる被ばくは比較的小さく、それよりも妊娠中のレントゲンによって受けた被ばくの方が大きいことが分かります。

　胎児に関しては、10 mSv 程度の被ばくでも、出生後にがんが増えることを示唆するデータが存在します。しかし、これは決定的な証拠というわけではなく、数十ミリシーベルトの被ばくによる影響については、専門家の間で必ずしも一致した見解が得られていません（本書巻頭の「100 mSv の意味について」54 頁をご参照ください）。仮にがんの増加があったとしても、推定される増分は、大規模な疫学調査でも検出できないほどわずかです。また、妊娠中にレントゲンを受けたことで、お子さんが病弱になったり、追加の被ばくに対して敏感になったりするわけではありません。

　事故から数ヶ月が経ち、福島第一原子力発電所から新たな放射性物質の大量放出は確認されておりませんので、目下の主な被ばく要因は、事故の後、早い時期に、主に雨により地表面に降下した放射性セシウムによるものです。［付記——この状況は本書刊行時（2013 年 6 月）でも同じです。］地表に沈着したセシウムは、土壌に固着します。強風などでその土壌粒子が舞い上がらない限り、

---

*6 柏市「東葛地域の空間放射線量の測定結果について」(2011 年 6 月 17 日)
http://www.city.nagareyama.chiba.jp/dbps_data/_material_/_files/000/000/009/510/toukatsu01.pdf

そうしたセシウムが大気中に浮遊するということはありません。つまり、「飛散した放射能〔放射性物質〕を吸う」ことほとんどなくなっています。たとえ稀(まれ)に飛散があってそれを吸い込んだとしても、その量は微々たるものですので、内部被ばくを少なくするために外出を控える意味はありません。

　建材が放射線を遮(さえぎ)るため、屋内にいた方が外部被ばくを少なくすることはできます。しかし、お子さんの成長を考えた場合、戸外で思い切り運動することはとても大切です。外出を控えるのではなく、砂を口に入れたりしないようにすることや、帰宅後にしっかりと手洗いをすること等を意識しながら、通常通り生活されるのがよいと思います。

質問 17

母乳検査をすべきでしょうか

北海道在住 / 20代 / 専業主婦 / 女性の方からいただいたご質問

関連キーワード　母乳・粉ミルク・牛乳・水道水　内部被ばく（預託実効線量、WBC）　暫定規制値・新基準値／マーケットバスケット・陰膳調査　自然放射線・人工放射線

　〔2011年〕5月頃、関東の実家に帰省した際、新茶を飲んでいました（5日程度）。今になって新茶のほとんどからセシウムが検出されていることを知りました。売っているものとはいえ、すべてを検査しているわけではないだろうし、暫定規制値を超えている可能性もあるのではと思います。
　今11ヶ月になる娘がいますが、完母〔完全母乳〕で育ててきました。きっと私の母乳にはセシウムがでているのではと毎日不安でいっぱいです。今からでも、母乳検査をするべきなのでしょうか。
　どれくらいの数値のものを口に入れると〔放射性物質が〕母乳に移行するのかいまいち分からず気持ばかりが落ち込んでしまっています。
　娘はどれくらい被ばくしている可能性があるでしょうか。また、セシウムは半減期が長いですが、今母乳からでていた場合、次の子供を出産した時にも母乳にはセシウムが残っているのでしょうか。

回答　掲載日：2011年11月10日

　多くのお母さん、お父さんが同様のご心配をされていることと思います。どう考えたらよいでしょうか。以下の3点を順にご説明します。
　①放射性物質は、体内に取り込まれるとどうなるか。
　②母体の放射性物質は、母乳にどれだけの量が移行するか。乳児は母乳からどれだけの量の放射性物質を摂取することになるか。
　③母乳を実際に測定したデータではどうなっているか。

①放射性物質は、体内に取り込まれるとどうなるか。

　放射性物質を含んだ食品や水を口にすれば、多い少ないは別にして、ある分量の放射性物質が体内に取り込まれます。生物の身体は物質が絶え間なく交替する場所であり、生物には取り込んだものを排泄する代謝機能が備わっています。放射性物質が体内にとどまる間どのような動きをとるか、その結果、どれだけ内部被ばくするか、それが問題になります。いま問題になっている福島第一原発事故に由来する放射性セシウム134、放射性セシウム137は、放射性壊変によって放射能量が半分になるまでの時間（☞「物理学的半減期」348頁）はそれぞれ2年、30年です。これらの年数が経過してようやく最初の量の半分になるわけですから、この数字だけ見ると不安をお感じになるかもしれません。しかし、すでにご説明したように、飲食などを通じて体内に取り込まれた放射性物質は、一定の期間をおいて体外に排出されます。放射性セシウムの場合、体内に残留する量は数ヶ月で半分になります（☞「生物学的半減期」345頁）。

　今回の事故で放射性ヨウ素131も放出されましたが、半減期が8日と短いため、事故から8ヶ月を経過した現時点ですでに存在しません。（ただし、すでに存在しないということは、事故直後、放射性ヨウ素131による〔外部被ばく・内部被ばく双方による〕初期被ばくがなかった、ということではありません。現在、放射性ヨウ素131によって、どの程度の初期被ばくがあったか、実測値と推計値による調査検討がなされているところです〔☞「質問48」232頁〕。）

②母体の放射性物質は、母乳にどれだけの量が移行するか。乳児は母乳からどれだけの量の放射性物質を摂取することになるか。

　事故後早いうちに、厚生労働省によって、流通する食品や水の暫定規制値が決められました［付記──2012年4月、この基準はさらに厳しい新基準値に変更になりました］。飲料水や食品の管理がなされていることは、内部被ばくを十分低く抑えるために、きちんと機能していると評価できます。

　2011年5月当時、関東のご実家に帰省され、5日間新茶を飲んだ、というお話です。ここでは、検査をすり抜けているものもあるかもしれないという前提に立ち、仮に茶葉に暫定規制値の2倍の放射性物質が含まれていたとして、以

下、乳児が母乳から受ける被ばく線量を計算してみます。

まず、茶葉1kgあたりに含まれる放射性物質の量は、暫定規制値の2倍を仮定して、放射性ヨウ素131が4,000 Bq、放射性セシウム134が500 Bq、放射性セシウム137が500 Bqとします（野菜類の暫定規制値を適用）。次に、1日5杯のお茶を飲む場合、1日あたりの茶葉摂取量は0.01 kg（10 g）です。飲用部分に抽出される割合は、ヨウ素が100 %、セシウムが60 %[1]とします。この場合、5日間に母親が茶葉から摂取した放射性物質の量は、ヨウ素131が200 Bq（4000 Bq/kg × 0.01 kg × 1）、セシウム134とセシウム137がそれぞれ15 Bq（500 Bq/kg × 0.01 kg × 0.6）と計算されます。

続いて、授乳期の母親が口にする放射性物質のうち母乳に移行する割合は、ヨウ素で33 %、セシウムで12 %とされていますので[2]、乳児が5日間に母乳から摂取した放射性物質の量は、放射性ヨウ素131が66 Bq（200 Bq × 0.33）、放射性セシウム134と放射性セシウム137がそれぞれ1.8 Bq（15 Bq × 0.12）となります。

乳児が1 Bqの放射性物質を口にした場合の被ばく線量を計算するための換算係数は、ヨウ素131が0.00018 mSv、セシウム134が0.000026 mSv、セシウム137が0.000021 mSvです。これらの換算係数を、乳児が母乳から摂取した放射性物質の量に乗じることで、ヨウ素131からの被ばく線量は0.012 mSv、セシウム134からの被ばく線量は0.000047 mSv、セシウム137から0.000038 mSv、合計0.012 mSvと計算されます。

以上の計算は茶葉から受ける被ばく線量だけを考えていますが、厚生労働省では、2011年8月31日までの食品中に含まれる放射性物質の測定データを用いて、年齢階層ごとに流通食品由来の被ばく線量を推計しており、中央値濃度の食品を継続して摂取していた場合、乳児（母乳摂取のみ）では年間0.041 mSvの被ばくになることが示されています[3]。不要な被ばくはないに越したことは

---

[1] 農林水産省「お茶の放射性セシウムの実態に関する調査結果について」（2011年6月）
http://www.maff.go.jp/j/kanbo/joho/saigai/pdf/ocha02.pdf
[2] ICRP, Doses to Infants from Ingestion of Radionuclides in Mothers' Milk, ICRP Publication 95. Annals of the ICRP 34(3–4), 2004.

ありませんが、自然放射性物質（放射性カリウム 40 など）の摂取による線量は年間 0.4 mSv 程度であり、自然放射性物質のポロニウム 210 の摂取による線量は、国内でも都市別の平均線量として 0.2~0.8 mSv 程度のばらつきがあるため*4、こうした変動幅と比べても、福島第一原発事故後の食品からの追加の被ばく線量は大きなものではないと考えられます。

③母乳を実際に測定したデータではどうなっているか。

　母乳に含まれる放射性物質を実際に測定したデータを二つご紹介します。一つは 2011 年 4 月下旬に、福島、茨城、千葉、埼玉、東京の 23 人を対象に実施されたものです。二つ目は、2011 年 5 月中旬から 6 月上旬に、宮城、山形、福島、茨城、栃木、群馬、千葉、高知の 108 人を対象に実施されたものです。いずれもインターネットで結果が示されています*5。

　4 月下旬の調査で母乳から放射性物質が検出されたのは、福島県（いわき市）、茨城県（常陸大宮、水戸、下妻、笠間の各市）、千葉（千葉市）で、埼玉県と東京都では不検出でした。また、検出された場合であっても、ヨウ素 131 が 1 kg あたり 2~8 Bq、セシウム 137 が 1 kg あたり 2 Bq と微量であり、食品中の暫定規制値と比較しても十分に低い値であることが分かります。5 月上旬から 6 月上旬の調査では、ヨウ素は全員が不検出となっています。またセシウムについても、108 人中 101 人が不検出で、検出された福島県内在住の 7 人についても、母乳 1 kg あたり 2~7 Bq と、検出下限値をわずかに上回る値（ぎりぎり検出される程度の低いレベル）であることが分かります。

＊3　厚生労働省薬事・食品衛生審議会食品衛生分科会放射性物質対策部会「実際の被ばく線量の推計について」（2011 年 10 月 31 日）
　　http://www.mhlw.go.jp/stf/shingi/2r9852000001tsmk-att/2r9852000001tt3v.pdf
＊4　Sugiyama H, et al., Internal Exposure to 210Po and 40K from Ingestion of Cooked Daily Foodstuffs for Adults in Japanese Cities. Journal of Toxicological Science 34(4): 417–425, 2009.
　　https://www.jstage.jst.go.jp/article/jts/34/4/34_4_417/_pdf
＊5　厚生労働省「母乳中放射性物質濃度等に関する調査について」
　　http://www.mhlw.go.jp/stf/houdou/2r9852000001azxj-img/2r9852000001b01o.pdf
　　国立保健医療科学院「母乳中放射性物質濃度等に関する調査について」（2011 年 6 月 7 日）
　　http://www.niph.go.jp/soshiki/seikatsu/bonyuu_results.pdf

Part2 子供を抱えて

質問 18

乳児の被ばくについて
心配しています

東京都在住 / 30代 / 専業主婦 / 女性の方からいただいたご質問

関連キーワード　子供・乳幼児　母乳・粉ミルク・牛乳・水道水　雨・風・砂・放射性プルーム

　〔2011年〕3月15日高い数値が出ていることを知らず放射能が来ると知っていたのに外出してしまった。足立区のHPで0.6とか出ていた。一番高い数値が出ていてマスクをしていても意味の無かったその時間に外出し、その後半年母乳を与え続けてしまった。今2歳になるが目の下のクマがまだ取れない。母親がガス状になったヨウ素を大量に肺に被ばくし、その母親の母乳を飲み続けたわが子の内部被ばくは、それを考えると死にたくなるくらい申し訳ないし、安易に出かけてしまった自分のことを許せない。その後も水騒動などで0歳と3歳を連れて雨の日に買い物に連れて行ってしまった。放射能の真実を知ったのは5月。測定器を急いで購入したら家の中は0.2〜3あった。除染をしたら0.1まで下がった。室内も高い中で生活をさせ、ご飯は母親の母乳しかない、この子は無事に大きくなってくれるのか、考えるだけで涙が出ます。あの当時柏でも母乳から高い数値のヨウ素が出ていた。うちもホットスポットです。わが子はどのくらいの影響があったのか、毎日母乳だけの栄養でそれが汚染されていたのならもうどうにもならないのではないでしょうか。

回答　掲載日：2013年2月8日

　東京都にお住まいということですので、東京都が世田谷区で事故後に測定した大気中の放射能濃度データ[*1]を用いて質問にお答えします。結論から先に言えば、乳児に放射線による健康影響が出ることはないと考えられます。

まず、大気中の放射能濃度からお母さんが呼吸で取り込んだ放射性物質の量を推定し、それが母乳に移行する割合を用いて、乳児の母乳による被ばく線量を推計します。2011年3月15日に外出した時間帯を、大気浮遊塵(じん)中の放射性物質の測定データの中で濃度が最も高く検出された午前9時から12時までとします。測定データでは12種類の放射性物質が検出されていますが、健康影響を考える上で指標となる吸入摂取による実効線量への寄与率で見ると、高い方から、セシウム137（35.3 %）、ヨウ素131（30.4 %）、セシウム134（18.9 %）であり、これら3種類の放射性物質で全体の約85 %を占めますので[*1]、ここではこの3種類に着目します。ヨウ素の計算では、大気浮遊塵の測定では検出できないガス状のヨウ素も考慮しています（計算方法の詳細については質問1「3歳児、首都圏で3月15日の被ばくはどの程度でしょうか」72頁をご覧ください）。

表1：2011年3月15日午前9時から12時までの都内における
ヨウ素131、セシウム134、セシウム137の大気浮遊塵中の放射能濃度

放射性物質	大気中濃度 (Bq/m^3)		
	9時~10時	10時~11時	11時~12時
ヨウ素131	67	240	83
セシウム134	12	64	24
セシウム137	11	60	23

　大人の呼吸率は軽い運動時には1時間あたり1.5 m^3 ですので[*2]、上記3時間では、ヨウ素131が590 Bq、セシウム134が150 Bq、セシウム137が140 Bq取り込まれたと考えます。ガス状ヨウ素では、元素状が490 Bq、有機化合物が980 Bqとなります。

[*1] 東京都立産業技術研究センター（東京都産業労働局）「東京電力福島第一原子力発電所事故に係る大気浮遊塵中放射性物質調査報告書」(2011年12月26日; 2012年1月25日訂正) http://www.metro.tokyo.jp/INET/CHOUSA/2011/12/DATA/60lcq100.pdf
[*2] ICRP, Doses to Infants from Ingestion of Radionuclides in Mothers' Milk, ICRP Publication 95. Annals of the ICRP 34(3-4), 2004.

授乳期の母親が呼吸によって取り込む放射性物質のうち母乳に移行する割合は、粒子状ヨウ素で11％、ガス状ヨウ素（元素状）で30％、ガス状ヨウ素（有機化合物）で24％、セシウムで4.3％とされています[*2]。したがって、母乳に移行したヨウ素とセシウムの量（Bq）は次のようになります。

ヨウ素131：590 × 0.11 + 490 × 0.30 + 980 × 0.24 ≒ 450 Bq
セシウム134：150 × 0.043 ≒ 6.5 Bq
セシウム137：140 × 0.043 ≒ 6.1 Bq

乳児の場合、吸入した放射性物質の放射能（Bq）から実効線量（Sv）を計算するための実効線量係数（☞344頁）は、ヨウ素131で0.18 μSv/Bq、セシウム134で0.028 μSv/Bq、セシウム137で0.021 μSv/Bqです。したがって、線量は次のようになります。

ヨウ素131：450 Bq × 0.18 μSv/Bq ＝ 81 μSv
セシウム134：6.5 Bq × 0.028 μSv/Bq ＝ 0.18 μSv
セシウム137：6.1 Bq × 0.021 μSv/Bq ＝ 0.13 μSv

これらの線量を合計すると約81 μSvとなります。ここでは体内で母乳に移行したすべてのヨウ素とセシウムを乳児が飲むことを仮定していますので、実際には乳児の線量はこれよりも小さくなると考えられます。

以上の計算は3月15日午前の吸入摂取だけを考えていますが、これとは別に、食品に含まれる放射性物質を経口摂取することによって生じる内部被ばくもあります。厚生労働省では、2011年8月31日までの流通食品中に含まれる放射性物質の測定データを用いて、年齢階層ごとに内部被ばく線量を推計しており、平均的な濃度の食品を継続して摂取していた場合、乳児（母乳摂取のみ）では年間41 μSv程度になると計算されています[*3]。

不要な被ばくはないに越したことはありませんが、例えば、自然放射性物質

[*3] 厚生労働省薬事・食品衛生審議会食品衛生分科会放射性物質対策部会「実際の被ばく線量の推計について」（2011年10月31日）
http://www.mhlw.go.jp/stf/shingi/2r9852000001tsmk-att/2r9852000001tt3v.pdf

の一つであるポロニウム 210 の経口摂取による内部被ばく線量は、国内でも都市別の平均線量として 200~800 μSv 程度のばらつきがあります*4。この変動幅と比べても今回計算された被ばく線量は大きなものではありません。

　雨の日の外出や室内での被ばくについても心配しておられますが、他の質問への回答にもありますように、東京で普通に生活していたとしても、それほど高い線量ではなかったと推定されます（☞質問 1「3 歳児、首都圏で 3 月 15 日の被ばくはどの程度でしょうか」72 頁、質問 4「外出時に雨に濡れた子供の健康影響が心配です」83 頁）。お子さんの健康影響については、ご心配に及びません。

＊4 Sugiyama H, et al., Internal Exposure to 210Po and 40K from Ingestion of Cooked Daily Foodstuffs for Adults in Japanese Cities. Journal of Toxicological Science 34(4): 417–425, 2009. https://www.jstage.jst.go.jp/article/jts/34/4/34_4_417/_pdf

質問 19

Part2 子供を抱えて

屋外プールについて

埼玉県在住の方からいただいたご質問

関連キーワード　保育園・学校・校庭・プール　自然放射線・人工放射線　外部被ばく　暫定規制値・新基準値／マーケットバスケット・陰膳調査

　さいたま市在住の15歳の子が水泳部に入り、県立高校の一般的な屋外プールを利用します。現在、さいたま市は空間放射線量も水道も問題がないことは理解しています。しかし、雨が降るとセシウムが、1時間あたり降下物の年間被ばく量換算で0.05マイクロシーベルトあります。今後、梅雨時を経て屋外プールでは濃度が高くなるばかりではないかと心配です。また、体育の授業での利用と異なり4月末にプール開きをして5月~9月末まで連日2時間~4時間泳ぐことになります。本人に気をつけさせるべきことや学校に依頼すべきことを教えていただけないでしょうか。

回答　掲載日：2011年4月28日

　屋外プールのような環境について、どう考えたらよいか、具体的に計算しながら考えてみましょう。

　まず、私たちの身の周りには普段から自然放射線が存在しています。埼玉県さいたま市では、自然放射線の範囲は、1時間あたり0.031~0.060マイクロシーベルト（μSv/h）でした[*1]。これに対して、事故の影響が最も強く現れたのは2011年3月15日10時から11時で、1時間あたり1.222 μSvに達しました。その後は減少し、4月下旬には過去の平常時の範囲まで下がっています。雨が降ると

[*1] 文部科学省「環境放射能水準調査結果（都道府県別）［2011年3月14日~3月15日］」
http://radioactivity.nsr.go.jp/ja/contents/1000/689/24/1307002_0314_15.pdf

自然放射線のレベルも上昇しますので、ご質問にある空間線量率（0.05 μSv/h）については、自然放射線からの寄与が大きいと考えられます。

次に、屋外プールでの被ばくを考える上では、1平方メートルあたりどの程度の放射性物質が降ってきたのかを知る必要があります。それが「定時降下物」です。埼玉県さいたま市における定時降下物は、2011年3月から4月の2ヶ月間で、ヨウ素131が24,120ベクレル／平方メートル（Bq/m²）、セシウム134が6,160 Bq/m²、セシウム137が6,060 Bq/m²でした[*2]。

ここでは、この測定値を用いて、プール水の放射能濃度をおおまかに推定してみましょう。一般的な25 mプール（横幅12 m、深さ1.2 m）を仮定すると、プールの表面積は300平方メートル（m²）（25 m × 12 m）となります。定時降下物は1 m²あたりの降下量でしたから、プールの表面積を掛ければ、プールに降下した放射性物質の量が求まります。

さらに、プールの容積360立方メートル（m³）で割って、プール水の放射能濃度（Bq/m³）を計算します。結果を表にしてみましょう。プール水の放射能濃度は、ヨウ素131が20,100 Bq/m³、セシウム134が5,133 Bq/m³、セシウム137が5,050 Bq/m³となります。

表1：プール水の放射能濃度

放射性物質	定時降下物データ (Bq/m²)	放射能濃度 (Bq/m³)
ヨウ素131	24,120	24,120 Bq/m² × 300 m² ÷ 360 m³ = 20,100 Bq/m³
セシウム134	6,160	6,160 Bq/m² × 300 m² ÷ 360 m³ = 5,133 Bq/m³
セシウム137	6,060	6,060 Bq/m² × 300 m² ÷ 360 m³ = 5,050 Bq/m³

この結果を用いて、屋外プールにおける外部被ばくと内部被ばくがどの程度であったか考えてみましょう。まず外部被ばくです。米国環境保護庁（EPA）の報告書[*3]で示された換算係数を用いて、プールに含まれる放射性物質から放出される放射線による水中での外部被ばく線量を計算すると、1時間あたり

[*2] 文部科学省「環境放射能水準調査結果（月間降下物）（2011年3月、4月分）」
　　http://radioactivity.nsr.go.jp/ja/contents/3000/2411/24/1060_03_gekkan_2.pdf
　　http://radioactivity.nsr.go.jp/ja/contents/3000/2412/24/1060_04_gekkan.pdf

0.0071 μSv/h となります。内訳は、ヨウ素131が0.0029 μSv/h、セシウム134が0.0030 μSv/h、セシウム137が0.0011 μSv/h です。

埼玉県さいたま市では、平常時の自然放射線レベルが0.031~0.060 μSv/h ですので、この程度の汚染であれば、水中のセシウムからの放射線に対しても、プールの外から来る放射線に対しても、水が遮蔽体としてはたらくので、むしろ水中の方が外部被ばく線量は低くなると考えられます。

内部被ばくについては、$1\ m^3$ の水の重さをほぼ1,000 kgとすれば、プール水の放射能濃度はヨウ素131が20 Bq/kg、セシウム134とセシウム137が5 Bq/kg程度となり、飲食物摂取制限値に比べて1/15から1/40程度の小さな値であることが分かります。したがって、仮に水泳中に水を飲んだとしても内部被ばく線量はわずかであり、健康影響が心配されるレベルにはなりません。

[付記]

飲料水の摂取制限値（暫定規制値）は、2012年4月より核種（放射性物質の種類）によらず10 Bq/kgに引き下げられました。上記試算結果は、この新しい規格基準値と比較しても超えることはありません。なお、放射性ヨウ素は、制限値を2倍程度超過するように見えますが、上にご説明したように半減期8日による減衰を考慮していないためです。実際は、基準値より小さな値となります。

---

*3 Eckerman KF and Ryman JC, External Exposure to Radionuclides in Air, Water, and Soil, Federal Guidance Report No. 12, EPA-402-R-93-081, September 1993.
http://ordose.ornl.gov/documents/fgr12.pdf

質問 20※

学校の校庭での
怪我が心配です

東京都在住の方からいただいたご質問

関連キーワード 保育園・学校・校庭・プール 子供・乳幼児 内部被ばく（預託実効線量、WBC） 自然放射線・人工放射線

　都内在住です。学校の校庭での怪我が心配です。先月、新学期が始まって間もなく、体育の授業で転倒し膝を擦りむき、授業中だったためそのままで我慢してしまい、帰宅した時にあわてて洗い流しましたが砂が傷に入って取れない状態になっていました。こんな状況でなければ、痛かったね、といって手当をすれば済む怪我でしたが、まだ2年生ですし、吸入と比べても体への影響がとても大きいのではと不安です。

回答　掲載日：2011年5月25日

　お子さんが怪我をされたのは先月（2011年4月）とのこと。ご参考までに東京都内の測定値を使って、どのくらいの被ばくになるかを推定してみます。

　東京都内に放射性物質が降下した量は、2011年3月15日から16日と21日から23日がとくに多くなっています（原子炉建屋の水素爆発とベント〔＝原子炉の弁を開いて内部の気体を原子炉外に放出すること〕の結果です）。東京都内でも場所によって降下量は異なります。文部科学省が出している値からすると*1、3月18日以降に降下した核種（原子核の種類）で、2011年4月初めの

---

*1 文部科学省〔当時〕「放射線モニタリング情報」
　http://radioactivity.nsr.go.jp/ja/
　このウェブサイトは現在、原子力規制委員会のウェブサイトに移行しています。

時点で問題となるのはヨウ素131です（セシウムなど他の核種もありますが、4月初め頃に存在していた量はヨウ素が圧倒的に多かったため、ヨウ素以外の核種を計算に含めても結果はほとんど変わりません）。

ヨウ素131は8日間で半分の量になります（半減期〔☞「物理学的半減期」348頁〕と呼びます）。このことを考慮して、4月初めの量に換算しますと、土壌表面のヨウ素131の濃度は約4万ベクレル／平方メートル（Bq/m²）となります。

他方で、一般的な土壌密度は1.6グラム／立方センチメートル（g/cm³）程度です。土壌のごく表面（1ミリメートル〔mm〕の厚さ）にヨウ素が付着していると考えると、1キログラム（kg）あたりの土壌の放射能は、以上の数値を使ってこのように計算できます。

$$4 \times 10^4 \text{ Bq/m}^2 \div 0.001 \text{ m} \div 1.6 \times 10^3 \text{ kg/m}^3 = 25{,}000 \text{ Bq/kg}$$

そこで、傷口についた土壌の量が1gと仮定します。この土壌に含まれるヨウ素131がすべて体内に取り込まれるとしたら（実際にはそのようなことはあり得ませんが、大きめの数値が出る計算をしておきます）、ヨウ素131の摂取量は25 Bqとなります。

この値を用いて線量を計算してみましょう。10歳児の静脈注射に対する実効線量係数（☞344頁）は10^{-5} mSv/Bqです[*2]ので、その値を掛けます。

$$25 \text{ Bq} \times 10^{-5} \text{ mSv/Bq} = 0.00025 \text{ mSv}$$

3月15日から16日にかけて高くなったときの放射性物質の降下量は、残念ながら示されていないようです。しかし、空間線量率の推移から判断して[*3]、21日から22日に降下した量の10から20倍だったと仮定しても、線量は0.01 mSv

---

[*2] CD-ROM版 ICRP Database of Dose Coefficients: Workers and Members of the Public (version one, 1999)、またはICRP Publication 72の27頁、Cs-137の1 yearを参照。
http://www.icrp.org/page.asp?id=145

[*3] 文部科学省「都道府県別環境放射能水準調査結果（平成23年03月）」
http://radioactivity.nsr.go.jp/ja/list/224/list-201103.html

よりも低くなります。

　これらのことより、傷口から体内に取り込まれた放射性物質による被ばくは非常に少ないと考えられます。

　私たちの身の回りにはウラン、トリウム、放射性カリウムなど、天然の放射性物質があります。これらは地球ができたときからあらゆる場所に存在していて、生物はそのような環境で生まれ、進化してきました。また、こうした物質は私たちの体内にもあります。

　たとえ福島第一原発事故が起こらなかったとしても、私たちは食べ物から毎年平均で約 0.3 mSv（日本人に関する最新の集計では 0.98 ミリシーベルトとなっています〔☞ 108 頁脚注 * 2〕）の内部被ばくをしています。食べ物からの内部被ばくは食習慣によって変わりますが、先ほど計算した線量はそのような変動の範囲に収まります。無駄な被ばくをしないに越したことはありませんが、現実にそれほど小さな線量なので、お問い合わせの状況で放射線の影響を心配する必要はありません。

質問 21

原乳を処理する過程で
セシウムの濃度が
高くなることはありえますか

宮城県在住 / 30代 / その他職業 / 女性の方からいただいたご質問

関連キーワード　母乳・粉ミルク・牛乳・水道水　放射性セシウム　子供・乳幼児　内部被ばく（預託実効線量、WBC）

　子供が保育所で飲んでいる牛乳について不安があります。その牛乳は県内の乳業メーカーのもので、あるクーラーステーションを経由してメーカーの工場に出荷されているそうです。県が発表するクーラーステーションでの検査結果をずっと見てきたのですが、これまでセシウムは不検出か数ベクレル検出されている程度でした。ところが、同じメーカーの牛乳を給食で使用している自治体が検査した結果を見たところ、セシウムは2桁（20～30ベクレル毎キログラム）検出されており、少なからずショックを受けました。

　なぜ、牛乳で原乳よりも高い値が検出されているのでしょうか。製造過程でセシウム濃度が濃くなることはありえますか。それとも、メーカーで検査の後に他の原乳と混ぜているのでしょうか。牛乳は他の食品に比べて大量に摂取するので、実際の値が分からないことがとても不安。

回答　掲載日：2012年1月26日

　酪農家で搾られた原乳は、タンクローリーで回収されたあと、同じ地域の酪農家の原乳と合わせてクーラーステーションに集められます。集められた原乳は乳業工場に輸送されたあと、加熱殺菌などの処理を経て牛乳・乳製品となり、

消費者へ提供されるのが一般的です。

　ここでは、牛乳で原乳よりも高いセシウム濃度が検出される理由について、考えられる要因を挙げてみたいと思います。

　まず、加熱殺菌処理における濃縮です。加熱の際に原乳中のセシウムはそのまま残りますが水分が蒸発することで、原乳に含まれるセシウムの量が相対的に大きくなり、セシウム濃度が高くなることが現象としては考えられます。

　しかし、最近では加熱殺菌処理で用いられる方法の9割以上が、120~150 ℃の熱に1~3秒程度さらすだけの超高温瞬間殺菌と呼ばれる方法のようです[1]。水の沸点である100 ℃（1気圧で）を超えているため、原乳中の水分は蒸発しますが、瞬間的に高温にさらされるのみで水分蒸発量はわずかであり、この処理だけで牛乳のセシウム濃度が大きく上昇するとは考えにくいところです。

　次に、処理工程の際のセシウム混入です。換気扇などの外気を取り込む設備によって、放射性セシウムが室内に取り込まれることは可能性としてあり得ます。しかし、最近〔2012年1月〕では空気中の放射性物質はほとんど検出されていないので、このような形で牛乳のセシウム濃度が大きく上昇するとは考えられません。

　そこで、現実的に考えられる理由としては、上記のような処理過程でセシウムが濃縮されたのではなく、クーラーステーション内に、もともとある程度の放射性セシウムが存在していたという可能性です。

　お住まいの宮城県が発表している測定データ[2]を見ますと、ご質問にあるように、ほとんどのクーラーステーションで不検出あるいは数 Bq/kg 程度ですが、稀に 20 Bq/kg を上回る放射性セシウムが検出されています。したがって、ご質問中の「自治体が検査した結果」は、特定のクーラーステーション由来の牛乳に関する測定値だったのではないかという可能性が考えられます。

　いずれにせよ、放射線による健康影響を考える上で大事なことは、線量がど

---

[1] 一般社団法人日本乳業協会「牛乳の殺菌方法」
　http://www.nyukyou.jp/dairy/milk/milk07.html
[2] 宮城県「宮城県内の農林水産物の放射能測定結果」
　http://www.pref.miyagi.jp/syokushin/nuclear/results/result_2011.pdf

の程度になるかです。ここでは、仮に牛乳に 20 Bq/kg の放射性セシウムが含まれていたとして、内部被ばく線量を計算してみましょう。

セシウム 134 とセシウム 137 が同程度含まれているとすれば、牛乳中のセシウム濃度はそれぞれ 10 Bq/kg となります。1 日あたり 1 キログラム（1 リットル）の牛乳を 1 年間飲み続けたと仮定した場合、内部被ばく線量は以下のように計算できます（最後に掛け合わせている数字は実効線量係数〔☞ 344 頁〕です）。

$$10 \text{ Bq/kg} \times 1 \text{ kg/d} \times 365 \text{ d} \times (0.019 \text{ μSv/Bq} + 0.013 \text{ μSv/Bq}) = 117 \text{ μSv}$$

2011 年 8 月 31 日までの食品の実測データを用いて、1 年間の食品摂取による内部被ばく線量を推計した結果によれば、就学前児童の場合、多くても 151 μSv と見積もられています（6 歳以下に対する確率論的な線量推計の 90 パーセンタイル値）[*3]。これは牛乳以外の食品も含めた結果ですので、「20 Bq/kg の牛乳を 1 年間飲み続ける」という上記の仮定は極端であり[*4]、実際に受ける線量は多く見積もっても数十 μSv 程度と考えられます。

不要な被ばくはないに越したことはありませんが、自然放射性物質（放射性カリウム 40 など）の摂取による線量は年間 400 μSv 程度あり、自然放射性物質のポロニウム 210 の摂取による線量は、国内でも都市別の平均線量として 200〜800 μSv 程度のばらつきがあります[*5]。こうした変動幅と比べても、放射性セシウムがごく微量含まれる牛乳を飲むことによる追加の被ばく線量は大きなものではないと考えられます。

[*3] 厚生労働省薬事・食品衛生審議会食品衛生分科会放射性物質対策部会「実際の被ばく線量の推計について」(2011 年 10 月 31 日)
http://www.mhlw.go.jp/stf/shingi/2r9852000001tsmk-att/2r9852000001tt3v.pdf

[*4] 回答掲載日以降に、日本乳業協会が牛乳中の放射性物質の検査結果を公表しています。それによれば、すべての製品でセシウムは不検出（10 Bq/kg 以下）であり、実際の濃度はこれより低かったことが確認されています。
一般社団法人日本乳業協会「牛乳の放射性物質検査結果について」
http://www.nyukyou.jp/topics/20120229.html

[*4] Sugiyama H, et al., Internal Exposure to 210Po and 40K from Ingestion of Cooked Daily Foodstuffs for Adults in Japanese Cities. Journal of Toxicological Science 34(4): 417-425, 2009.
https://www.jstage.jst.go.jp/article/jts/34/4/34_4_417/_pdf

質問 22

0歳児がいます。薪ストーブの灰による被ばくをどのように考えたらよいでしょうか

長野県在住 / 30代 / 専業主婦 / 女性の方からいただいたご質問

関連キーワード　焼却灰（濃縮）　線量換算係数（線量係数）　内部被ばく（預託実効線量、WBC）　子供・乳幼児

　長野県在住で、薪ストーブが主暖房です。0歳でハイハイの子供がいます。薪ストーブの灰は、放射性物質が150倍程度濃縮されると聞き、検査に出しました。

Cs-137　49.5 Bq/kg

Cs-134　24.6 Bq/kg

　との結果でした（シンチレーション式での検査〔放射線による発光現象を利用した放射線の計測手法の一つ〕、とのことです）。この結果をどう受け取っていいか判断しかねています。

　薪ストーブは1日20回程度開け閉めして薪をくべ、その度に灰が舞います。また、週1回ほど、灰をバケツにうつして捨てる作業があります。掃除機に溜まった埃を捨てる時にも、灰が再浮遊していると思います。0歳児が舞った灰を吸うことによる被ばく、床に落ちた灰が口に入ることによる被ばくをどのように考えたらよいでしょうか。

回答　掲載日：2012年1月23日

　「灰を吸うことによる被ばく」と「灰を食べることによる被ばく」のそれぞれについて、被ばく線量をおおまかに計算してみます。

まず、「灰を吸うこと」です。薪をくべる際に舞い上がった灰がしばらく部屋の中を漂っていた可能性があります。

一般的にダストが舞い上がりやすいような環境では、大気1立方メートル（m^3）あたり0.0005~0.001 gのダストが存在します[*1]。ここでは、薪ストーブの灰が0.001 g/m^3のダスト濃度で存在していたと仮定しましょう。

呼吸によって体内に取り込まれた放射性物質の量を計算するため、乳児（0歳児）の呼吸率を1日あたり2.86 m^3とします[*2]。灰に含まれる放射性物質の量（灰の放射能濃度）は、ご質問にある数値を使います。1グラムあたりに換算すれば、セシウム134が0.0246ベクレル／グラム（Bq/g）、セシウム137が0.0495 Bq/gです。

この数値を被ばく線量に換算するには、「実効線量係数」（☞344頁）を使います。乳児が1 Bqの放射性物質を吸い込んだ場合、実効線量係数は、セシウム134で0.070 μSv、セシウム137が0.11 μSvです。これらの係数を、乳児が摂取した放射性物質の量に掛けることで、以下のように内部被ばく線量（☞「預託実効線量」351頁）が計算できます。

セシウム134：
　0.0246 Bq/g × 0.001 g/m^3 × 2.86 m^3 × 0.070 μSv/Bq = 0.0000049 μSv
セシウム137：
　0.0495 Bq/g × 0.001 g/m^3 × 2.86 m^3 × 0.11 μSv/Bq = 0.000016 μSv

以上の計算より、薪ストーブから舞い上がった灰を吸うことによる内部被ばく線量は、セシウム134とセシウム137を合わせて、1日あたり0.000021 μSvとなります。

次に、「灰を食べること」です。ここでは、灰をバケツに移して捨てる作業（週1回）ごとに、1 gの灰を誤って口にしたと仮定します。乳児が1 Bqの放射

[*1] IAEA, Derivation of Activity Concentration Values for Exclusion, Exemption and Clearance, IAEA Safety Reports Series No. 44, 2005.
[*2] ICRP, Age-dependent Doses to Members of the Public from Intake of Radionuclides: Part 4 Inhalation Dose Coefficients, ICRP Publication 71. Annals of the ICRP 25(3–4), 1995.

性物質を口にした場合の実効線量係数は、セシウム 134 が 0.026 μSv、セシウム 137 が 0.021 μSv です。これらの係数を、乳児が摂取した放射性物質の量に乗じることで、以下のように内部被ばく線量が計算できます。

セシウム 134：0.0246 Bq/g × 1 g × 0.026 μSv/Bq = 0.00064 μSv

セシウム 137：0.0495 Bq/g × 1 g × 0.021 μSv/Bq = 0.0010 μSv

両者を合わせると、灰を口にしたことによる内部被ばく線量（経口摂取）は 1 回の作業あたり 0.0017 μSv となります。

以上の計算より、灰の舞い上がりが継続する環境で呼吸し、バケツに移して捨てる作業ごとに灰を誤って口にしたとしても、内部被ばく線量は多く見積もっても 1 年間で 0.1 μSv に達することはないと考えられます。灰を不用意に吸わないことや、誤って口に入れないことに注意する必要はありますが、体内に取り込まれた放射性物質による内部被ばくが問題となるレベルではありません。

質問 23

Part2 子供を抱えて

24時間換気の
マンションに住んでいます。
乳幼児の被ばくを心配しています

東京都在住 / 30代 / 専業主婦 / 女性の方からいただいたご質問

関連キーワード 　放射線量・空間線量　　線量換算係数（線量係数）　　内部被ばく（預託実効線量、WBC）　　子供・乳幼児

　換気と放射性物質については、いくつかご質問がありましたが、どうしても気になるので質問させてください。

　我が家の娘は3月の地震当時は〔生後〕6ヶ月だったため、いろいろと心配で、主人を残して子供と二人で5月まで西日本の実家に帰省していました。慌ててバタバタだったため、浴室やトイレの24時間換気もリビングの給気口もそのままになっていました。主人も東京に戻った私も気づかず、現在までずっとそのままです。こちらのホームページを見つけてつい最近換気のことに思いが至り、今不安でいっぱいです。もしかしたら、娘は無用な被ばくをしていたのかと思うとすごく気になって悩んでしまいます。東京都府中市で常時換気のマンション2階に住んでいた場合、放射線の影響は大きいものでしょうか。なお、秋くらいから毎日雑巾がけをしています。食べ物もなるべく東北・関東産は避けています。現在、家の屋内の線量は〔毎時〕0.05~0.06マイクロシーベルト、外は〔毎時〕0.08~0.09マイクロシーベルトくらい、外の雨どい付近は〔毎時〕0.12〔マイクロシーベルト〕前後です（機器の特性上10％ほどの誤差があるそうです）。なにとぞ、ご回答いただけますよう、よろしくお願いいたします。

回答　掲載日：2012年2月6日

　2011年5月まで西日本に帰省されていたということですが、ここでは、東京に居続けた場合の吸入摂取による内部被ばく線量を計算してみたいと思います。

　府中市でのピンポイントのデータはないため、東京都立産業技術研究センターが事故直後の3月13日以降、世田谷区で継続的に測定した大気浮遊塵中の放射性物質の濃度を使用することにします*1。文献に基づき*2、成人の1日あたりの呼吸量を22.2立方メートル（m^3）、乳児の呼吸量を2.86 m^{3}とした時の月別吸入摂取量を表1に示します。

表1：2011年3月から5月の成人と乳児の月別吸入摂取量（Bq）

放射性物質	3月 成人	3月 乳児	4月 成人	4月 乳児	5月 成人	5月 乳児
ヨウ素131	1,000	130	6.5	0.84	0.14	0.018
ヨウ素132	670	86	0.049	0.0063	不検出	不検出
ヨウ素133	68	8.8	不検出	不検出	不検出	不検出
セシウム134	230	30	3.4	0.44	0.83	0.11
セシウム136	33	4.3	0.042	0.0054	不検出	不検出
セシウム137	210	27	3.2	0.41	0.81	0.10
テルル129	160	21	不検出	不検出	0.089	0.011
テルル129m	190	24	不検出	不検出	不検出	不検出
テルル131m	24	3.1	不検出	不検出	不検出	不検出
テルル132	960	120	0.018	0.0023	不検出	不検出
モリブデン99	4.4	0.57	不検出	不検出	不検出	不検出
テクネチウム99m	10	1.3	不検出	不検出	0.0020	0.00026

*1 東京都立産業技術研究センター（東京都産業労働局）「東京電力福島第一原子力発電所事故に係る大気浮遊塵中放射性物質調査報告書」（2011年12月26日；2012年1月25日訂正）http://www.metro.tokyo.jp/INET/CHOUSA/2011/12/DATA/60lcq100.pdf

*2 ICRP, Age-dependent Doses to Members of the Public from Intake of Radionuclides: Part 4 Inhalation Dose Coefficients, ICRP Publication 71. Annals of the ICRP 25(3-4), 1995.

表2：2011年3月から5月の成人と乳児の吸入摂取による実効線量（μSv）

	3月	4月	5月
成人	67	0.44	0.055
乳児	66	0.37	0.027

　この吸入摂取量に実効線量係数（☞344頁）を掛けることで、内部被ばく線量を求めることができます。ヨウ素の評価では、大気浮遊塵の測定では検出できないガス状のヨウ素も考慮しています。表2に成人と乳児の月別の吸入摂取による実効線量を示します。事故後初期に与えられた線量が支配的であり、2011年3月末までに成人で67μSv、乳児で66μSvです。4月以降は大気中の放射能濃度が低下するか不検出となっているため、内部被ばく線量も1μSv以下まで減少しています。これらの線量は屋外にずっといたと仮定して計算された数値であり、実際には屋外よりも放射能濃度の低い屋内に滞在する時間の方が長いため、これよりも小さくなります。

　帰省中に換気扇を付けたままであったということですので、事故後初期の外気に含まれていた放射性物質が室内に多少入った可能性はありますが、多く見積もったとしても、上記の値を超えることはありません。

　また、食品を介した被ばくについては、2011年8月31日までの流通食品中に含まれる放射性物質の測定データを用いて、厚生労働省が年齢階層ごとに内部被ばく線量を推計しています[*3]。その報告では、平均的な濃度の食品を1年間継続して摂取した場合の線量として、全年齢で年間99μSv、乳児（母乳摂取のみ）では41μSvと推計されています。さらに、その後の各種調査においても、線量は低く抑えられていることが確認されており、東北・関東産の食品の放射性物質濃度が特別に高いという結果にはなっていません[*4]。

[*3] 厚生労働省薬事・食品衛生審議会食品衛生分科会放射性物質対策部会「実際の被ばく線量の推計について」（2011年10月31日）
　　http://www.mhlw.go.jp/stf/shingi/2r9852000001tsmk-att/2r9852000001tt3v.pdf
[*4] 日本生活協同組合連合会「放射線・放射能・食品中の放射性物質問題についてのQ&A」
　　http://jccu.coop/food-safety/qa/qa03_03.html#q15

不要な被ばくはないに越したことはありませんが、これらの被ばく線量は、自然放射線による年間被ばく線量の都道府県差（380 μSv）と比べても小さく、放射線による健康影響を心配するレベルではないと考えられます。線量が高いことが分かっている場所には必要のない限り近寄らないなど、被ばくを少なくする配慮はあってよいと思いますが、ごく普通に生活をしていて問題はありません。

質問 24

子供の保育園での
生活について心配しています

千葉県在住／30代／会社員／女性の方からいただいたご質問

関連キーワード　放射線量・空間線量　外部被ばく　子供・乳幼児　暫定規制値・新基準値／マーケットバスケット・陰膳調査

　〔千葉県〕印西市在住、保育園児（1歳）の親です。毎日元気に外遊びを中心に過ごしているようです。外遊びは園庭（0.2~0.3〔μSv/h〕）で砂遊び、近くの公園（0.3〔μSv/h〕）で芝生遊び、その他散歩です。
　私としては線量が比較的多いため心配でたまりませんが、保育園としては線量が高くはないとして子供の生活を変えたり除染の計画を立てることはないようです。給食は地元の野菜中心です。
　このような生活で子供に与える影響を心配しています。どの程度の影響を受けるのでしょうか。

回答　掲載日：2012年3月14日

　ご質問の状況でどの程度の被ばく線量になるか、計算してみます。
　仮に0.3マイクロシーベルト／時（μSv/h）の場所にずっと滞在したとすれば、1年間の被ばく量は

$$0.3 \times 24 \times 365 = 2,628 \ \mu Sv ≒ 2.6 \ mSv$$

と計算されます。しかし実際の生活において一箇所にとどまっていることはあり得ず、また建物の中では放射線が遮られることによって線量は半分以下になります。

したがって、現在お住まいの地域で普通に生活したとして、外部被ばくによる線量は、高く見積もっても年間1ミリシーベルト（mSv）程度と考えられます。

　また、食品による内部被ばくについては、過大な見積もりではあるものの、厚生労働省の委員会が年間0.1 mSv程度と推定しています*1。

　印西市でも農産物の検査が行われており*2、2012年1月27日現在、果物の一部からわずかに放射性物質が検出されていますが、いずれも（2012年3月まで実施され、4月から新基準値に置き換えられた）暫定規制値（☞「暫定規制値／新基準」343頁）以下であり、また、他の野菜は検出下限値以下です。［付記——暫定規制値は2012年3月まで実施され、4月から新基準値に置き換えられました。］したがって、実際には、経口摂取による内部被ばくはかなり低く抑えられていると考えられます。

　私たちは事故が起きる以前から、自然放射線により1年あたり2.1 mSvの被ばくをしています*3。自然放射線による被ばくには地域差があり、世界を見渡すと年間数ミリシーベルトから数十ミリシーベルトの被ばくをしている場所もありますが、そのような地域において、がんなどの病気が多いわけではありません。今回の事故によって余計な被ばくがもたらされたことは確かですが、これらの事実を考え合わせると、現在の生活を続けたとしてもお子さんの健康上の問題はないと、回答者は考えます。

---

*1 厚生労働省薬事・食品衛生審議会食品衛生分科会放射性物質対策部会「実際の被ばく線量の推計について」（2011年10月31日）
　http://www.mhlw.go.jp/stf/shingi/2r9852000001tsmk-att/2r9852000001tt3v.pdf
*2 印西市「市が実施した印西市産農産物の放射性物質検査結果」
　http://www.city.inzai.chiba.jp/www/contents/1322558714785/index.html
*3 原子力安全研究協会「新版生活環境放射線（国民線量の算定）」（2011年12月）

質問 25

染色体異常を持つ人は、放射線への感受性に違いがあるのでしょうか

東京都在住 / 30代 / 専業主婦 / 女性の方からいただいたご質問

関連キーワード　ホットスポット　確定的影響・確率的影響　健康影響　リスク・リスク比較

　私の娘は、染色体異常を持って生れてまいりました。現在6歳になります。そして、この春、事情により、東京のホットスポットと呼ばれる地域への引っ越しをする事になりました。

　ホットスポットと呼ばれる地域での生活に関する注意点、そして何より、元来、染色体異常を持つ娘への影響を知りたく、質問させていただきました。

　実は、娘を産んだことで私自身にも染色体に異常があることが分かっております。健常の方と染色体異常を持つ者とでは、放射線の感受性は変わるものでしょうか？

　お忙しいとは存じますが、お教えいただけると幸いです。

回答　掲載日：2012年6月11日

　ダウン症候群のように染色体数が過剰な患者さんの細胞は、正常細胞に比べて放射線に対する感受性が高いという報告があります[*1]。また、ダウン症候群の患者さんは、白血病になりやすいことが知られています。それではダウン症候群の子供が放射線を被ばくした場合、放射線によって白血病になるリスクが通常より高くなるかというと、その点は定かではありません。

　これまでの研究によって、特定の遺伝子、とくにDNA修復に関係する遺伝子

に異常があると、放射線発がんのリスクが高まることが分かっています。染色体が過剰な細胞では DNA 修復に問題があると考えられるため、そのような染色体異常を先天的に持っている場合には、放射線によってがんになりやすい可能性があります。しかし、実際にそのことを確認したデータはなく、明確な証拠は得られていないのです。

　関東の放射線量が比較的高い場所へ引っ越されるようですが、他の質問の回答（例えば、質問 14「東京近郊において、子供へ甲状腺や白血病の検査を受けさせた方がいいでしょうか」120 頁をご覧ください）にあるように、それらの場所で普通に生活したとしても、影響が懸念されるほどの高い被ばくを受けるわけではありません。仮に、染色体異常があることで多少感受性が高まるとしても、その結論は変わりません。無用な被ばくは避けるべきですが、何か特別なことをするのではなく、放射線も生活環境要因の一つと捉えて、規則正しい健康的な生活を送られることが大切だと思います。

＊1 Sasaki MS, et al., Chromosome Constitution and Its Bearing on the Chromosomal Radiosensitivity in Man. Mutattion Research 10(6): 617–633, 1970.
　先天的な染色体異常疾患の患者さんから採取した細胞と、健常者由来の細胞にそれぞれ放射線を当てて、DNA 切断の修復ミスによって生じる染色体異常の頻度を比べたものです。その結果、トリソミー（ダウン症候群のように染色体が 1 本過剰）の細胞では異常が高率に認められたのに対し、モノソミー（染色体が 1 本足りない）や相互転座、逆位を先天的にもつ細胞では、健常者由来の細胞と違いが認められませんでした。

質問 26

子供のCT検査について

広島県在住 / 40代 / 専業主婦 / 女性の方からいただいたご質問

関連キーワード　医療被ばく　実効線量　確定的影響・確率的影響　子供・乳幼児

　子供が小さいときに頭を打ったらすぐに病院に行きCT検査をしていました。その時は無知なため、被ばくがあるものとは知らずに何回もCTを受けさせてしまいました。一回はのどにものさしが突き刺さり、心配でのどのCTも受けました。5歳までに6回は受けていると思います。歯医者や耳鼻科のレントゲンをいれるともっと多くなります。ネットでがん発生率が高くなるのを拝見し、不安で眠れません。CTを受ける前に今までに何回CTを受けたかの問診がないのはどうしてでしょうか？　危険性を説明してほしかったです。

回答
掲載日：2012年12月3日

　歯科や耳鼻科でもレントゲンをお受けになったとのことですが、それらによる被ばくはCTに比べてかなり少ないので、ここではCTによる被ばくについてのみ考えたいと思います。

　CTではX線ビームを回転させながら連続的に照射を行うため、一方向から短時間の照射を行う従来の検査に比べて、線量が高くなります。線量の目安として、CT検査1回あたり6ないし7ミリシーベルトという値をご覧になったことがあるかもしれません。これは実効線量と呼ばれる被ばく量で、言わば全身にわたって平均化した線量です。全身が一様に被ばくする状況では、各臓器の線量と実効線量はほぼ同じ値になるので、臓器線量と実効線量の違いを意識する必要はありません。しかし、CTの場合は検査部位に含まれる臓器・組織（例えば頭のCT検査における脳や眼など）の線量が高くなる一方、それ以外の

臓器・組織にはほとんどX線が当たりません。このような事情があるため、CT検査に対する影響を正確に見積もる場合は、臓器ごとの線量を評価する必要があります。検査部位に含まれる臓器・組織については、当然、実効線量よりも高い値になります。

　いくつかの装置・条件について、子供のCT検査による線量を実験的に測定した結果が報告されています[*1]。それに基づいて、お子さんの主な臓器・組織の被ばく量を計算し、表にしてみました。なお、計算においては、ご質問の内容を踏まえて頭部CTを6回、頸部CTを1回受けたものとし、小数点以下は四捨五入してあります。

表1：CT検査（頭部6回、頸部1回）による主な臓器・組織の線量

臓器・組織	推定線量（mSv）
脳	211
眼の水晶体	203
唾液腺	64
甲状腺	28
肺	9
乳房	7
食道	8
骨表面	217
赤色骨髄	39

　眼の水晶体が放射線を受けると白内障になることが知られていますが、そのしきい線量（影響が現れる最低の線量）は500ミリシーベルトです。表の計算値はこれを十分に下回っているので、白内障については心配ないことが分かります。

[*1] Yamauchi-Kawamura C, et al., Radiation Dose Evaluation in Head and Neck MDCT Examinations with a 6-year-old Child Anthropomorphic Phantom. Pediatric Radiology 40(7): 1206–1214, 2010.

それ以外の臓器・組織については、将来的にがんが発生する可能性があるかどうかが問題になります。表の中で線量が最も高いのは骨表面ですが、骨の放射線発がんに関する感受性はそれほど高くありません。実際に骨がんが増えたという科学的証拠があるのは、数千ミリシーベルト以上の被ばくをした場合です。脳・神経系の腫瘍についても、数千ミリシーベルトかそれ以上の高い被ばくをした放射線治療患者において明らかな増加が認められていますが、それより低い被ばくに対するデータは限られます。とくに、悪性の脳腫瘍と放射線との関連はあまり明確ではありません。骨と脳を除く臓器・組織については線量が100ミリシーベルトを下回っており、このレベルの被ばくでがんが増えるかどうか、科学的には確たる証拠が得られていません。

　このような状況の中で、2012年、CTによる被ばくの影響を検出したとする英国での疫学調査の結果が発表になりました。CT検査の回数が多い子供に脳腫瘍および白血病が多く認められ、子供の頭部CT検査10,000件あたり、10年間に白血病と脳腫瘍が1例ずつ増えるという内容です[2]。

　この調査はCTを受けた者だけを対象としているため、例えば検査前から脳に異常を抱えていた子供が、結果的にCT検査を多く受けていた可能性があります。白血病についても通常子供には見られないタイプのものが増えており、診断の正確さや対象者の偏りなどについて、今後精査が必要だと思われます。

　いずれにせよ、他の調査・研究も含めた総合的な解釈が必要であり、この調査の結果だけでX線CTの影響を判断することはできません。

　結局のところ、数回のCT検査による放射線の影響は、無視してよいと片づけることはできないものの、科学的に証明されたわけでもない、というのが実状です。では、絶対大丈夫と言い切れないような検査がなぜ行われたのか、とお思いになるかもしれません。端的に言えば、それは、お子さんがCTを受け

---

[2] Pearce MS, et al., Radiation Exposure from CT Scans in Childhood and Subsequent Risk of Leukaemia and Brain Tumours: A Retrospective Cohort Study. Lancet 380(9840): 499–505, 2012.

るだけの切迫した状況にあったからだと思います。

　私事になりますが、実は回答者の子供も、小学生のときに何度かCT検査を受けました。眉間を強打し、頭の奥の骨折が疑われたとき、そしてインフルエンザで熱性けいれんを起こしたときです。けいれんの際は、他に神経学的な異常がないことを確認する一環としてCTを撮ったのですが、その後1ヶ月近く吐き気が収まらなかったため、さらに追加のCTを受けることになりました。いずれの検査でも異常は見つからなかったため、結果だけ見ればCTを受ける必要は全くなかったことになります。では、無駄なCT検査によって、子供に害を与えただけだったのでしょうか。回答者は決してそうは思っておりません。もしかしたら、頭の骨が割れていたかもしれませんし、けいれんや吐き気の背後に脳腫瘍などの重大な病気が潜んでいたかもしれないのです。CTを受けさせずに、仮に後からそれらの事実が判明し、取り返しのつかない結果になったとしたら、ひどく後悔したことでしょう。

　被ばくのことをご存知なかったために、お子さんに何度もCTを受けさせてしまったことを後悔するお気持ちは、同じく子を持つ親として、よく分かります。しかし、差し迫った危険と隣り合わせの状況で、もしCTを受けなければ別の後悔もあり得たということを、是非とも考えていただきたいと思います。

　重要なことは、CT検査を行った時点で、状況がどれほど切迫していたかです。詳細なご事情が分からず、また一般論で括ることはできませんのでコメントは差し控えますが、少なくとも担当の医師は専門的見地から必要と判断したからこそ検査を実施したはずです。もちろん、CTは従来のX線撮影に比べて高い被ばくをもたらすため、医師にはより慎重な判断が求められますし、被ばくの問題も含めて十分な説明をする責任があります。ご質問文を拝見する限り、医師の説明が十分ではなかったのかもしれませんが、もし今後、X線検査を勧められた場合は、一連の経緯も含めて、遠慮せずに医師に相談してみてください。お子さんにとって何が重要で、どのような選択肢があり得るか、医師としての見解を説明してくれると思います。

Part3 日々の暮らし

質問 27

本当に安全ならテレビで
安全な理由を説明してください

大阪府在住の方からいただいたご質問

関連キーワード　政府・自治体・専門家・メディア　自然放射線・人工放射線　外部被ばく　内部被ばく（預託実効線量、WBC）

　本当に安全ならここに書いてある「安全な理由」をちゃんとテレビで言ってください！　テレビで問題ないと言いながらも、事故後ずっと「放射能を避けるには肌を出すな」「花粉のように髪や服につく」「マスクしろ」とか言って、お化け屋敷に入るような怖い音楽使って福島の被災地を取材もしていました！　ネットや雑誌や原発関連の本には「史上最悪」「放射能が来る」「フクシマ」「ヒバク」という文字が並んでいます！　名前を出して説明してる専門家は「政府は信用するな」「気をつけろ」と言う立場の人ばかりです。こんなんだったら怖くなるのは当然じゃないですか!?

　私は少し前まで神奈川県川崎市に住んでいて大阪府に引っ越しました（避難じゃなく親の仕事での引越しです）。ここにも載ってますが川崎は福島の瓦礫を処理することへの抗議で話題になった所です。学校の自己紹介のあとクラスで「神奈川からきた○○さんはゴミもお断りするバカ差別者です」と言われました！　その後「でも差別した天罰で○○さんは奇形を産んでがんになる」と言われたんです！　各地域の人たちが地域住民を罵ってるネットの書き込みまで読まされました。

　放射能に詳しい人が危険だと言うのをみんな不安でたまらなかったのに、そこに住んでただけで悪者扱いされてゴミ扱いされて、さらに病気や奇形とまで言われました。それこそ知識もないし報道だけを信じきってて、そんな人たちに批判と侮辱で毎日苦しめられています！　今まで散々恐怖を煽ってきたテレビやネットニュースも連日クレーマーみたいに取り上げました。専門家

の名前も出ていないこのサイトでも瓦礫は大丈夫と書いていたり、宿泊とかも拒否は無知だとか言う回答を見て本当に腹が立ちました！

　私たちは被災して原発の恐怖も感じて情報にも振り回されて、今は別のことでもずっと苦しんでいます！

回答　掲載日：2011年7月20日

　お気持ちはお察しいたします。同じような立場に置かれたら、筆者も同じような怒りや絶望感を持つのでないかと思いました。

　世の中には不安を煽ったりする人がいます。非条理なこともたくさんあります。

　例えば、「放射線に少しでも被ばくすると害がある」と言われる場合もあります。しかし、私たちが生まれる以前から（生命誕生以前から）、地球上には放射線や放射性物質が存在していますし、私たちの体にも自然に存在する放射性物質が取り込まれています。体重60キロぐらいの人では、放射性物質を含む食物の摂取によって（その大部分がカリウム40です）、7,000ベクレル（Bq）ほどの自然放射線が体内にあります。

　他方で、放射線に被ばくすると健康に影響があるのも事実です。しかし、問題なのは被ばくした量です。内部被ばくの場合は取り込んだ放射性物質の量に依存しますし、外部被ばくの場合は外部放射線の強さに依存します。これは、危険性の低い物質でも量が多ければ害が出ますし、危険性が高い物質でも量が少なければ害は無視できるのと同様です。放射線を出す放射性物質も人体に対する影響はもっぱらその量によることになります。ともかくあれば危険、というわけではありません。放射線・放射性物質というものを正しく理解し、「正しく怖がる」ということが必要かつ重要です。

　これは、多分、それほど容易なこととは思えませんが、物質に関わる危険性では、「量的に理解する」ことが、危険性を考えるときに一番肝心なことだと考えます。筆者は山が好きでよく山に行きますが、このときは、危険性の検知能力は山の経験と知識によることを実感しています。そのためにも、煽るような

情報ではなく、できるだけ冷静で正確な情報に接するよう心掛けることが肝要です。

　私たち日本人は、今後、放射線・放射能と真正面から向き合わなければなりません。悪意に満ちた言動に惑わされることなく、正しい知識と判断のもとで、立ち向かっていかれますように。私たちもそのお役に立てればと願っています。

　しかるべき測定データと放射線防護の知見を元に、専門家である私たちが、みなさんにアドバイスする機会は、これをできるだけ多く持ちたいと願っています。このウェブサイト（や書籍版の刊行）も、そうした趣旨に立ち、当委員会がチームを組んで発信しているものです。テレビを通して発信していくことはたしかに大事ですし、実際、いくらかの媒体には登場したこともあります。ただ、時間的な制約や番組制作の枠組みに由来する制約があり、扱えるトピックスの数も種類も限られます。安全か危険か、その結論だけを求められることも多いのです。私たちの至らなさや欠点を克服し、多くの方に（私たちが正確であると信じる）科学的な知見をお届けするものとして、本書籍を位置づけています。（☞質問80「専門家間の意見の相違について教えてください」324頁）

質問 28　Part3 日々の暮らし

雨による放射線の
身体影響について

千葉県在住／男性の方からいただいたご質問

関連キーワード　雨・風・砂・放射性プルーム　等価線量　線量換算係数（線量係数）　放射線量・空間線量

　千葉県船橋市在住です。〔2011年〕5月28日（土）、船橋は雨天でしたが、歩道を歩いているとき、道路脇にできた水溜りの泥水を通りかかった車に左の肩から腕にかけてかけられました。
　船橋にホットスポットがあるという情報は聞きませんが、道路脇や水溜りはその他に比べて放射線量が多いといわれているため、不安を禁じえません。自宅からさほど離れていないところでのことだったので、すぐさま帰宅し、シャワーを浴び、衣類はすぐに洗濯したのですが、どの程度の影響を受けているのか心配です。

回答　掲載日：2011年7月20日

　雨に含まれる放射性物質の量によって、人体に及ぼす影響は異なってきます。2011年5月28日の船橋で、どの程度の放射性物質が含まれた溜まり水を掛けられたのか分かりませんので、ご参考までに東京で降った雨について線量を推定してみます。以下に示しますように、ここで計算に用いる数値は大量放出のあった3月21日の観測値です。したがって、質問にある5月28日の雨による影響は、以下の計算結果よりはるかに低い値になります。
　例えば、2011年3月15日前後と3月21日前後の雨には、事故以降の他の時期と比較して高い濃度の放射性物質が含まれていました。3月21日9時から

23日9時までの48時間に降雨で降下したヨウ素131は68,000ベクレル／平方メートル（Bq/m^2）、セシウム134とセシウム137はそれぞれ5,600 Bq/m^{2}と報告されています*1。

48時間の降雨でこれらの放射性物質が均一に降ったとしますと、1時間あたりの降下量は、ヨウ素131が1,400 Bq/m^2、セシウム134とセシウム137がそれぞれ120 Bq/m^{2}となります。

肩から腕にかけて泥水をかぶられたということですので、一番高い被ばくを受けるのは皮膚ということになります。ここでは、ヨウ素131、セシウム134、セシウム137が皮膚に付着した場合、どれくらいの放射線を浴びるのか、国際放射線単位測定委員会（ICRU）が示す換算係数を用いて、皮膚の等価線量（シーベルト）（☞347頁）を計算してみましょう

皮膚の細胞のうち、放射線に対して感受性の高い基底細胞は皮膚の表面から大体70マイクロメートル（μm）の深さに存在すると言われています。そこで、皮膚の表面から70 μmの位置にある細胞が受ける線量が皮膚の等価線量であるとすると、皮膚表面に1平方センチメートルあたり1ベクレルのヨウ素131が付着したとき（このとき「1 Bq/cm^{2}の密度で皮膚が汚染した」と言います）、ベータ線による皮膚の等価線量率は、毎時1.319マイクロシーベルト（μSv/h）になります。ヨウ素131はガンマ線も出しますが、皮膚の被ばくに寄与するのはベータ線がほとんどです*2。同様に、セシウム134では1.000 μSv/h、セシウム137では1.432 μSv/hとなります。

先に、ヨウ素131が1時間あたり1,400 Bq/m^{2}の密度で降下したと書きましたが、これがそのまま皮膚に付いたとします。これは、0.14ベクレル／平方センチメートル（Bq/cm^2）になります。皮膚がこの密度で汚染したとき、皮膚の等価線量率は、1.319 × 0.14 = 0.19 μSv/hになります。同様に、セシウム134とセシウム137が1時間あたり120 Bq/m^{2}の密度で降下し、皮膚がこの密度で汚

---

*1 東京都健康安全研究センター「都内の降下物（塵や雨）の放射能調査結果」
　http://monitoring.tokyo-eiken.go.jp/mon_fallout_data.html
*2 国際放射線単位測定委員会（ICRU）レポート56 "Dosimetry of External Beta Rays for Radiation Protection" 換算係数の単位は (μSv/h)/(Bq/cm^2)。

染したとします。120 Bq/m² は 0.012 Bq/cm² ですので、セシウム 134 による皮膚の等価線量率は、1.000 × 0.012 = 0.012 μSv/h、セシウム 137 による皮膚の等価線量率は、1.432 × 0.012 = 0.017 μSv/h となります。

　以上の計算より、1 時間ほど雨に打たれた場合、皮膚の等価線量は、ヨウ素 131、セシウム 134、セシウム 137 の合計で約 0.22 μSv（0.00022 mSv）程度と推定されます。

　皮膚の広い範囲に放射線を被ばくすると、皮膚がただれて赤くなることがありますが、一度に 3,000〜6,000 mSv もの線量を受けない限りそのような症状は現れません。また、一時的に毛が抜けるという症状もありますが、これも 4,000 mSv 近い線量を受けない限り起こりません[*3]。

　計算値はこれらの線量と比べてきわめて小さな値ですから、皮膚の影響が発生することはありません。

　また、線量（等価線量）が最も高くなる皮膚でこの程度の小さい値ですので、他の組織への影響も心配ありません。

　1960 年代後半には、中国の核実験によるフォールアウトが飛来した際、「雨に当たると髪の毛が抜ける」とよく叫ばれたものですが、実際にそうなったという報告は全くありませんでした。

---

*3 『ICRP Publication 103 国際放射線防護委員会の 2007 年勧告』（日本アイソトープ協会）

質問 29

お茶に含まれるセシウムからの被ばく量について教えてください

埼玉県在住 / 30代 / 会社員 / 男性の方からいただいたご質問

関連キーワード 内部ばく（預託実効線量、WBC） 放射性セシウム 線量換算係数（線量係数） 母乳・粉ミルク・牛乳・水道水

　下記のページに埼玉県での製茶の放射線量の計算が参考として掲載されてました。

http://www.pref.saitama.lg.jp/page/nousanbutsu-chousakekka.html

　ここで1,530ベクレル／キログラムのお茶を毎日5杯1年間飲み続けても放射線量は0.0436ミリシーベルトであり心配する必要はありませんと書いてありました。結果の数値だけ見ると、一瞬納得させられそうでしたが、単位が現在ニュース等で見慣れているマイクロシーベルトからミリシーベルトに変わっている事、またこの数値は、1年お茶を飲み続けて体内に摂取されたセシウム3,350.7ベクレルの放射線量を算出しただけであり、1年を通して毎日内部被ばくし続けてきた量を計算に入れていないのでは？年間トータルの被ばく量はもっと多いのでは？と疑ってしまいます。また、比較として出ているレントゲンは1回の被ばく量ですし、算出された0.0436ミリシーベルトには、時間の単位がなく比較することが難しいと思い、ますます疑問が出てきました。ホームページの掲載内容を一度ご確認いただき、ご教授いただければ幸いです。

回答　掲載日：2011年11月10日

ご質問にある条件から、1年間お茶を飲み続けて体内に摂取されるセシウムの量（ベクレル）を計算すると、

$$1{,}530 \text{ Bq/kg} \times 0.01 \text{ kg/d} \times 60\% \times 365 \text{ d} = 3{,}351 \text{ Bq}$$

となります。ここで、「0.01キログラム／日（kg/d）」は毎日5杯に相当するお茶の葉の重さ、60％はお茶の葉からお湯に染み出してくるセシウムの割合です。

すべてがセシウム137と仮定すれば（「付記」参照）、成人のセシウム137に対する実効線量係数（☞344頁）「0.013 μSv/Bq」を掛けることで、内部被ばく線量が次のように計算できます。

$$3{,}351 \text{ Bq} \times 0.013 \text{ μSv/Bq} = 43.6 \text{ μSv}$$

1ミリシーベルト（mSv）は1,000マイクロシーベルト（μSv）に相当しますので、今回の内部被ばく線量をミリシーベルトで表現すれば、0.0436 mSvとなり、埼玉県の計算例と同じ結果となります。

このように、同じ線量であっても、単位が異なれば数値自体が1,000倍異なり、印象が大きく変わります。線量をご覧になったときには、数字の大小だけで考えるのではなく、単位はどうなっているか、1時間あたりなのか、ある期間の合計の値なのか、注意して見ることが大切です。

では、内部被ばくの場合の「時間の単位」について考えてみましょう。計算で用いた「実効線量係数」は、放射性物質の物理学的半減期、生物学的半減期（体内での代謝により体外に排出されることによる減少率）を加味した上で、人が摂取した直後から成人では50年間、子供では70歳までに受ける線量の合計（「預託実効線量」〔☞351頁〕と言います）を求めるためのものです。内部被ばくには時間的な拡がりがあるため、このような預託という概念が必要となります。つまり、43.6 μSvという値は、年間の被ばく量ではなく、摂取から50年の間に受けるであろう総線量の予測値です。

ただし、セシウムの場合には、代謝によって比較的速く体外に排出されるため、実際に被ばくする期間は50年より短くなります。ICRP（国際放射線防護

委員会）の計算モデル*1に基づけば、成人がセシウム137を1回経口摂取した場合、1年以内に90％近くが主に尿とともに排出され、さらに1年経つと体内に残っているセシウムはほとんどなくなります。つまり、先の計算値について言えば、摂取から約2年のうちに43.6 μSvという線量を受け、それ以降の被ばくはないということです。また、子どもに関しては成人よりも代謝が速いため、例えば1歳児では、最初の1年ですべての被ばくを受ける計算になります。

したがって、セシウム137の場合には、預託線量は、実質的には、最初の1~2年のうちに受ける被ばくとほぼ等しくなります。一方、レントゲン（X線）の場合には、照射されている時間だけ被ばくしますので、ご指摘のとおり撮像1回あたりの線量で表現されます。

［付記］

ここでは、埼玉県の計算例にならって、すべてがセシウム137として線量を計算しています。しかし、実際には、セシウム137とセシウム134が同程度含まれていたと考えられます。より正確に線量を計算するために、セシウム134がセシウム137と同量存在していたと仮定すれば、内部被ばく線量は以下のようになります。式の中の0.019 μSv/Bqと0.013 μSv/Bqが、それぞれセシウム134とセシウム137に対する実効線量係数（成人、経口摂取）です。

$$1{,}530 \text{ Bq/kg} \div 2 \times 0.01 \text{ kg/d} \times 60\% \times 365 \text{ d} \times (0.019 + 0.013) \text{ μSv/Bq}$$
$$= 53.6 \text{ μSv} = 0.0536 \text{ mSv}$$

---

*1 ICRP Database of Dose Coefficients: Workers and Members of the Public
　http://www.icrp.org/publication.asp?id=ICRP%20CD1

Part3 日々の暮らし

質問 30

プルトニウムが
首都圏まで飛散している可能性は
あるのでしょうか

千葉県在住／20代／学生／女性の方からいただいたご質問

関連キーワード　ストロンチウム、プルトニウムなど　大気圏内核実験・フォールアウト　放射化学分析　健康影響

http://d.hatena.ne.jp/rakkochan+zaiseihatan/20110802/p1
　こちらのサイト〔上記URL〕にて、東京の車からプルトニウムが検出されたという記事を目にしてとても不安です。
　プルトニウムはセシウムなどよりも身体に与える影響も大変大きく、半減期までもとても長いです。私の住む千葉県や首都圏にプルトニウムが飛散している可能性はあるのでしょうか。プルトニウムの詳しい性質なども交えて回答いただけると助かります。

回答　掲載日：2011年11月16日

　記事では、「アルファ線が出ているので間違いないと思う」というECRR（欧州放射線リスク委員会）のクリス・バズビー氏の発言がありますが、アルファ線は自然界にも存在するため、アルファ線が検出されただけで福島第一原発事故由来のプルトニウムと断定することはできません。
　正確に判断するためには、放射化学分析という手法を用いて、1950~60年代の大気圏内核実験によって降り注いだプルトニウムと組成が異なっているかどうか、詳細に調べる必要があります。2011年6月には、文部科学省がその方法

に則って、福島第一原子力発電所から 80 km 圏内の 100 箇所で採取された土壌試料を分析しています*1。

その結果によれば、土壌が採取された 100 箇所のうち、福島第一原発事故由来のプルトニウムが検出されたのは、発電所から見て北西部方向にある 6 箇所だけで、残りの 94 箇所では不検出でした。また、検出された 6 箇所のプルトニウムの沈着量は、最大でも 1 平方メートルあたり数ベクレル程度であり、いずれも、大気圏内核実験によって事故発生前に全国で観測された測定値の範囲に入るレベルでした。80 km 圏内でも事故由来のプルトニウムが検出された箇所は限られていますので、首都圏まで飛散している可能性はないと考えられます。

プルトニウムは体内に入ると排泄されにくく、アルファ線というエネルギーの高い放射線を放出するため、同じ 1 ベクレルという放射性物質の量を摂取したとしても、放射性ヨウ素や放射性セシウムに比べて被ばく線量が高くなります。ただし、健康影響の観点から考えて大切なことは、プルトニウムが検出されたかどうかではなく、どれくらいの量であるか、それによって何ミリシーベルトの被ばくをするか、ということです（☞質問 4「外出時に雨に濡れた子供の健康影響が心配です」83 頁）。

測定データから分かるように、検出されたプルトニウムはごく微量であって、被ばくへの寄与はほとんどありません。今回の事故では放射性ヨウ素と放射性セシウムが主要な放出核種であり、最初の 1~2 ヶ月を除けば、セシウム 134 とセシウム 137 による被ばくがほとんどです。そのため、この二つの核種を中心に測定が続けられています。

---

*1 文部科学省「文部科学省による、プルトニウム、ストロンチウムの核種分析の結果について」（2011 年 9 月 30 日）
　http://radioactivity.nsr.go.jp/ja/contents/6000/5048/24/5600_0930_n.pdf
　［付記］回答掲載後、上記調査を直接引き継ぐ、以下の調査結果が公表された。
　文部科学省「文部科学省による、プルトニウム 238、239+240、241 の核種分析の結果（第 2 次調査）について」（2012 年 8 月 21 日）
　http://radioactivity.nsr.go.jp/ja/contents/7000/6030/24/5600_0821.pdf

［付記］
　この地球環境には、今回の福島第一原子力発電所事故以前から、プルトニウムが存在していました。それはこれまでに行われた大気圏内核実験によるものです。1945年7月16日、米国は日本に投下するための原子爆弾の実験をニューメキシコ州で行いました。これが最初の核実験です。その後、米国はマーシャル諸島のビキニ環礁で大気圏内核実験を続行し、旧ソ連も1949年8月、最初の原爆実験を行いました。これ以降、イギリス、フランス、中国と、各国は競うようにして核実験を続けてきました。日本では1963年に核実験降下物（フォールアウト）が最も多く降下し、プルトニウムの年間降下量は、7.4ベクレル／平方メートル（Bq/m^2）でした*2。

　現在も、この核実験由来のプルトニウムが土などの環境試料から検出されています。日本に限らず、地表面の土壌には、0.37ベクレル／キログラム（Bq/kg）から3.7 Bq/kgのプルトニウムが存在するという報告があります*3。また、世界のどの地域のヒトの体にも、0.037〜0.074 Bqのプルトニウムが含まれていると報告されています*4。

---

*2 Geochemical Research Department, Meteorological Research Institute, Artificial Radionuclides in the Environment 2007, Dec. 2007.
　http://www.mri-jma.go.jp/Dep/ge/ge_report/2007Artifi_Radio_report/reprint.htm
*3 National Academy of Sciences, Committee on International Security and Arms Control, Management and Disposition of Excess Weapons Plutonium, 1994.
*4 松岡理「プルトニウムとは——その事実」、Plutonium、第1号、原子燃料政策研究会、1993年3月
　http://www.cnfc.or.jp/pdf/Plutonium01J.pdf

質問 31

大規模な野焼きが行われることについて心配しています

茨城県在住 / 30代 / 専業主婦 / 女性の方からいただいたご質問

関連キーワード　焼却灰（濃縮）　内部被ばく（預託実効線量、WBC）　線量換算係数（線量係数）　自然放射線・人工放射線

　渡良瀬川遊水地で大規模なよし焼き〔葦原の野焼き〕が計画されています。昨年〔2011年〕は計画停電期間中で中止されたようです。農地や落ち葉の野焼きは、古河市では規制されました。灰に放射性物質が濃縮されるためです。灰が飛散することで危険はありませんか。4県にまたがる大規模な土地なので心配です。代表に問い合わせても、要領を得ません。よろしくお願いいたします。

回答　掲載日：2012年3月14日

　野焼きによって飛んでくる灰を吸い込むことで、どの程度の内部被ばく線量になるか、おおまかに計算してみます。

　ご質問にある渡良瀬遊水地で2012年1月5日に採取された焼却下草（灰）に、どの程度の放射性物質が含まれているか、測定が行われています[*1]。その結果によれば、検出された放射性物質の濃度は、セシウム134が420 Bq/kg、セシウム137が360 Bq/kgです。同様の測定によって、焼却する前のヨシでは、セ

---

*1 国土交通省関東地方整備局「渡良瀬遊水地のヨシ及び下草の放射能分析結果一覧（平成23年度）」
http://www.ktr.mlit.go.jp/tonejo/oshirase/new/new130201/130201_shiryou.pdf

シウム 134 が 20 Bq/kg、セシウム 137 g が 22 Bq/kg となっていますので、焼却することで約 20 倍濃縮されたことが分かります。

ここでは、ヨシ焼きによって飛んでくる灰に、この焼却下草と同じ濃度の放射性セシウムが含まれているとし、極端な仮定ではありますが、小さじ 1 杯（5 g）の灰を吸い込んだと仮定して、内部被ばく線量を計算してみます。

成人が 1 Bq の放射性セシウムを吸い込んだ場合の内部被ばく線量（実効線量係数）は、セシウム 134 が 0.020 μSv、セシウム 137 が 0.039 μSv です。この実効線量係数を用いることで、灰を吸い込むことによる内部被ばく線量は次のように計算できます。

セシウム 134：420 Bq/kg × 0.005 kg × 0.020 μSv/Bq = 0.042 μSv

セシウム 137：360 Bq/kg × 0.005 kg × 0.039 μSv/Bq = 0.070 μSv

二つを合計すると、0.11 μSv となります。

実際にはこのような大量の灰を吸い込むことはありえませんので、線量はさらに小さくなると考えられます。

この線量はどのような意味を持つのでしょうか。放射性セシウムが含まれる灰を吸い込むことによって受ける被ばく線量は、上記の計算結果のようにゼロではありません。一方で、私たちの身の回りには自然放射線が存在し、1 年間あたり平均で 2.1 mSv（2,100 μSv）の被ばくを受けています。また、この自然被ばく線量には地域差があり、国内の都道府県の最大と最小の差は 0.38 mSv（380 μSv）です。

不要な被ばくはしないに越したことはなく、野焼き後の灰ができるだけ体内に入らないように配慮はすべきですが、自然放射線から 30 分弱（= 0.11 ÷ (2,100 ÷ 365 ÷ 24 ÷ 60)）の間に受ける被ばくと同程度と考えれば、それほど心配する必要はないと回答者は考えます。

［付記］

「渡良瀬遊水地」のヨシ焼きは、ヨシに寄生する害虫の駆除と野火防止、湿地環境の保全などを目的として、毎年 3 月下旬に行われてきました。しかし、福

島第一原発事故の影響を受け、2011年と2012年は中止されました。2013年に入って再開に向けた検討が行われ、「再開に伴う放射線の人体への影響については、十分小さく、安全性について問題はない」との判断のもと、2013年3月17日にはヨシ焼きが3年ぶりに行われました。なお、再開にあたっては、焼却エリアを必要最小限に限定し、火入れに時間差を設けて大規模にならないようにするなど、火入れに伴って拡散する灰の量を減らすための配慮がなされました。

質問 32

掃除機のゴミから放射性物質が検出されたことについて、人体にどのような影響があるのでしょうか

千葉県在住 / 30代 / 専業主婦 / 女性の方からいただいたご質問

関連キーワード　子供・乳幼児　ホットスポット　健康影響　内部被ばく（預託実効線量、WBC）

　先日、テレビで千葉県柏市の掃除機のゴミ（埃）から、6,000ベクレル/kgが検出されたと報道されていました。我が家〔は〕隣の流山市（ホットスポットと報道されています）で、生後8ヶ月の乳児がいます。ホットスポットと報道され、外に出るのが怖いため、ほとんど家から出ない生活をしていますが、家の中にもセシウムがあるなんて、もうどこにいたらいいのか分かりません。今回報道された、6,000ベクレル/kgのセシウムが家の埃に含まれているということは、人体にどのような影響があるのでしょうか。回答をお願いいたします。

回答　掲載日：2012年2月20日

　6,000ベクレル／キログラム（Bq/kg）という数字だけに注目すると、大量の放射性物質が掃除機の埃に含まれているような印象を受けますが、この数字は「1kgあたり」であることに注意が必要です。埃が1kgある状態とは、埃と綿の比重が同じであるとすれば、一般的な敷き布団（5kg程度）に使われる綿の5分の1の量に相当します。これだけの埃が掃除機のごみパックに存在することはありません。使用後のごみパックは通常数十グラムですので、同じ埃の放

射能濃度であっても、6 Bq/g と表現した方が適切と考えられます。

　埃からの被ばくとしては、外部被ばくと内部被ばくの両方が考えられますが、線量が一番高くなるのは、ある程度の塊(かたまり)を口に入れてしまった場合だと考えられます。そこで、この濃度の埃を生後8ヶ月の乳児が誤って1g口にしたとして、内部被ばく線量を計算してみます。

　掃除機の埃にセシウム 134 とセシウム 137 が同じ割合で存在する場合、放射能濃度はそれぞれ 3 Bq/g（6,000 Bq/kg ÷ 2 × 0.001 = 3 Bq/g）となります。

　次に、埃に含まれるセシウム 134 とセシウム 137 を口にした場合の内部被ばく線量を計算するためには、「実効線量係数」を用います。これは、摂取した放射性物質の量（ベクレル）をもとに、受ける被ばく線量（シーベルト）を推定するための係数です。セシウム 134 とセシウム 137 の実効線量係数（乳児、経口摂取）は、それぞれ 0.026 マイクロシーベルト／ベクレル（μSv/Bq）、0.021 μSv/Bq です。したがって、1g の埃を口にすることによる内部被ばく線量は次のように計算できます。

　セシウム 134：3 Bq/g × 1 g × 0.026 μSv/Bq = 0.078 μSv

　セシウム 137：3 Bq/g × 1 g × 0.021 μSv/Bq = 0.063 μSv

これらを合計すると、0.14 μSv となります。

　不要な被ばくはないに越したことはありませんが、この線量は十分に小さく、ごく普通に生活をしていただいて問題ありません。

質問 33

放射性物質を含む花粉による健康への影響はありますか

東京都在住 / 10代 / 学生 / 男性の方からいただいたご質問

関連キーワード　花粉　内部被ばく（預託実効線量、WBC）　健康影響　子供・乳幼児

　今年の花粉は最大1キログラムあたり約25万ベクレルの汚染だということで、とんでもない数値のように感じるのですが、健康に影響はないと思われますか。また、この花粉が眼に入ったとした〔場合、〕眼が被ばくして影響を受けることはあるのでしょうか。

回答　掲載日：2012年3月14日

　スギの雄花に含まれる放射性セシウムを調査した結果[1] によれば、放射能濃度は1キログラムあたり、セシウム134が108,000ベクレル（Bq）、セシウム137が145,000 Bqとなっています。これらを合計すると、ご質問にある通り約25万Bqです。このように濃度が高くなるのは、花粉「1キログラム（kg）あたり」という表現をしているためです。

　スギ花粉が多く舞っている状況では、大気1立方メートル（m³）あたり、最大で2,207個のスギ花粉があると言われています[2]。スギ花粉1個の質量は12

---

[1] 農林水産省林野庁「スギの雄花等に含まれる放射性セシウムの濃度の調査結果（中間報告）」
http://www.rinya.maff.go.jp/j/press/hozen/pdf/111227-01.pdf

[2] 農林水産省林野庁「人体が受ける放射線量の試算」
http://www.rinya.maff.go.jp/j/press/hozen/pdf/111227-02.pdf

ナノグラム（ナノは10億分の1）ですので、大気1m³あたりの花粉の質量は、12ナノグラム／個 × 2,207個 = 26,484ナノグラムとなり、1kgの1億分の1以下と少ない量であることが分かります。

これらの数値から、大気1m³あたりに含まれるスギ花粉の放射能濃度は、以下のように計算できます。

セシウム134：12×10^{-12} kg × 2,207 × 108,000 Bq/kg = 0.0029 Bq/m³
セシウム137：12×10^{-12} kg × 2,207 × 145,000 Bq/kg = 0.0038 Bq/m³

成人の1日あたりの呼吸量を22.2 m³とすれば[*3]、花粉の飛散期間（2月から5月）にセシウムを含む花粉を吸い込むことによる内部被ばく線量は次のようになります（数式の最後に掛け合わせている数字は実効線量係数〔☞344頁〕です）。セシウム134とセシウム137の合計で、0.55 μSvです。

セシウム134：0.0029 Bq/m³ × 22.2 m³/d × 120 d × 0.0020 μSv/Bq = 0.15 μSv
セシウム137：0.0038 Bq/m³ × 22.2 m³/d × 120 d × 0.0039 μSv/Bq = 0.40 μSv

次に花粉が眼に入った場合の放射線による影響について考えてみます。セシウムからはベータ線とガンマ線という2種類の放射線が放出されています。ベータ線については、エネルギーがそこまで大きくないため、眼の水晶体にはほとんど届かず、エネルギーもほとんど与えられません。そのため、ベータ線による被ばくが問題になるとは考えられません。一方、ガンマ線は透過力が高く、眼の水晶体にもエネルギーが与えられますので、線量を計算してみます。

ここでは、成人が1時間の呼吸によって体内に取り込むのと同じ量のセシウムが眼に付着したと仮定します。極端な仮定ではありますが、セシウムから放出されるガンマ線の半分が直径1cmの水晶体に均一に入射するとして、外部被ばくを計算するための換算係数[*4]を用いて、水晶体の線量を計算すると、セシ

[*3] ICRP, Age-dependent Doses to Members of the Public from Intake of Radionuclides: Part 4 Inhalation Dose Coefficients, ICRP Publication 71. Annals of the ICRP 25(3-4), 1995.

[*4] ICRP, Conversion Coefficients for Use in Radiological Protection against External Radiation, ICRP Publication 74. Annals of the ICRP 26(3-4), 1996.

ウム 134 から 0.000082 μSv/h、セシウム 137 が 0.000047 μSv/h となり、合計で 0.00013 μSv/h となります。眼の水晶体は普段から自然放射線のガンマ線によって約 0.05 μSv/h 程度の被ばくをしていることから、今回計算された線量は多く見積もってもその 500 分の 1 程度であり問題になるレベルとは考えられません。

質問 34

衣類をクローゼットやタンスにしまうことをためらっています

東京都在住 / 50代 / 会社員 / 男性の方からいただいたご質問

関連キーワード　放射性セシウム　除染・測定　衣類　健康影響

　先日質問をさせていただき、いま回答をお待ちしている者ですが、このことを妻が大変気にしておりまして、洗濯を終えたものを部屋の作り付けクローゼットやタンスにしまうことをためらっております。少しでも放射性物質が付いているのなら、クローゼットやタンスの中で放射線を放出し続けるのではないか、他の衣類に移行するのではないか、と心配していますがどうなのでしょうか。素人なので、大変初歩的な質問になりますが、現在西東京地域で子供の登下校、また通勤途中で大気中から衣服に放射性物質は付着するのでしょうか。千葉県柏市に〔2012年〕1月初旬に行ったのですが、西東京エリアと比べ、付着する物質の量は大差あるのでしょうか。大半の放射性物質は地面に固着しているとの回答を拝見しましたが、グランドなどの砂は風で簡単に舞い上がっていますが、再浮遊していますか。いつまで続くのでしょうか。妻はもう疲れ切っております。ご回答お待ちしております。

回答　掲載日：2012年3月22日

　4つのご質問について、順番にお答えします。
① 「放射性物質が衣類に少しでも付いていると、クローゼットやタンスの中で放射線を放出し続けるのか、他の衣類に移行するのか」について。
　物理的な現象としては、放射性物質が衣類から取り除かれない限り、放射線を放出し続けます。放射線を放出する能力（放射能）は時間と共に減少します

が、減少する速さは核種（放射性の元素の種類）ごとに異なります。例えば、ヨウ素 131 では約 8 日ごとに放射能が半分になります。セシウム 134 では約 2 年、セシウム 137 では約 30 年経ってようやく半分になります。

　他の衣類へ放射性物質が移行する可能性については、放射性物質がどのような状態で衣類に付着しているかによります。衣類の表面で遊離しやすい状態で存在している場合は、他の衣類と接触することで放射性物質の一部が移行しますが、衣類に固着しているのであれば、接触する程度では移行しません。

②「現在、西東京地域で外出時に衣服に放射性物質は付着するのか」について。
　実測データを見てみましょう。東京都世田谷区にある都立産業技術研究センターでは、大気浮遊塵中の放射性物質濃度が連続して測定されています[1]。事故発生直後はヨウ素やセシウムなどの放射性物質が検出されていましたが、2011 年 7 月以降、ヨウ素は検出されておらず、セシウムもほとんど検出されていません（検出されたとしても 0.001 Bq/m^3 以下とごく微量です）。このことは、大気中には放射性物質が実質的に存在しないことを意味しますので、現在では、外出時に大気から衣類に放射性物質が付着する心配はありません。

　仮に事故発生直後に大気中に存在していた放射性セシウムが（当時）衣服に付着したとしても、1 回の洗濯で約 9 割の放射性セシウムが取り除かれることが分かっています[2]。したがって、現在お使いの衣類には放射性物質は含まれていないと考えられますので、洗濯後の衣類をクローゼットやタンスにしまうことについて、ご心配には及びません。

③「千葉県柏市では西東京エリアと比べると付着する量に違いはあるのか」について。

---

[1] 東京都立産業技術研究センター（東京都産業労働局）「都内における大気浮遊塵中の核反応生成物の測定結果について」
http://www.sangyo-rodo.metro.tokyo.jp/whats-new/measurement-kako.html
[2] 中里一久「東京電力福島第一原子力発電所の事故に起因した放射性物質による汚染被服の解析および除染」、日本放射線安全管理学会誌、11(2): 172–185, 2012.
https://www.jstage.jst.go.jp/article/jjrsm/11/2/11_172/_pdf

柏市からは 30 km ほど離れていますが、同じ千葉県の千葉市にある日本分析センターでも、大気浮遊塵中の放射性物質濃度が連続して測定されています[*3]。事故直後には前述の東京都世田谷区よりも高い濃度の放射性物質が検出されましたが、やはり 2011 年 7 月以降、ヨウ素は不検出で、セシウムは検出されたとしてもごく微量です。したがって、現在（2012 年 3 月）では、千葉県でも外出時に大気から衣類に放射性物質が付着することを心配する必要はありません。

④「再浮遊しているのか、いつまで続くのか」について。

　放射性セシウムは土壌に吸着されていますので、通常ではこれらが舞い上がることはありません。放射線測定で検出されるほどの再浮遊は起きていないことは、東京都や千葉県での実測データ[*2][*3]からも明らかになっています。

　気象条件によっては若干の再浮遊が起きる可能性は否定できませんが、仮にそのようなことが起きたとしても、それによる被ばくはごくわずかです。

［付記］

　福島県では、2013 年 1 月に、定時降下物に含まれる放射性セシウムの量が一時的に上昇する現象が観測されました。この要因は、冬の乾燥した日が続いたあとに（水蒸気量が 1 立方メートルあたり 4 g 以下）、強風（最大瞬間風速が毎秒 10 メートル以上）で地表面の放射性物質を含む塵埃が舞い上がったためと考えられています[*4]。

[*3] 日本分析センター「放射の測定結果について」（2011 年 3 月 14 日〜6 月 17 日）
　　http://www.jcac.or.jp/lib/senryo_lib/taiki_kouka_back.pdf
[*4] 福島県災害対策本部（原子力班）「定時降下物から放射性セシウムが比較的高い濃度で検出された要因について」（2013 年 2 月 6 日）
　　http://radioactivity.nsr.go.jp/ja/contents/6000/5280/24/1285_020618.pdf

質問 35

浄水器に放射性物質が
残っていたかもしれません

東京都在住 / 40代 / 専業主婦 / 女性の方からいただいたご質問

関連キーワード　母乳・粉ミルク・牛乳・水道水　浄水器　放射性ヨウ素　実効線量

　昨日浄水器のカートリッジを新しい物に交換しました。震災以降、水道局で放射性物質が検出されたことを思い出しました。〔放射性物質を含んだ〕水をカートリッジに通してしまっていたのです。調べると普通の浄水器では放射性物質は除去できないらしいので〔放射性物質は浄水器をくぐり抜け〕流れ出ていたかもしれませんが、少なからずカートリッジ内に放射性物質は残っていたと思われます。10ヶ月以上この放射性物質を含んだカートリッジを通った水を飲み続けていたことになります。

　現在水道局では不検出なので、直接蛇口から飲んでいた方がよかったと思うと涙が出ます。恐ろしい程の内部被ばく〔をしたのか〕や数年後白血病になってしまうかもと思うととても不安です。ご助言をお願いいたします。

　浄水器の除去対象物質は遊離残留塩素・濁り・総トリハロメタン（クロロホルム・ブロモホルム・ブロモジクロロメタン・ジブロモクロロメタン）・2−MIB（カビ臭）・溶解性鉛。長い使用期間のため、除去能力はかなり悪くなっていると思います。1日に飲む量は私が100~300ミリリットル位、主人が300~700ミリリットル位。ちなみに今後カートリッジを交換したばかりの浄水器を使用しても問題ないでしょうか。

回答　掲載日：2012年3月14日

　最初に強調したいのは、放射線が当たったものが放射性になる、つまり放射

線を出す物質に変化するわけではないということです。ご質問の状況について言えば、カートリッジに吸着した放射性物質から発せられた放射線が、カートリッジを通る水に当たっても、水が放射性になるわけではないのです。したがって、直接蛇口から飲んでいたほうがよかったということではありません。

実際の測定値に基づいて、具体的にご説明します。浄水器の状態によっていくつかのケースが考えられますので、ケースごとに考察し、結果的にご心配に及ばないことをご理解いただければと思います。

①浄水器が無効だった場合

最初に、浄水器を使わなかった、あるいは浄水器が全く無効であった場合の線量を評価してみます。

2011年3月に、東京都金町浄水場の浄水(水道水)から放射性ヨウ素が検出されました[*1]。放射性セシウムは検出されていないので(検出限界以下)、被ばくの観点からはヨウ素131のみを考慮すればよいことになります。

3月22日以降の金町浄水場における浄水中ヨウ素131の濃度の推移は、表1に示すとおりです。これ以前のデータとして、3月15, 16日に採水した試料の簡易測定結果も公表されていますが、いずれも事故前の水準に収まっています[*2]。

表1には、新宿区で採取された放射性降下物の測定値[*3]も合わせて示してあります。ラフですが、両者は相関しています。気象データを踏まえた解析では、金町浄水場でヨウ素131の濃度が上昇したのは、3月21日から22日にかけてであり、しかも東京方面へプルーム(放射性雲)が到達したタイミングで雨が降ったためであることが分かっています。そこで、浄水について17~21日のデータがありませんが、降下物の値から判断して、21日は22日と同程度と

[*1] 東京都水道局「浄水場の浄水(水道水)の放射能測定結果」
http://www.waterworks.metro.tokyo.jp/press/shinsai22/press01.html
[*2] 東京都水道局「水道水の放射能の測定結果について 第11報」
http://www.waterworks.metro.tokyo.jp/press/h22/press110317-01.html
[*3] 文部科学省〔当時〕「放射線モニタリング情報 定時降下物のモニタリング」
http://radioactivity.nsr.go.jp/ja/list/195/list-1.html
このウェブサイトは現在、原子力規制委員会のウェブサイトに移行しています。

Part3 日々の暮らし

表1：金町浄水場の浄水および新宿区の定時降下物のヨウ素131測定値

日付	浄水中のヨウ素131濃度 (Bq/kg)※1	ヨウ素131降下物量 (Bq/m²)※2
2011/3/19	未測定	51
2011/3/20	未測定	40
2011/3/21	未測定	2,900
2011/3/22	210	32,000
2011/3/23	190	36,000
2011/3/24	79	13,000
2011/3/25	51	173
2011/3/26	34	220
2011/3/27	20	100
2011/3/28	14	46
2011/3/29	14	37
2011/3/30	15	21
2011/3/31	不検出	50
2011/4/1	不検出	38
2011/4/2	不検出	不検出
2011/4/3	8	不検出
2011/4/4	8	20
2011/4/5	以降、不検出	17

※1 3月22, 23日は午前9時、それ以降は午前6時に採水
※2 前日9時〜当日9時採取

見て200 Bq/kgとし、その前日の20日は20 Bq/kgと推定します。この推定値から、21日以前に上水中にあったヨウ素の総量は22日以降の総量の半分（1/2）見ておきます。この後では、22日以後の放射性ヨウ素で計算した値を示しますので、21日以前も含めた全体を推定する場合は、1.5倍してください。

1日の飲水量は奥様が100〜300 mL、ご主人が300〜700 mLということですので、ご主人の最大値に合わせて計算すると、3月22日の飲水によるヨウ素131

浄水器に放射性物質が残っていたかもしれません 189

の摂取量は

$$210 \text{ Bq/kg} \times 0.7 \text{ kg} = 147 \text{ Bq}$$

となります。ヨウ素 131 が検出された日についてそれぞれ同様の計算を行うと、3 月 22 日から 4 月 4 日までに摂取したヨウ素 131 の全量は、450 Bq となります。

　大人がヨウ素 131 を 1 Bq 飲み込んだ場合の実効線量は 0.022 マイクロシーベルトなので、450 Bq を飲み込んだときの線量は

$$0.022 \text{ μSv/Bq} \times 450 \text{ Bq} = 9.9 \text{ μSv}$$

と計算されます。

②浄水器が機能していた場合

　浄水器を使えば、450 Bq の一部がカートリッジに吸着され、残りの吸着されなかった分が口に入ることになります。お使いの浄水器がどのようなタイプのものか分かりませんが、家庭用浄水器には濾材として活性炭を使用しているものが多いので、その前提で話を進めます。活性炭にはヨウ素を吸着する性質があり、日本放射線安全管理学会の調査によれば、濾材として活性炭を含むポット型浄水器を用いた場合、放射性ヨウ素の除去効果は 70~98 % です[*4]。つまり、水道水中の放射性ヨウ素の少なくとも 70 % が、カートリッジに吸着されることを意味します。

　問題の 3 月 22 日から 4 月 4 日の期間、放射性ヨウ素が 70 % 除去されたとすれば、飲水によりご主人が摂取したヨウ素 131 の量は

$$450 \text{ Bq} \times (1 - 0.7) = 135 \text{ Bq}$$

と計算され、それによる被ばく線量は

$$0.022 \text{ μSv/Bq} \times 135 \text{ Bq} ≒ 3.0 \text{ μSv}$$

---

*4　日本放射線安全管理学会「放射性ヨウ素等対策に関する研究成果報告」(2011 年 4 月 28 日) http://www.jrsm.jp/shinsai/0428water.pdf

となります。

③浄水器のカートリッジが劣化していた場合
　ご質問では、カートリッジの長期使用により、除去能力がかなり低下している可能性を指摘しておられますので、もしかするとヨウ素の除去能力は 70 ％を下回っていたかもしれません。その場合は、②の計算値より線量は高くなりますが、①の 9.9 μSv を上回ることはありません。
　また、水道水に放射性ヨウ素が検出されていた期間、カートリッジには吸着能力があり、その後飽和して再放出（カートリッジの吸着能力がなくなった結果、一旦吸着した物質が通水に溶け出すこと）が起きた可能性も考えられます。しかしその場合は、再放出が起こるまでの間に放射能が減衰しますので（ヨウ素 131 の放射能は 8 日経つごとに半分になっていきます）、やはり浄水器をつけていたことで、被ばくは少なくなったと考えられます。

　このように、いずれのシナリオでも、被ばく線量は数マイクロシーベルトと見積もられます。この値は自然放射線による被ばく線量の地域差と比べても小さな値です。つまり、私たちが普段の生活においてとくに意識しないレベルの被ばくですので、ご心配には及びません。もちろん、今後、カートリッジを交換して浄水器を使用することに、何の問題もありません。

質問 36※

ストレスについてと
飲料水の暫定基準値について

千葉県在住 / 20代 / その他職業 / 女性の方からいただいたご質問

関連キーワード 広島・長崎の原爆 チェルノブイリ 暫定規制値・新基準値／マーケットバスケット・陰膳調査 母乳・粉ミルク・牛乳・水道水

▶「放射性物質を気にしすぎる方がストレスで体を悪くする」といったような回答をよく見かけますが原因がストレスなのか被ばくなのかは見分けることができるのでしょうか。何でも都合よくストレスで片付けようとしている気がしてなりません。

　放射性物質は体に良くないという考えがある以上、気にしないようにしたとしても心のどこか意識してしまい、知らず知らずのうちにストレスとなることだってあり得ると思います。事故以降、気にするなという方が難しいです。

▶ 原子力施設からの排水の基準値はヨウ素40ベクレル／リットル、セシウム90ベクレル／リットルと、飲料水の暫定基準よりはるかに低い数字となっています。
http://www.mext.go.jp/component/a_menu/science/anzenkakuho/micro_detail/__icsFiles/afieldfile/2009/04/22/s630726_20.pdf
私たちは原発の排水以上に放射能汚染されたものを飲んでいたということでしょうか。暫定基準値はおかしいんじゃありませんか？解説していただきたいです。

回答　掲載日：2012年6月27日

科学的に、ある症状が放射線によって引き起こされたものであると言うため

には、いくつかの条件がそろっていなければなりません。結果に再現性があるか（同じような条件で被ばくした人たちに同様の症状が観察されているか）、発症機構が合理的に説明できるか（放射線によって細胞にどのような変化が起き、発症につながるのか）、量的な関係はどうか（線量が少なければ影響は少なく、多ければ影響が強く現れるという関係にあるか）、ヒト以外の動物でも同じ症状が見られるか、といった条件です。これまで、広島・長崎の原爆被爆者やチェルノブイリ事故等の被災者、医療で比較的高い放射線を被ばくした人々の疫学調査を通して、多くのデータが蓄積されています。動物を用いた実験も数多く行われています。それらの情報に基づいて、100 mSv 以下では明瞭な健康影響は確認されておらず、影響があったとしても、がんと遺伝性影響の発生確率がわずかに上昇する程度であるというのが、大多数の医学者・生物学者の共通認識です。

　チェルノブイリ事故の後も、汚染地域の住民に様々な症状が現れましたが、科学的な検証の結果、汚染牛乳を飲んだ子供の甲状腺がん以外は、上記の条件を満たしていないことが分かっています。そのため、放射線を被ばくしたという心理的負担や将来への不安、さらには避難等による急激な生活環境の変化が原因だと考えられています。実際、不定愁訴（漠然とした体の不調）を訴える人は、不安傾向が強かったというデータもあります。

　これらの症状が放射線によるものではないとしても、実際に症状に悩まされている人にとっては重大な問題です。不安が強すぎれば日常生活に支障を来たすこともあり、そのような場合には医学的な援助が必要になります。そこまで極端ではない場合、大抵は「心の持ちようです」と言い渡されてしまいますが、無理して気にしないようにするのではなく、ここに述べたことを参考に冷静に考えていただければと思います。

　原子力施設等では敷地の境界で年間 1 mSv 以下にするように法律で決まっており、排気・排水中における各放射性物質にも基準値が設けられております。これは排水をそのまま 1 年間飲み続けた時の線量が 1 mSv 以下、排気を直接 1 年間吸い続けた時の線量が 1 mSv 以下になるようにという、実際にはあり得な

い厳しい仮定のもとで設定された基準です。

　一方、今回〔2012年6月〕、内閣府食品安全委員会によって定められた暫定基準値は、福島第一原子力発電所事故に伴い、食品全体の摂取で年間 5 mSv を超えないように決められた値です。事故時は、何が起きるか予測は難しく、状況によっては通常よりも高いリスクを覚悟の上で、最低限の生活基盤を確保する必要が生じます。そのような考えに基づいて、上限の値として 5 mSv が用いられたのですが、現実には大半の食品の汚染レベルは低く、また基準値を超えたものには出荷制限がかけられているため、現在の〔2012年4月に設けられた新基準に以前の〕暫定基準値の下でも、食品等による内部被ばくの線量は 1 mSv をはるかに下回ると推定されています[1]（2012年4月からはさらに厳しい基準が採用され、上限の線量 5 mSv が 1 mSv に引き下げられています）。

　100 mSv 以下の被ばくによる影響は科学的に解明されていないとよく言いますが、それは影響があったとしても検出できないほど微妙だからです。それでも、影響が検出できないからと言って影響がないとするのではなく、どんなに低い線量でもわずかなリスクの上昇はあるという前提の下で、現在の安全体系が築かれています。この前提に立てば、これ以下ならば影響はないという線を引くことはできません。ですから、基準値はそれ以下ならば安全で、それを超えたら危険という性格のものではありません。置かれた状況を考慮に入れながら、被ばくの管理を効率的かつ確実に行うための一つの目安です。人々が不当に高いリスクにさらされることがないよう、それを超えた場合にはあらかじめ決めておいたアクションをとることを定めたものです。なかなか理解しにくい面があるかと思いますが、そのようなものであるということをご理解いただければと思います。

---

[1] 厚生労働省薬事・食品衛生審議会食品衛生分科会放射性物質対策部会「実際の被ばく線量の推計について」（2011年10月31日）
http://www.mhlw.go.jp/stf/shingi/2r9852000001tsmk-att/2r9852000001tt3v.pdf
コープふくしま「2011年度 陰膳方式による放射性物質測定調査結果」
http://www.fukushima.coop/kagezen/2011.html

質問 37

輸血について

岐阜県在住 / 30代 / 会社員 / 男性の方からいただいたご質問

関連キーワード　内部被ばく（預託実効線量、WBC）　放射性セシウム　輸血・血液　健康影響

　放射線を大量に被ばくしたり、放射性物質を内部被ばくした人が、輸血によって第三者にたいして内部被ばくさせる可能性はあるのでしょうか？　またある場合、しきい値はあるのでしょうか？

回答　掲載日：2012年9月24日

　外部被ばくの場合、被ばくをしても体内に放射性物質が取り込まれるわけではありませんので、輸血による第三者の内部被ばくは発生しません。（中性子の大量被ばくの場合は別ですが、福島第一原発事故はそれに該当しないので、ここでは除外します。）

　内部被ばくの場合、体内に取り込まれた放射性物質は血液を通して全身に運ばれるため、そこから採取された血液を輸血することによって第三者が被ばくすることはあり得ます。ただし、現在の状況下では、たとえあったとしても、考えられる被ばく量は大変小さなものです。以下、具体的な数値でご説明します。

　福島第一原発事故から1年半が経過した現在（2012年9月回答時）、主な被ばく源はセシウム134とセシウム137です。ICRP（国際放射線防護委員会）の体内動態モデル*1によれば、セシウムを経口摂取した場合、全量が速やかに血中へ移行し、6時間の半減期で全身に分布した後、尿・糞中に排泄されます。つまり、血中に存在するセシウムの割合は、図1に示すように6時間ごとに半分

---

*1 ICRP, Age-dependent Doses to Members of the Public from Intake of Radionuclides: Part 2 Ingestion Dose Coefficients, ICRP Publication 67. Annals of the ICRP 22(3–4), 1992.

図1

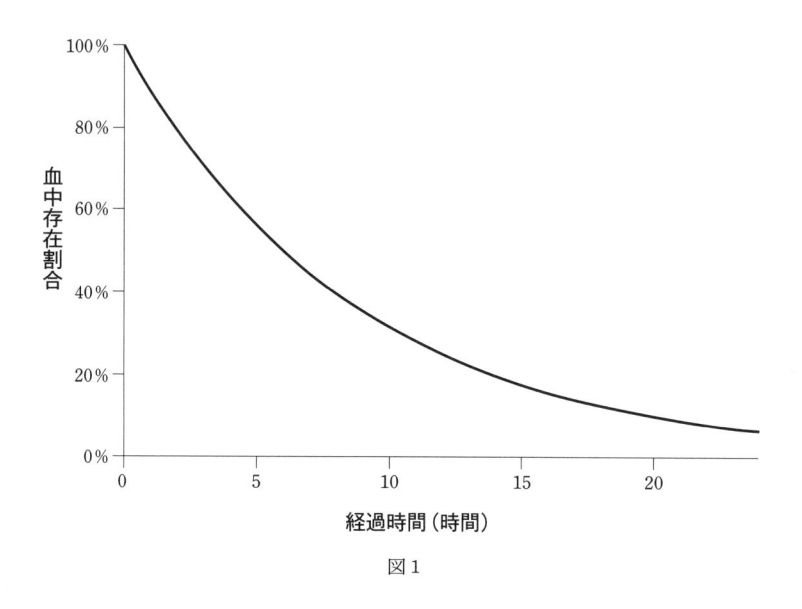

になっていきます。

　このモデルに基づいて、放射性セシウムを含む食品を繰り返し摂取した場合に、血液中に残存する放射能を見積もってみます。ここでは、現在の食品の出荷制限の上限値である 100 Bq/kg の放射性セシウムを含む食品を 1 回の食事で 500 g ずつ、すなわち 50 Bq ずつ経口摂取するものとします。また、計算を簡単にするために、6 時間おきに 1 日 4 回の食事をとると仮定します（1 日あたり合計 200 Bq の摂取）。

　食事の直後には、摂取した 50 Bq のセシウムが速やかに血中へ移行しますが、次の食事をとるときに血液中に残っているのは、半分の 25 Bq になります。これを繰り返していくと図 2 のようになり、血液中に残存する放射性セシウムは、食事からの経過時間に応じて 50~100 Bq の範囲で変動します。

　ヒトの血液量は体重の約 13 分の 1 と言われているので、体重 65 kg の人については約 5 kg であり、上記の条件での血中の放射能濃度はおよそ 10~20 Bq/kg と計算されます。したがって、1 回の献血で採取した血液 400 mL 中に含まれる放射能は 4~8 Bq となります。この放射能による内部被ばく線量は 1 μSv（0.001 mSv）を大きく下回ります。

図2

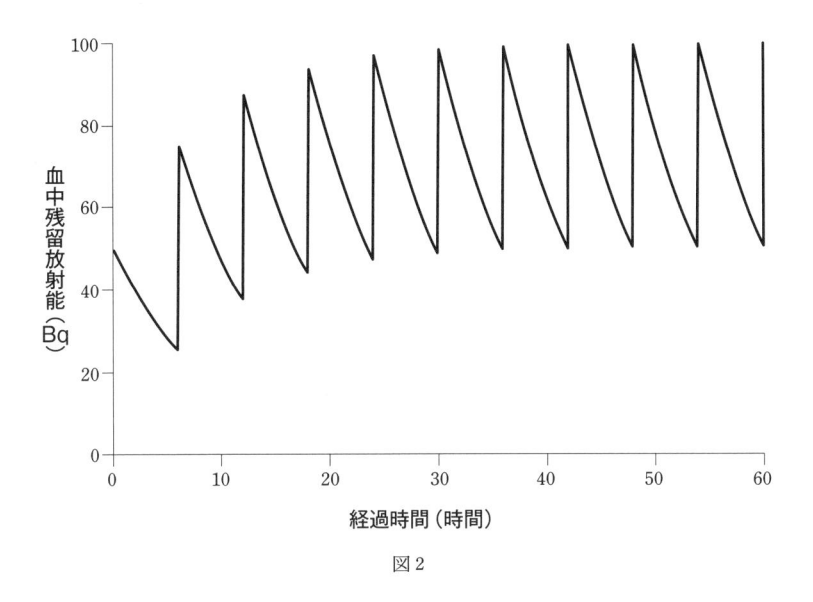

 以上の計算では、1回の食事での放射能の摂取量をかなり過大に見積もり、1日の食事の回数も多めに設定しています。したがって、現実の線量はこの計算値をさらに下回り、輸血によって第三者に有意な内部被ばくがもたらされるとは考えられません。

 また、現時点で輸血に使用する血液の放射能濃度等に関して、基準値はとくに設けられておりません。日本赤十字社では、福島第一原子力発電所の作業従事者で、事故発生からの被ばく線量が100 mSvを超えた方については、最終被ばくの日から6ヶ月間、献血を受け付けていませんが、これは本人の健康への影響を考慮した措置です[*2]。

[*2] 日本赤十字社「よくあるご質問」
　http://www.jrc.or.jp/donation/qa/index.html

質問 38

広島の原爆との
違いなどについて教えてください

東京都在住 / 20代 / 会社員 / 女性の方からいただいたご質問

関連キーワード　広島・長崎の原爆　政府・自治体・専門家・メディア　リスク・リスク比較　母乳・粉ミルク・牛乳・水道水

　質問お願いします。①ニュースで広島の○個分等聞きますが、原爆より大量の放射能が飛散されたのになぜ安全なのでしょうか。広島との違いを教えてください。また、チェルノブイリだと広島の何個分になるのでしょうか。具体的に原爆の○個分という表現で福島と比較した数字が知りたいです。〔以下、リンク切れ〕http://sankei.jp.msn.com/science/news/110826/scn11082619220001-n1.htm

　②ソースが曖昧なのですが、最近みたニュースで、「今までは表面についた放射能だけが問題だったが来年以降は土壌汚染により吸収した放射能が問題になる。今までは洗えば落ちたが、これからは根から吸収してしまうので洗っても落ちない。ずっと放射能と付き合っていくしかない」というのを聞いたのですが、根から吸収した場合、今以上に汚染が酷(ひど)くなるのか教えてください。

回答　掲載日：2012年1月13日

　以下、順に回答いたします。
　まず、①「広島原爆と福島第一原発事故の違い」について。
　広島に投下された原子爆弾は、地上600メートルの高度で爆発した後、巨大な高温の火球(かきゅう)となって上昇し、成層圏まで達しました。核分裂を起こしたのは爆弾の中にあったウランの一部で、その際に生成された放射性物質が、反応を起こさなかったウランとともに、広範囲に拡散したと考えられています。

一方、福島第一原発では、制御下での継続的な核分裂反応の結果、原子炉内に放射性物質が蓄積されており、事故によって、その一部が環境中に放出されました。核分裂反応に伴って様々な放射性物質が生じますが、生成量が比較的多く、なおかつ炉心溶融に際して揮発しやすい（高温時に気体になりやすい）放射性ヨウ素と放射性セシウムを中心に、大量の放射性物質が飛散しました。そして、放射性物質の性状（気体、液体、固体）と気象条件によって、複雑な拡散パターンを生じることになりました。

　原爆と原発事故はともに核分裂反応に端を発するとは言え、被害の現れ方は相当異なります。そもそも、原爆による被害の大半は、爆風と熱線、そして爆発の瞬間に発生した放射線の外部被ばくによるものです。放射性物質の放出という点にのみ着目したとしても、上述のとおり、核種組成や拡散の仕方に質的な違いがあります。したがって、放射性物質の放出量だけで、両者を単純に比較することは合理的でないと回答者は考えます。

　それを承知で敢えて数値をあげるならば、例えば放射性セシウム137の放出量、福島第一原発事故では1.5×10^{16}ベクレルで、広島原爆（8.9×10^{13}ベクレル）の約169倍と試算されています[*1]。また、チェルノブイリ事故の場合は8.5×10^{16}ベクレルですので、広島原爆の約955倍となります。繰り返しになりますが、これらの数値はセシウム137の放出量にのみ着目したものであり、それだけで、人体や環境への影響の大きさを比較できるものではありません。

　次に、②「セシウムの根からの吸収」についてご説明します。

　セシウム137（半減期は約30年）は、土壌表面に留まりやすいという性質があります。チェルノブイリ事故後の調査では、セシウム137が土壌下方へ進む速度はほとんどの場合年間1センチメートル以下であり、事故後7年が経過しても大部分が表層10センチメートル程度に残ることが分かっています。

　したがって、土中の比較的浅い位置に根を張る植物の場合、土壌の状態にも

[*1] 経済産業省原子力安全・保安院「東京電力株式会社福島第一原子力発電所及び広島に投下された原子爆弾から放出された放射性物質に関する試算値について」（2011年8月26日）
http://www.meti.go.jp/press/2011/08/20110826010/20110826010.html

よりますが、根からセシウムを吸収することはあり得ます。そして、根から吸収されたセシウムは植物体の表面ではなく内部に入り込むので、洗い落とすことは難しくなります。

ただし、土壌から農作物へ移行する放射性セシウムの量はそれほど多くはありません。農作物中のセシウム濃度は土壌中濃度の数十分の1から数千分の1程度ですので[*2]、根から吸収されることによって、汚染がひどくなるとは考えられません。

実際に流通している食品中の放射性セシウム濃度は低く抑えられており、2011年8月31日までの食品の実測データを用いて年間の被ばく線量を推計した結果[*3]によれば、全年齢で0.099 mSvとなっています[*4]。

今後も継続的な食品モニタリングは必要ですが、食品の選定などに特段の注意は必要ないと回答者は考えます。

[*2] 農林水産省「農地土壌中の放射性セシウムの野菜類及び果実類への移行の程度」
http://www.maff.go.jp/j/press/syouan/nouan/pdf/110527-01.pdf

[*3] 厚生労働省薬事・食品衛生審議会食品衛生分科会放射性物質対策部会「実際の被ばく線量の推計について」(2011年10月31日)
http://www.mhlw.go.jp/shinsai_jouhou/shokuhin.html

[*4] その後も線量は低下していることが確認されています。例えば、2012年3〜5月に、家庭における食事を測定した以下の調査報告によれば、放射性セシウムによる被ばく線量は、1年あたりの食事量に換算して大人で0.005 mSv以下と推定されています。
厚生労働省「食品の放射性物質の摂取量の測定結果について」(2013年3月11日)
http://www.mhlw.go.jp/stf/houdou/2r9852000002wyf2.html

Part4 福島に生きる

質問39

数値が高い飯舘村にとどまると、元気な赤ちゃんを産めませんか

福島県在住 / 女性の方からいただいたご質問

関連キーワード　妊娠・出産・胎児　放射線量・空間線量　遺伝性影響

　福島県伊達市(だてし)に在住してる30代女です。これから妊娠出産を希望しております(30代。喘息(ぜんそく)、統合失調症を発病)がやはり数値が高い飯舘村(いいたてむら)で働いているので、お互いこのまま地元に留まっていると、奇形や障害を持った子しか授からないのではないかと心配しております。これらを踏まえた場合、奇形児や障害児を授かってしまう確率はどのくらい高くなるでしょうか。またどのくらい予防策を行えば確率を下げられるでしょうか。対策としては外出時はマスクをする。外から帰ったら手をしっかり洗う。うがい薬でうがいをする。出勤、外出時は車を使用しています。

回答　掲載日：2011年4月15日

　ご質問の内容は、妊娠・出産を考えておられる方々、そして現在すでに妊娠中の方々が最も心配しておられる事柄ではないかと思います。
　この問題について、二つの視点から考えてみます。一つは実際に日々の暮らしの中で、どの程度の放射線量(線量)を受けているか、もう一つは赤ちゃんへの影響がどれくらいの線量で現れるかです。

　まず、実際に受けている線量についてですが、福島県が、代表的な場所における放射線のレベルをウェブサイトで公開しています。伊達市内にお住まいで、飯舘村でお仕事をされているとのことですが、それぞれの場所が正確には分か

りませんので、ここでは伊達市役所付近にお住まいで、お仕事のために飯舘村役場付近に通っておられると仮定します。

飯舘村役場については2011年3月14日以降、伊達市役所については3月17日以降の放射線量の測定値（空間線量率）が公表されています[*1]。

測定値（μSv/h）は、その場所に1時間居続けた場合に何マイクロシーベルトの被ばくを受けるかを意味しています。したがって、それぞれの日時の測定値に、次回の測定までの経過時間を掛けて足し合わせることで、大まかな被ばく線量を計算することができます。

このようにして、2011年4月9日までの被ばく線量を計算すると、飯舘村役場で6.96 mSv、伊達市役所では1.86 mSv、となります。今後、2011年4月9日現在の状態がずっと続くとして、同日の測定値の平均値を用いて同様の計算を行うと、震災から1年間の線量は、飯舘村役場で52.0 mSv、伊達市役所で9.52 mSvとなります。

ただし、これはずっと屋外にいたと仮定した場合の値です。屋内では建物によって放射線が遮られるため、線量は木造家屋内で40％に、平屋ないし2階建のコンクリート家屋内では20％にまで減るというデータがあります[*2]。

具体的な生活の状況が分かりませんので確定的なことは申し上げられませんが、ここでは1日に8時間お仕事をされ、そのうちの1時間は屋外、7時間はコンクリート製の建物におられると仮定します。また、ご自宅近くで1時間外出し、残りの15時間は木造家屋内で過ごされるものとします。仮にこのような生活を1年365日続けたとすれば、震災から1年間に受ける被ばく線量は次の表のように計算されます。

前述のとおり、4月9日以降は空間線量率が一定であると仮定していますが、現実には放射能の減衰（☞「物理学的半減期」348頁）によって徐々に減少し

[*1] 福島県「福島県放射能測定マップ」
http://wwwcms.pref.fukushima.jp/pcp_portal/PortalServlet?DISPLAY_ID=DIRECT&NEXT_DISPLAY_ID=U000004&CONTENTS_ID=27468

[*2] IAEA, Planning for Off-site Response to Radiation Accidents in Nuclear Facilities, IAEA-TECDOC-225, 1979.
http://www.iaea.org/inis/collection/NCLCollectionStore/_Public/11/531/11531386.pdf

お仕事中での屋外での被ばく	52.0 mSv × 1/24	≒ 2.2 mSv
お仕事中の屋内での被ばく	52.0 mSv × 0.2 × 7/24	≒ 3.0 mSv
ご自宅付近での外出による被ばく	9.52 mSv × 1/24	≒ 0.4 mSv
ご自宅での被ばく	9.52 mSv × 0.4 × 15/24	≒ 2.4 mSv
合計		8.0 mSv

ていくことが期待されます。したがって、実際の線量はこれよりもさらに低くなると考えられます。

　なお、地表面に付着した放射性物質が舞い上がり、それを吸い込むことによる内部被ばくを心配されていることと思いますが、事故から時間が経つにつれて、そのような舞い上がりの影響はほとんどなくなっていきます。事故から早い段階で、どの程度の内部被ばくがあったか推定は困難ですが、ヨウ素を体内に取り込んだとしても生殖腺の被ばくは無視できます。セシウムに関しては、人が吸い込む量よりも地表面に沈着している量の方がはるかに多く、上述の外部被ばくに比べてそれほど高い線量にはならないと推測されます。食品中の放射性物質の検査・管理体制も整いつつあるので、今後、大規模な放出が起こらない限り、少なくとも生殖腺の線量については、外部被ばくによるものが主になると考えられます。

　次に、もう一つの視点、赤ちゃんへの影響がどれくらいの線量で現れるかについて考えてみましょう。

　たしかに放射線を被ばくすると、精子や卵子のもとになる細胞のDNAが傷つき、それが原因で異常な精子や卵子ができることがあります。異常な精子・卵子がたった一つだけでも、運悪くそれが受精すれば、遺伝性の病気や先天異常をもった子供が生まれてくるかもしれません。そのため、どんなに線量が低くても、これらの影響（総称して遺伝性影響〔☞本書巻頭「100 mSvの意味について」の「3.遺伝性影響」60頁〕と言います）が発生する確率は理論的にはゼロではないことになります。

　ところが実際には、放射線による遺伝性影響がヒトに生じたという科学的証

拠はありません。原爆被爆者や放射線治療を受けた人のお子さんなどについて疫学(えきがく)調査が行われているのですが、親の被ばくにより遺伝性・先天性の異常が増えたというデータは得られていないのです。

　遺伝性影響はもともとハエで見つかり、マウスのような哺乳類でも観察されているため、ヒトでは起きないと断定することはできません。しかしながら異常な精子・卵子は淘汰されやすく、出生に至らないことが多いのだろうと考えられています。

　世界の中には自然放射線による被ばくが年間数ミリシーベルトから数十ミリシーベルトに達する場所がありますが、それらの地域に住む人の間で遺伝性影響が多いというデータもありません。無用な被ばくは避けるべきですが、これらの事実から判断する限り、現在のお住まいおよびお勤めの状況で、遺伝性影響をそれほど心配する必要はないと思います。

　また、実際に赤ちゃんを授かった場合、妊娠中の被ばくによる影響もご心配かもしれません。それについては、妊娠のどの時期に被ばくするかによって、影響の現れ方が変わります。主な影響を表にしてみましたのでご覧ください。

時期	影響	しきい線量
受胎後第10日まで	胚死亡	100 mSv
受胎後第3～第7週	奇形	100 mSv
受胎後第8～第15週	精神遅滞	300 mSv

　表の「時期」は受胎後の日数・週数をかぞえで表したものです。月経周期を28日と仮定した場合、「受胎後第10日まで」は、妊娠週数で言えば「妊娠2週～3週の半ば」にあたります。「受胎後第3～第7週」は妊娠4週～8週、「受胎後第8～第15週」は妊娠9週～16週に相当します。

　影響のうち胚死亡というのは、受精卵が子宮にたどりつく（着床(ちゃくしょう)と言います）前に死んでしまうことを意味します。奇形は文字どおり奇形児が生まれることですが、受胎後第3～第7週の間でも、どの時期に被ばくするかによって奇形が現れる部位が変わります。精神遅滞は知能の発育が遅れ、知能指数の低い子供

になるものです。

　しきい線量というのは、影響が現れる最低線量です。奇形を例にとると、受胎後第3～第7週の間に、お腹の中の赤ちゃんが100 mSv以上の被ばくをした場合に、奇形が発生する可能性があるという意味になります。逆に言えば、100 mSv未満であれば奇形は現れないと考えてよいということです。この他にも、成長の遅れ（出生体重の減少という形で観察されます）などが生じることがありますが、しきい線量は表に示した影響に比べて高くなります。

　つまり、最も感受性の高い妊娠初期であっても、100 mSv以上の被ばくをしない限り、影響は現れないということです。先ほどの計算から、ご質問者の現在の生活での被ばく線量は年間10 mSv未満と考えられますので、妊娠期間中の被ばくによる奇形発生などについてもご心配には及びません。

　最後に、お母さんのお腹の中で被ばくしたことにより、生まれたお子さんが将来がんになる可能性についても触れておきたいと思います。理論上、その可能性はゼロではないとされており、胎児は大人よりも感受性が高いことをうかがわせるデータもあります。

　しかし、数ミリシーベルト程度の被ばくでがんが増えたことを示すデータは存在しません。先ほどの遺伝性影響と同じで、無用な被ばくを避けるに越したことはないのですが、科学的事実に基づいて判断する限り、それほど心配なさる必要はないと回答者は考えます。

質問 40

郡山に住んでいます。被ばくを考えて自主避難すべきですか

福島県在住 / 女性の方からいただいたご質問

関連キーワード　避難・移住　保育園・学校・校庭・プール　線量目安　ICRP（国際放射線防護委員会）

　福島県郡山市中心部に住んでいます。近隣小学校の放射線量は 2.7 前後 μSv/h と発表されています。子供たちが受ける、外部、内部合わせた被ばく量を考えると、今からでも自主避難すべきか考えています。大丈夫と言われている専門家の方々は、わが子を郡山市で生活させても問題ないと断言できるくらい、大丈夫だと思ってらっしゃるのでしょうか。

回答　掲載日：2011年5月10日

　「専門家が答える暮らしの放射線Q&A」で回答している私たち専門家は、「安心」ではなく、これまでの知見に基づいた「安全」を述べていることをご理解いただければと思います。

　先日、〔2011年〕4月19日に文部科学省と厚生労働省が保育園や幼稚園、学校活動での放射線量の安全基準を発表しました。安全基準は 3.8 マイクロシーベルト／時以上の学校では校庭の活動を 1 日に 1 時間程度に抑える（おさえる）など屋外活動を抑制するというものです。

　これからすると 1 時間あたり 2.7 マイクロシーベルトは基準を下回ります。1 年中屋外で生活した場合の外部放射線量は年間で約 24 ミリシーベルト程度です

ので、これに内部被ばく線量を足し合わせても年間100ミリシーベルトをかなり下回りますから科学的には健康への影響はないと判断します。

　避難や屋内退避について、行政としては経済的・社会的影響を考慮した上で判断しています。安心に対する考えは人それぞれ違うため、個人としてどのように判断するかという難しい問題に一律な答えを用意できません。

　自主避難に伴って生じる経済的負担や社会生活の不自由さなどを、放射線によるリスクと比較しなければ自身の納得につながらないかもしれません。例えば、自主避難するにしても、海外に行くのか、西日本に行くのか、日常勤務に影響がない範囲でもう少しだけ放射線量の低い場所へ行くのか、どこでバランスをとるのがいいのか判断することは本人にしかできないと思われます。そのようなことを考えた上で、本来なら受ける必要のない放射線ですから、自主的に避難することも判断の一つと考えます。

[付記]

　回答が掲載されたのは震災から約2ヶ月が経った時点で、直後に比べれば汚染の状態が把握されつつありました。回答の中で「外部放射線量は年間で約24ミリシーベルト程度」とありますが、「1年中屋外で生活した場合」というそもそもの仮定が極端であること、時間経過に伴って線量は減衰すること、線量低減に向けた取り組みが行われていたこと（例えば、表土と深部の土を入れ替えることについて、当時すでに検討が行われていました）などを考慮した場合、実際の線量はもっと低くなると予想されました。

　そのような見込みも踏まえて、「科学的には健康への影響はないと判断します」とお答えしました。もちろんリスクがゼロだとは断言できませんが、少なくとも100ミリシーベルト以下の被ばくによる影響については明白なエビデンス（科学的根拠）がなく、お問い合わせいただいた線量の値をもって即避難という判断にはならないことを申し上げたかったのです（☞「100 mSvの意味について」54頁）。

　この時期にこのようなご質問が寄せられた背景には、2011年4月に文部科学省が発表した「学校等の校舎・校庭の利用判断に関する暫定的考え方」があっ

たのではないかと思います。

　これは、原子力災害対策本部が当時の原子力安全委員会の助言を得てまとめたもので、その中で毎時 3.8 マイクロシーベルトという線量目安を示しています。発表当初から、この数値の是非をめぐって社会が混乱し、線量目安を下回っていたとしても安心できないという思いを、多くの方が抱いておられました。

　そこで、少々長くなりますが、この線量目安をめぐる問題について、以下に整理しておきたいと思います。

①線量目安の根拠

　毎時 3.8 マイクロシーベルトという線量目安は、年間 20 ミリシーベルトから導かれています。1 年間 365 日、毎日 8 時間校庭に立ち、残りの 16 時間は同じ校庭の上の木造家屋で過ごすと仮定したとき、屋内では線量が屋外の 40 ％になるとすれば、1 年間の線量は

$(3.8\ \mu Sv/h \times 8\ h/d + 3.8\ \mu Sv/h \times 0.4 \times 16\ h/d) \times 365\ d \fallingdotseq 20000\ \mu Sv = 20\ mSv$

と計算されるからです[*1]。

　年間 20 ミリシーベルトは国際放射線防護委員会（ICRP）の勧告に従ったもので、政府の原子力災害対策本部が、当時の資料[*2]の中で、次のように述べているとおりです。

　「国際放射線防護委員会（ICRP）の Publication 109（緊急時被ばくの状況における公衆の防護のための助言）によれば、事故継続等の緊急時の状況における基準である 20~100 mSv/年を適用する地域と、事故収束後の基準である 1~20 mSv/年を適用する地域の併存を認めている。また、ICRP は、2007 年勧告を踏まえ、本年 3 月 21 日に改めて「今回のような非常事態が収束した後の一般公衆における

[*1] 文部科学省「「福島県内の学校等の校舎・校庭等の利用判断における暫定的考え方」等に関する Q&A」
http://www.mext.go.jp/a_menu/saigaijohou/syousai/1307458.htm

[*2] 文部科学省「福島県内の学校等の校舎・校庭等の利用判断における暫定的考え方について」（2011 年 4 月 19 日）
http://www.mext.go.jp/b_menu/houdou/23/04/1305174.htm

参考レベルとして、1~20 mSv/年の範囲で考えることも可能」とする内容の声明を出している。

このようなことから、児童生徒等が学校等に通える地域においては、非常事態収束後の参考レベルの 1~20 mSv/年を学校等の校舎・校庭等の利用判断における暫定的な目安とし、今後できる限り、児童生徒等の受ける線量を減らしていくことが適切であると考えられる。」

②被ばく状況と値の選定

国際放射線防護委員会（ICRP）は 2007 年勧告[*3] の中で、人の被ばくを生じる状況を、「計画被ばく状況」「緊急時被ばく状況」「現存被ばく状況」の 3 つに区分しています。

「計画被ばく状況」は、放射線施設を新規に建設するときのように、制御された状態で新たな被ばく源（放射線被ばくをもたらす原因となるもの）を導入する場合を指します。それに対して「緊急時被ばく状況」は、事故などによって被ばく源が制御できなくなってしまった状態です。「現存被ばく状況」は、対策を考える時点ですでに被ばく源が存在している状態で、事故後に被ばく源が制御下に置かれた場合などが該当します。

2011 年 4 月当時、福島県内の学校が置かれていた状況を「現存被ばく状況」と見るならば、文部科学省が設定した線量目安は、ICRP が勧告する値の上限をとったことになります。それに対して、相手が一般公衆であり、しかも対象がほぼ子供に限定されることから、もっと低い値を採用すべきだという批判が沸き起こりました。

実際 ICRP は、一般論として現存被ばく状況に対する参考レベルを年間 1~20 ミリシーベルトとしつつ、汚染地域内に居住する人々に対しては「1~20 ミリシーベルトの下方部分から選定すべき」と勧告しています。1~20 という範囲を二分割した時の小さい方を「下方部分」と解釈するならば、線量目安は年間

[*3]『ICRP Publication 103 国際放射線防護委員会の 2007 年勧告』（日本アイソトープ協会）
http://www.jrias.or.jp/books/cat/sub1-08/108-11.html#01

20ミリシーベルトではなく、10ミリシーベルト以下を根拠として設定すべきであったということになります。

③線量目安の意味合い

　先の原子力災害対策本部の資料に基づけば、文部科学省が設定した線量目安は、ICRPが言うところの「参考レベル」だということになります。参考レベルは絶対的な安全基準ではありません。それ以下ならば安全で、超えると危険ということではないのです。そもそもICRPは、放射線のリスクはどんなに低い線量でもゼロではないという前提に立っているため、全く影響がないという意味での安全線量を定義することはできないからです。

　参考レベルは、それを超えることのないように防護対策を計画すべきもの、と定義されています。別の言い方をすれば、参考レベルを超えないようにするのは最低限の要件であって、それを下回っていたとしても、できる限り被ばくを少なくすべき、ということになります。

　重要なのは、置かれた状況と利用可能なリソースを考慮しつつ、被ばくができるだけ少なくなるように防護措置を講じることであって、参考レベルはそれを効率的・効果的に進めるための「しばり」でしかありません。

　そのような性格のものであるため、参考レベルの値はケース・バイ・ケースで変わります。ICRPが単一の値ではなく、幅を持った値として勧告しているのはそのためであり、最終的な値の選択は各国の規制当局に委ねられています。

　極端な話、現存被ばく状況に対する参考レベルとして、年間20ミリシーベルトを超える値を選択する余地も残されています。もちろん、その場合は、あえて高い値を設定する説明責任が生じます。

④何が問題であったか

　線量目安が決定されるまでに、どのような議論があったかは不明ですが、当時の被ばく状況をどう解釈するかが論点だった可能性があります。2011年4月の時点で、事故を起こした原子炉が制御下にあったとは言えず、その意味では緊急時被ばく状況にあったと考えられます。一方で、緊急時を脱した、すなわち

現存被ばく状況に移行したのでなければ、学校を再開するべきではありません。

あくまで憶測ですが、そのような悩ましい状況で、緊急時被ばく状況（20~100 mSv/年の参考レベルを適用）と現存被ばく状況（1~20 mSv/年の参考レベルを適用）の折衷をとったのではないかと思われます。だからこそ、「夏季休業終了（おおむね8月下旬）までの期間を対象とした暫定的なもの」*2 という条件がついたのでしょう。

ICRPの考え方に則れば、「学校等の校舎・校庭の利用判断に関する暫定的考え方」において強調されるべきは、「今後できる限り、児童生徒等が受ける線量を減らしていくこと」であったはずです。ところが、それまでの政府の対応に不信感が募っていたことに加えて、当初、丁寧な説明がなされたとは言い難く、線量目安の値だけが注目され、迷走を生むことになりました。

結局、混乱を受けて、文部科学省は2011年5月27日に「学校において児童生徒等が受ける線量について、当面、年間1ミリシーベルト以下を目指す」という声明*4 を発表することになりました。これは「暫定的考え方」に替わるものではありませんでしたが、その説明*5 も後手に回っており、真意は今もなお十分に伝わっていないと思われます。

---

*4 文部科学省「福島県内における児童生徒等が学校等において受ける線量低減に向けた当面の対応について」（2011年5月27日）
http://www.mext.go.jp/a_menu/saigaijohou/syousai/1306590.htm

*5 文部科学省「5月27日「当面の考え方」における「学校において『年間1ミリシーベルト以下』を目指す」ことについて」（2011年7月20日）
http://www.mext.go.jp/component/a_menu/other/detail/__icsFiles/afieldfile/2012/09/11/1305069_3.pdf

質問 41

Part4 福島に生きる

福島第一原発近くで働く家族が帰宅するときに気をつけることはありますか

東京都在住 / 40代 / 会社員 / 女性の方からいただいたご質問

関連キーワード 子供・乳幼児　放射線量・空間線量　衣類

　東京在住で、1歳の子供がいます。主人が福島第一原発近くの土木現場に勤務しています。現場事務所はいわきで、単身赴任での住まいもいわきです。現場内では放射線防護服を着て、現場から出るときは除染しますが、いわきの事務所・住居から東京の自宅に戻る時も、乳幼児のために何らかの対策…①外で着替えてから家に入る、②主人が帰任時に着ていたものなどは別の洗濯機で洗う、③主人と子供はお風呂に一緒に入らない、など自主的な配慮が必要でしょうか。あるいは、気にしなくて大丈夫でしょうか。

回答　掲載日：2011年12月22日

　まず、放射線量を確認してみましょう。福島県のウェブサイトを見ますと、2011年12月10日の福島県各地点での空間線量率の測定結果が載っています[*1]。
　この結果によると、最も線量が高い地域は県北地方の福島市であり、1.0マイクロシーベルト／時間（μSv/h）程度、いわき市はその10分の1程度です。
　ご質問を読むと、ご主人は放射線物質に汚染されないよう、作業現場できち

---

*1 福島県災害対策本部「福島県内各地方 環境放射能測定値（暫定値）（第6486報）」（2011年12月10日23時現在）
http://www.pref.fukushima.jp/j/sokuteichi6486.pdf

んと管理されているように見受けられます。現場作業により、ご主人が何か放射性物質を衣服等に付けて持ち帰られる可能性は小さいように思います。

　また、現場作業を終えたあと、いわき市に住んでいるだけで放射性物質が衣類に付着するのではないか、ということを心配していらっしゃるかもしれませんが、その可能性も小さいように思われます。

　したがって、「外で着替えてから家に入る」、「主人と子供はお風呂に一緒に入らない」などのご配慮は不必要と思います。

　むしろ、お父さんと子供さんが一緒に風呂に入ってスキンシップをとることの方が、放射性物質のごくわずかな危険性を考えるよりも余程重要だと思います。

　もし気になるようでしたら、ご主人が帰任時に着ておられたものは、「別の洗濯機」ではなく、別に洗濯する程度のことをされてはどうでしょうか。

Part4 福島に生きる

質問 42 ※

被ばく低減に「転地」は有効でしょうか

北海道在住 / 50代 / 会社員 / 男性の方からいただいたご質問
関連キーワード　子供・乳幼児　避難・移住　除染・測定　自然放射線・人工放射線

　よろしくご回答お願いいたします。福島県に、親戚筋の子供たちが沢山住んでおります。子供たちの将来を考え……一説に、年間50日程度、福島から離れ生活をすることで、それまでに人体に浴びて〔い〕る放射線を除染できる、と聞きましたが、本当にかなうのでしょうか？　ある程度は可能なのでしょうか？　先が見えず苦慮しております。よろしくご指導ください。

回答　掲載日：2012年1月10日

　ご親戚のお子さんたちの被ばくを何とか少なくできないか、という切実な思いからのご質問と拝察します。ご質問にお答えするために、「被ばく」と「汚染」という概念の整理が重要になります。最初にこの二つの言葉についてご説明し、その上で転地（福島から他の土地に移り住むこと）の効果・意義について考えてみることにします。

　放射線を「被ばく」するとは、体が放射線のエネルギーを受け取ることです。エネルギーを受けることで体を構成する分子が変化しますが（健康影響の観点からは、とくにDNAの変化が重要になります）、放射線は瞬間的に消滅するか、体の外へ抜け出てしまいます。被ばくの結果（DNA損傷など）は残りますが、放射線が体内に残るわけではないのです。したがって、過去に被ばくした放射線を取り除くことは原理的に不可能です。

　「汚染」は放射性物質が付着する、あるいは体内に入ることを意味します。体

の表面に付着すれば体表面汚染、体の中に入れば体内汚染になります。何らかの方法で汚染を積極的に取り除くことを「除染」と言います。体表面汚染に対しては洗い流すこと、体内汚染に対しては薬剤等により放射性物質の排泄を促すことが、「除染」です。しかし、生活する場所を変えることは「除染」ではありません。場所を移っても、汚染した体の状態は変わらないからです。

　以上のことから、放射線レベルの低い場所に移ったとしても、それ以前に受けた被ばくや汚染を減らせるわけではないことが、お分かりいただけると思います。ご質問の趣旨を「すでに受けた被ばく、あるいは汚染したことによる被ばくを、転地によって減らすことができるか」と解釈するならば、そのような効果はないというのがお答えになります。

　しかし、だからと言って、転地に全く意味がないということではありません。線量の高い場所から線量の低い場所へ移れば、滞在期間中は被ばくが少なくてすみます。過去の被ばくには効果がないとしても、現在進行中の被ばくを減らす効果はあります。

　そこで考えるべきは、いったいどのくらい被ばくを減らすことができるかです。そのような観点から、福島県から北海道へ移動し年間50日間滞在した場合に、被ばく線量がどの程度少なくなるかを見積もってみましょう。

　福島県の現在〔2012年1月〕の放射線量（1センチメートル線量当量〔☞338頁〕）は、避難対象地域を除いて、最大で毎時2マイクロシーベルト程度です[*1]。実効線量は1センチメートル線量当量よりも小さくなること（約60％[*2]）を考慮し、また1日のうち16時間を木造家屋内（遮蔽率40％[*2]）で過ごし、残りの8時間を屋外にいるものと仮定すると、1日あたりの実効線量は次のように計算されます。

$$(2\ \mu Sv/h \times 0.4 \times 16\ h + 2\ \mu Sv/h \times 8\ h) \times 0.6 \fallingdotseq 17\ \mu Sv$$

[*1] 福島県「福島県放射能測定マップ」
　　http://fukushima-radioactivity.jp
[*2] 放射線医学総合研究所「外部被ばく線量の推計について」（2011年12月13日）
　　http://www.pref.fukushima.jp/imu/kenkoukanri/231213senryosuikei.pdf

ただし、これは最大に見積もった場合の線量であり、ご親戚の方々がお住まいの地域や家屋の構造、生活時間次第で、もっと小さな値になります。

一方、北海道では1時間あたりの空間放射線量（ほぼ実効線量とみなすことができます）は0.03マイクロシーベルト前後であり[*3]、上記と同じ生活条件を仮定して1日あたりの線量を計算すると、次のようになります。

$$0.03\ \mu Sv/h \times 0.4 \times 16\ h + 0.03\ \mu Sv/h \times 8\ h \fallingdotseq 0.43\ \mu Sv$$

したがって、北海道に50日間滞在した場合に低減される線量は、

$$(17\ \mu Sv - 0.43\ \mu Sv) \times 50 = 828.5\ \mu Sv \fallingdotseq 0.8\ mSv$$

となります。

以上は、地面等に固着した放射性物質からの外部被ばくに対する試算です。理論的には、これ以外に、遊離した放射性物質による汚染を介した被ばくもあり得ますが、現在、事故由来の放射性物質は空気中にほとんど存在せず、流通している食品中の濃度も、地域に関係なくかなり低く抑えられています[*4]。したがって、福島県で暮らしていても、体表面汚染あるいは体内汚染による被ばくは元々少なく、これらの被ばく経路については、転地による低減効果はあまりないと考えられます。

私たちは、自然界から1年間に約2ミリシーベルトの被ばくを受けています。また、自然放射線のレベルには地域差があり、都道府県別に比べた場合、年間の線量には最大0.38ミリシーベルトの違いがあると言われています。世界に目を向ければ、年間数ミリシーベルトから数十ミリシーベルトの被ばくを受けて、普通に暮らしている人々もいます。放射線被ばくはできるだけ少ない方がよいとは言え、そのような現実に照らし合わせたとき、0.8ミリシーベルト以下の線量の差異が、放射線影響の観点から重大であるとは言い難く、被ばく低減だけ

[*3] 北海道庁「北海道放射線モニタリング総合サイト」
http://monitoring-hokkaido.info
[*4] 厚生労働省「食品中の放射性物質への対応」
http://www.mhlw.go.jp/shinsai_jouhou/shokuhin.html

を転地の積極的な理由とするのは難しい面があります。

　むしろ、汚染地域で暮らしていることで子どもたちがストレスを抱えているとすれば、場所が変わることによる気分転換の効果の方が、意義としては大きいかもしれません。そういった点も踏まえて、受け入れに伴うご負担を考慮しながら、総合的に判断されるのがよいのではないかと思います。

質問 43

Part4 福島に生きる

除染ボランティアに
参加しようと考えています

静岡県在住 / 40代 / 会社員 / 男性の方からいただいたご質問

関連キーワード　除染・測定　政府・自治体・専門家・メディア　線量限度

　少しでも福島県の方々のために除染ボランティアに参加しようと思っておりますが、周囲の反対が大きく、説得のための資料が少なく感じています。除染ボランティアは危険と考え準備しなければいけないのでしょうか。

回答　掲載日：2012年2月20日

　除染ボランティア等の活動に周囲の方が反対し、それを説得するだけの材料が不足しているというご指摘はもっともです。自治体や行政は真摯に受け止め、多くの人が安心してそうした活動に参画できるよう周知と準備が必要です。

　除染活動への行政バックアップとしては「除染情報プラザ」[1]を発足させて、参加者や業者などに必要な情報を提供する取り組みの体制が整いつつあります。そのような活動に参画意思を表明していただくことは大変心強いですし、敬意を表します。

　被ばく線量については、2011年末に厚生労働省が「除染等業務に従事する労働者の放射線障害防止のためのガイドライン」を制定し、交付しています[2]。

　これは、職業として除染にあたる方々に対する管理のための規則であり、除染作業者に対する線量限度は一般の放射線業務従事者と同等の扱いです。つま

---

[1] 福島県、環境省「除染情報プラザ」
　　http://josen-plaza.env.go.jp/

り、5年間で100ミリシーベルト（mSv）、1年間の最大が50 mSvという限度内で作業がされます。

さらにボランティアについては次のような記述があります。

「ボランティアを募集する場合、ICRP〔国際放射線防護委員会〕による計画被ばく状況において放射線源が一般公衆に与える被ばくの限度が1 mSv/年であることに留意すること。」*3

もしこのガイドラインがきちんと遵守されれば、ボランティアの除染作業においては、1 mSv/yを大幅に超えることはないと考えられます。

除染ボランティアを通して、当該地域の方々との意識共有に道がひらけ、放射線防護のノウハウ（サーベイメータ等の使い方、除染の方法）を学ぶことができると思います。

このような活動を行うにあたっては、ほとんどの人にとって未経験のことでしょうから、無駄な被ばくは避けながら、ご自分の判断に立って、参加されるのがふさわしいと回答者は思っています。

なお、私事にわたることで恐縮ですが、関西に住んでいる回答者の娘（30代）は福島の除染ボランティアに数回出かけています。

---

*2 厚生労働省「除染等業務に従事する労働者の放射線障害防止のための省令の公布及びガイドライン制定」（2011年12月22日）
　http://www.mhlw.go.jp/stf/houdou/2r9852000001yy2z.html

*3 厚生労働省「除染等業務に従事する労働者の放射線障害防止のためのガイドライン概要」
　http://www.mhlw.go.jp/stf/houdou/2r9852000001yy2z-att/2r9852000001yy4g.pdf

Part4 福島に生きる

質問 44

放射性セシウムによる精子への影響について教えてください

福島県在住 / 20代 / その他職業 / 男性の方からいただいたご質問

関連キーワード　雨・風・砂・放射性プルーム　放射性セシウム　妊娠・出産・胎児　遺伝性影響

　今回東福島の近くで仕事があったのですが、雨が降っていました。そのときアイスクリームを買ったのですが、その時アイスクリームに雨が結構当たってしまいました。その時はあまり気にしないで食べたのですが、後になって不安になってきてしまいました。雨を飲んでしまった場合の精子への影響はどのようなものなのでしょうか？　放射能や放射性セシウムが体に入ってしまった場合、ただちに精子に影響が出るものなのでしょうか？　放射能や放射性セシウムの影響を受けた精子で子供ができた場合、子供に障害ができたり、奇形の子供が生まれる可能性はあるのですか？　または無精子症になるのですか？　分からないことだらけなので教えてください。よろしくお願いいたします。

回答　掲載日：2012年1月11日

　ご質問は、アイスクリームを食べている時にそれが雨に当たり、その中に入っていたかもしれない放射性セシウムが心配とのことですが、まず雨の中に放射性セシウムが入っていたかどうかです。日時と場所が特定されていませんので、正確なことは言えませんが、現在、全般的に言えば、福島県では大気中には事故に由来した放射性物質は浮遊していないか、たまに浮遊していても検出下限近辺の微量と考えられますので、まず心配されることはありません。また、微

量存在していたとしても、それが雨の中に入る量は少なくなり、さらにアイスクリームに入った雨の量は 1 g もないでしょうから、以下の計算でお分かりになるかと思いますが、摂取したかもしれないセシウムの量は取るに足らない量と推定されます。

いわき市では 2011 年 11 月 8 日に大気塵中の放射性セシウム（セシウム 134 とセシウム 137 の合計）が 1.6 Bq/m^3 と測定されています（他の日は検出されていないか、これより低い値です）。1 m^3 の空気の質量はほぼ 1 kg で、その空気の飽和水蒸気量は 10 ℃の時約 10 mL（ミリリットル）= 10 g ですが、この水蒸気が全部直径 1 mm の雨滴（約 0.5 mg）となったとすると、およそ 2 万個程度の雨粒となります。アイスクリームに入った雨の量を 1 g とすれば 0.16 Bq（ベクレル）となります。成人が 0.16 Bq のセシウム 137 を経口摂取した場合、一生涯の間に睾丸が受ける線量は約 100 万分の 2 mSv（ミリシーベルト）です。睾丸が被ばくして精子数が一時的に減少するのは 100 mSv 以上、完全に精子が枯渇するのは 6,000 mSv 以上ですから、お問い合わせの状況ではどう多く見積もっても、これらの影響が現れることはありません。

そもそも、私たちの体内には自然放射性物質のカリウム 40 が常に数千 Bq 存在し、それによって 1 年あたり平均 0.17 mSv の被ばくをしています。その変動や個人差の方が、雨に濡れたアイスクリームから取り込んだかもしれない放射性セシウムによる被ばくよりも、はるかに大きいのが現実です。私たちは、天然のカリウム 40 による健康影響は心配していないわけですから、このようにわずかな量の放射性セシウムの影響は全く無視できると言えます。

Part4 福島に生きる

質問 45 ※

福島市在住、妊婦の食事、胎児への放射線影響

福島県在住 / 30代 / 会社員 / 女性の方からいただいたご質問
関連キーワード　妊娠・出産・胎児　遺伝性影響　確定的影響・確率的影響

　現在福島市に住む妊娠5ヶ月の妊婦です。妊娠を機に実家のある福島市へ戻りました。まず食べ物として福島産（自家栽培含む）のものは避けた方がよいでしょうか？　また胎児への放射線の影響はどうでしょうか？（ダウン症や奇形児の確率はあがるのでしょうか？）今の福島市の放射線現状とともに回答いただければと思います。

回答　掲載日：2012年9月24日

　まず福島産の食べ物についてですが、避ける必要はないと回答者は考えます。現在、各地域で食品に対する放射性物質の検査が行われており、基準値を超えていないもののみが出荷されることになっています。昨年度までの基準値は、1年間の食品摂取による内部被ばくが5 mSvを超えないように設定され、2012年4月より施行された新たな基準値はさらに厳しく、1 mSvを超えないように設定されています。現実には基準値いっぱいの食品ばかりを摂取するわけではないので、実際の内部被ばく線量はもっと低い値になります。例えば、厚生労働省が行った調査によれば、福島県内で流通している食品を摂取した場合、昨年度の時点でも1年間の食品摂取による線量は0.02 mSv程度と推計されています[*1]。

＊1 厚生労働省「福島県、宮城県等での食品摂取による内部被ばく線量の推計」
　　http://www.mhlw.go.jp/shinsai_jouhou/dl/120412_1.pdf

自家栽培の野菜などについては、自家消費野菜などの放射能簡易検査を福島県消費生活センターが行っています。公開されている検査結果の多くは検出限界以下であり、基準値を超える値も出ていません。ご心配であれば、実際に検査を依頼してみてはいかがでしょうか[*2]。

　次に外部被ばくについてですが、文部科学省のサイトで福島市の空間線量率を見ると、高い場所では 1.5 μSv/h 程度の値が散見されます[*3]。
　仮に 1.5 μSv/h の場所で生活し、1 日のうち 8 時間を屋外、16 時間を屋内で過ごすとすれば、1 年間の外部被ばくは 4.7 mSv と計算されます（福島県の県民健康管理調査における外部被ばく線量の推計と同じ方法で、木造家屋に対する係数を用いて計算しています。具体的には、内部被ばくと合算可能な実効線量を求めるために空間線量率の値に 0.6 を掛け、屋内の被ばくに対しては遮蔽効果を考慮して、さらに 0.4 を掛けています）[*4]。
　このように、福島市内で生活した場合の年間の被ばく線量は、多めに見積もって 5 mSv 程度です。放射線の影響を考える場合には、あくまでこの数値との比較で考える必要があります。

　放射線の影響には、①ある一定レベル以上の被ばくを受けないと発生しない影響（確定的影響）と、②どんなに低い線量でも発生する可能性がゼロではないと考えられている影響（確率的影響）があります。
　妊娠期間中の被ばくによる奇形の発生は、①の確定的影響のうち、最も低い線量で生じる可能性があるものの一つです（☞質問39「数値が高い飯舘村にと

[*2] 福島県「県内における放射能簡易検査」
　　http://wwwcms.pref.fukushima.jp/pcp_portal/PortalServlet?DISPLAY_ID=DIRECT&NEXT_DISPLAY_ID=U000004&CONTENTS_ID=26498
[*3] 文部科学省〔当時〕「放射線モニタリング情報」
　　http://radioactivity.nsr.go.jp/map/ja/area.html
　　現在は、原子力規制委員会のウェブサイトに移行しています。
[*4] 放射線医学総合研究所「外部被ばく線量の推計について」（2011 年 12 月 13 日）
　　http://www.pref.fukushima.jp/imu/kenkoukanri/231213senryosuikei.pdf

どまると、元気な赤ちゃんを産めませんか」202頁)。それでも、妊娠初期（具体的には受胎後第3~7週の間）に、最低でも一度に100 mSv以上の被ばくを受けない限り、奇形は生じないため、ご質問の状況では、被ばく線量、妊娠時期のどちらの点においても問題にはなりません。

　また、ダウン症は、初期の受精卵または受精前の卵細胞・精子に異常が起きない限り生じることはありません。現在、妊娠5ヶ月ということですので、今後の被ばくがダウン症の原因になることはありません。

　②の確率的影響としては、がんと遺伝性影響があります。これらについては、理屈の上では可能性はゼロではないことになりますが、年間5 mSv程度であれば心配には及ばない、と回答者は考えます。なぜなら、原爆被爆者をはじめとする大規模な疫学調査でも100 mSv以下の被ばくによる影響は認められておらず、世界を見渡せば年間数mSvの自然放射線を受けて普通に生活している人たちがいるからです（これらの人々についても疫学調査が行われていますが、がんの増加は観察されていません）。余計な被ばくはしないに越したことはありませんが、今回の場合、ご実家で安心して出産に臨むことのメリットの方がはるかに大きいのではないでしょうか。

質問 46

ホールボディカウンタの結果の
シーベルト換算法について

栃木県在住 / 40代 / 会社員 / 男性の方からいただいたご質問

関連キーワード　内部被ばく（預託実効線量、WBC）　ベクレル・シーベルト

　ホールボディカウンタの測定結果について、ベクレル／人体という単位での表記であれば分かるのですが、時々これをシーベルト／年換算して提示している例を見かけます。この換算はどのようにしているのでしょうか？　単純な換算が出来るとは思えず、現在のベクレル値から、遡ってある時点で一気に急性被ばくしたとか、ある一定期間にわたり恒常被ばくしたとか、何がしかの仮定をしないと計算できないと思います。その理解が正しいとしたら、仮定を記載しないのは非常に不親切であると感じます。また、それぞれの仮定の場合の体内ベクレル量を推算する方法について記載しているサイトがあれば紹介してください。

回答　掲載日：2012年6月27日

　ホールボディカウンタ（WBC）は体内に存在する放射性物質の量（放射能〔Bq〕）を調べるものです。WBCの測定値を基に、体内に取り込んだ放射性物質の量（摂取量）を逆推定し、それに国際放射線防護委員会（ICRP）が公表している線量係数を掛けることにより、内部被ばくによる線量を算出します。一連の過程のうち、WBCの測定値から摂取量を推定する段階で、対象となる放射性物質の摂取経路、放射性物質を摂取してから測定までの日数（時間）などの情報が必要となりますが、これらの情報が明確であることは稀です。そこで通常は、どのように摂取したかを仮定した上で線量の計算を行います。

Part4　福島に生きる

　福島県で実施されております住民の方々のWBC測定の線量評価方法を例に説明しますと、放射性セシウムに対する線量評価にあたって（福島県住民を対象としたWBCが開始された2011年6月末時点では、放射性ヨウ素はほとんど減衰して無くなっていたため、放射性セシウムのみを対象）、当初は急性摂取シナリオ*1が用いられていました。しかし、事故から時間が経過するにつれてセシウムは体の外に排出されていき、とくに小児の場合は成人に比べて排出が速いために、事故直後に摂取したセシウムはもはや体内には残っていません。逆に言うと、現時点で小児を測定して有意な放射性セシウムが検出された場合には、それは比較的最近摂取したものであることを意味します。急性摂取という仮定を採用することは、線量をいたずらに過大評価するだけです。そこで、福島県では2012年2月以降は日常的な摂取シナリオ*2を採用し、より現実的な線量評価を行っています。この経緯については福島県のウェブサイトに詳述されています*3。

　内部被ばくの場合、摂取した放射性物質が完全に排泄されるか、あるいは放射能が完全に減衰するまで被ばくが続くことになります。そこで通常は、放射性物質を体内に摂取後、単位時間あたりに受ける線量を時間積分することにより、線量を評価します。これを預託実効線量（☞351頁）と呼び、積分期間は成人について50年間、小児について70歳までと決められています。ただしセシウムに関しては、尿・糞中にコンスタントに排泄されるため、物理的半減期が30年のセシウム137であっても、成人で3年程度、小児では1年もすれば、体内の残留量はほぼ無視できるレベルになります。このように、内部被ばくによる線量は預託線量として評価するのが普通ですが、線量の時間変化に着目し

---

*1　急性摂取シナリオとは、2011年3月12日に事故由来の放射性セシウムを吸入摂取したと仮定して線量を推定したもの。
*2　日常的な摂取シナリオとは、2011年3月12日から1年間、毎日均等な量を継続して日常的に経口摂取したと仮定した最大線量を推定したもの。
*3　福島県保健福祉部、独立行政法人放射線医学総合研究所、独立行政法人日本原子力研究開発機構「福島県住民ホールボディカウンタ測定の線量評価の方針について」（2012年2月1日）
http://wwwcms.pref.fukushima.jp/pcp_portal/PortalServlet?DISPLAY_ID=DIRECT&NEXT_DISPLAY_ID=U000004&CONTENTS_ID=26104

たい場合に、1 年ごとの線量を計算し、Sv/年という形で表すことは可能です。あるいは、分母を摂取があった年と考え、1 年間の摂取による預託線量の意味で Sv/年という表記をすることもあるようです。また、公表されている預託実効線量の値から体内の放射能量を求めることは、被験者の性別、年齢、体重などの情報が無いため基本的に困難です。しかしながら、預託実効線量を推定するために必要な被験者に関する情報があれば、体内の放射能量から預託実効線量を推定する際に用いられるモデル計算を逆算することにより、体内の放射能量を求めることが可能となります*4。

---

*4 WBC による測定方法の概要について、以下が参考になります。
　　放射線医学総合研究所「放射線医学総合研究所におけるホールボディカウンタの測定方法について」(2011 年 8 月 26 日)
　　http://www.nirs.go.jp/data/pdf/i21_j1.pdf
　　『ICRP Publication78 作業者の内部被ばくの個人モニタリング』(日本アイソトープ協会)

質問 47 ※

須賀川の小児糖尿病増加という東京新聞の報道について

愛知県在住 / 40代 / 会社員 / 女性の方からいただいたご質問

関連キーワード　政府・自治体・専門家・メディア　避難・移住　糖尿病

〔2012年〕5月16日東京新聞夕刊「母子に心のケア　専門医充実して　福島に通う小児心療医の叫び」にて、岩瀬病院の三浦院長先生が「須賀川市内の仮設住宅で実施した健康診断では、小学生以下の子ども十人のうち六人が糖尿病だった。異常事態。運動不足やストレスなどが原因ではないかと懸念する。」とのコメントがありました。

①このコメントの信頼性は高いでしょうか？（誤報道の可能性は？）

（①のお答えが否定的であった場合、以下の質問は無視してください。ありがとうございました。）

②ストレスが原因で小児糖尿病は発症しやすいと考えられていますか？

③他の拠点で血液検査を実施した箇所で、小児糖尿病の増加はみられていますか？

④避難区域以外の仮設住宅住まいの避難の子供たちへの採血調査（血液生化学分析）の予定はありますか？

⑤7歳以上で糖尿病傾向の増加が見られた地域で0~6歳児への血液検査の予定はありますか？

回答　掲載日：2012年7月18日

糖尿病にはいくつかのタイプがありますが、10歳未満で発症するのはほとんどが1型糖尿病です。10歳以降になると2型糖尿病も見られるようになり、大

人になってから発症するのは大半が2型糖尿病です。

　1型糖尿病は、膵臓（すいぞう）のβ細胞というインスリンを作る細胞が破壊され、インスリンの絶対量が不足するために起こります。外的な因子として、ウイルス感染などがきっかけとなって発病することはありますが、精神的ストレスが原因で生じるという知見はありません。

　2型糖尿病は、膵臓からのインスリンの分泌が低下したり、インスリンが効きにくくなったりすることによって生じます。このタイプの糖尿病には生活習慣が大きく関係しており、過食（とくに高脂肪食）、運動不足、それらの結果として起こる肥満が重要な危険因子となります。精神的ストレスが直接的な原因ではないとしても、ストレスによって生活習慣が乱れると、2型糖尿病のリスクが高まることがあります。

　5月16日の東京新聞夕刊の記事には「小学生以下の子ども十人のうち六人が糖尿病」という記述があります。この記事に関する詳細な事実関係は不明ですが、一部のお子さんについてHbA1c（糖尿病の診断に関わる検査項目）が高い値であったようです。その意味で、全くの誤報道というわけではないと回答者は思います。

　1型糖尿病の年間発生率は小児10万人あたり1~2人程度と低く、狭い地域で何人かの子供が同時に発症するとは考えられません。したがって、実際に糖尿病（ないしはそれに準ずる状態）の子供が複数いたのだとすれば、おそらく2型糖尿病およびその予備軍であると思われます。冒頭に述べたとおり2型糖尿病が現れ始めるのは通常10歳代以降ですから、この記事は常識的には信じがたい内容です。しかし、避難によって子供たちの生活環境が一変し、その結果2型糖尿病の危険因子を抱えてしまうことは充分にあり得ます。そのような状況の中、極端なケースとして小学生以下でもHbA1cの値が高くなったのかもしれません。

　なお、放射線被ばくによって膵臓の機能が低下することはありますが、致死量をはるかに超える線量を膵臓が集中的に受けない限りそのような事態にはならないため、今回のケースはそれには該当しません。

　福島県が実施している県民健康管理調査において、避難区域等の住民および

基本調査の結果必要と認められた方のうち7歳以上の対象者については、健康診査の項目として HbA1c および空腹時血糖の検査が含まれています。これまでのところ、子供の糖尿病が増えたという報告はとくにないようですが、避難生活によって子供が運動不足に陥っているのは確かであり、今後の結果を注視するとともに、状況に応じて保健指導等の適切な対応が望まれます。

　避難区域外の住民で避難したお子さんの血液検査については、残念ながら情報を持ちあわせておりません。自治体によって対応が異なると思いますので、それぞれの市町村に問い合わせていただくのがよろしいかと存じます。

質問 48

甲状腺スクリーニングについて教えてください

千葉県在住 / 60代 / その他職業 / 男性の方からいただいたご質問

関連キーワード 　甲状腺・甲状腺がん　　内部被ばく（預託実効線量、WBC）　　等価線量　　放射性ヨウ素

　小児甲状腺のスクリーニングレベルは等価線量で100ミリシーベルトで、これは摂取後0.5日で3,000ベクレルのヨウ素131に相当すると理解しています。しかし、小生の計算では、検査がなされた〔2011年〕3月26日時点での政府のスクリーニングレベル、毎時0.2マイクロシーベルトが、摂取後0.5日で3,000ベクレルのヨウ素131と結びつきません。

　①3月26日時点での政府のスクリーニングレベル、毎時0.2マイクロシーベルトはどのように導き出されたものか、具体的な計算手順を示して教えてください。

　②細かい話になりますが、半減期8日でのヨウ素131のスクリーニングレベルが、調査がなされた3月24日から3月30日の間でも減衰補正がなされたのでしょうか。

　③また、現場はスクリーニングレベルと同じ程度の相当の高線量で、そのような場で、本当に信頼できる測定がなされたのでしょうか。精度が低いとして政府が公表をためらったようにも報道されていますが、きちんとした測定が行われたのでしょうか。

　以上、どうかご教示ください。

Part4 福島に生きる

回答
掲載日：2012年3月27日

　ご質問の小児甲状腺スクリーニング検査は、甲状腺への影響が懸念されるような高い被ばくをした小児を発見する目的で、事故後早期の3月末に実施されたものです。その際に用いられたスクリーニングレベルの考え方と、測定の信頼性に関して、以下、順番にお答えします。

　まず、①「スクリーニングレベル（判定基準）の導出方法」について説明します。

　体内に取り込まれたヨウ素は、（放射性であろうがなかろうが）もっぱら甲状腺に集まる性質があります。そのため、スクリーニング検査では、甲状腺部位（頚部）にNaI（Tl）シンチレーション・サーベイメータの検出部を密着させ、放射性ヨウ素131から放出されるガンマ線を測定するという方法が採られました。

　サーベイメータの指示値と甲状腺に含まれるヨウ素131の量との関係を求めるために、1歳児の甲状腺を模擬した模型（甲状腺ファントム）を用いて事前に実験が行われました。その結果、サーベイメータの指示値が1マイクロシーベルト／時（μSv/h）のときに、甲状腺には22,000 Bqのヨウ素131が存在するという関係が得られました（ここで1μSv/hというのは、サーベイメータの読み値であって、対象者の甲状腺の線量ではないことにご注意ください）。この関係に基づけば、「毎時0.2マイクロシーベルト（μSv/h）」というスクリーニングレベルは、甲状腺に4,400 Bqのヨウ素131が存在する状況に相当します。

　甲状腺内のヨウ素131の存在量から被ばく線量を推定するためには、摂取時期と測定時期を考慮する必要があります。そこで、スクリーニングレベルの設定にあたっては、「2011年3月12日から23日までの12日間、元素状ヨウ素を毎日同じ量吸入摂取し、翌24日に測定する」と仮定されました。この条件で、内部被ばく計算コードMONDAL-3[*1]を用いて1歳児の甲状腺等価線量[*2]を評

[*1] Ishigure N, Matsumoto M, Nakano T, Enomoto H, Development of Software for Internal Dose Calculation from Bioassay Measurements. Radiattion Protection Dosimmetry 109(3), 235–242, 2004.
[*2] 等価線量および甲状腺については、巻頭の「人体の被ばくに関する線量」（61頁）をご参照ください。

価すると、108ミリシーベルト（mSv）となります*3。

また、年齢によって甲状腺の大きさやヨウ素の体内動態が異なるため、4,400 Bqのヨウ素131に相当する甲状腺等価線量は、年齢によって変化します。5歳児（甲状腺6.1 g）、15歳児（甲状腺19 g）についても同様の計算を行うと、甲状腺等価線量はそれぞれ、63 mSv、16 mSvとなります*3。

以上の計算に基づき、線量が最も高くなる1歳児でも「およそ100 mSv」という甲状腺等価線量を担保できる値として、サーベイメータの指示値0.2 μSv/hというスクリーニングレベルが設定されました。

次に、②「減衰補正」についてです。

文献*3や該当する国の報告*4を調べましたが、関連する記述は見当たりませんでした。したがって、スクリーニング検査の実施にあたっては、ご質問にある減衰補正は行われていないと考えられます。

実際に「0.2 μSv/h」というスクリーニングレベルで測定が始まったのは、2011年3月26日以降でした。具体的には、3月26~27日にいわき市で134名、3月28~30日に川俣町で631名、3月30日に飯舘村で315名の合計1,080名に対して実施されました*3。3月24日にも川俣町で66名の測定が行われていますが、測定を実施した室内の線量率（バックグラウンド）が高かったため、集計には含まれていません*4。

それでは、24日以降の減衰が等価線量にどの程度影響を与えるのでしょうか。ここでは、測定が行われた26日から30日を対象に1歳児の等価線量を計算してみます。

＊3 Kim E, Kurihara O, Suzuki T, Matsumoto M, Fukutsu K, Yamada Y, Sugiura N and Akashi M, Screening Survey on Thyroid exposure for Children after the Fukushima Daiichi Nuclear Power Plant Station Accident, Proceedings of the 1st NIRS Symposium on Reconstruction of Early Internal Dose in the TEPCO Fukushima Daiichi Nuclear Power Station Accident, NIRS-M-252, 59–66, Chiba, Japan, 2012.
   http://133.63.23.23/dspace/bitstream/918273645/330/1/nirs_m_252.pdf
＊4 原子力安全委員会事務局〔当時〕「小児甲状腺被ばく調査に関する経緯について」（2012年9月13日）
   http://www.nsr.go.jp/archive/nsc/info/20120913_2.pdf

3月12日から23日まで、毎日午前0時に同量の元素状ヨウ素131を吸入摂取したと仮定し、測定は各日の午後11時59分に実施したものとすると、スクリーニングレベル丁度の測定値が得られた場合の甲状腺等価線量は、表1のようになります。表には、スクリーニングレベルの設定において測定日と仮定された3月24日の値と、実際に測定が行われた3月26~30日に対する値を示してあります。

表1：スクリーニングレベルに相当する甲状腺等価線量

測定日	甲状腺等価線量（mSv）
3月24日	108
3月26日	138
3月27日	156
3月28日	176
3月29日	198
3月30日	224

摂取からの時間が経つほど、甲状腺に残存しているヨウ素131の量は少なくなります（半減期8日での放射能の減衰の他に、代謝による減少もあります）。そのため、同じ量のヨウ素が検出された場合、そこから逆算される摂取量は測定日が後になるほど大きくなり、結果として甲状腺等価線量も大きくなります。表1から、3月24日と3月30日では、減衰の補正をしない場合、スクリーニングレベルに相当する甲状腺等価線量がおよそ2倍（224 ÷ 108 ≒ 2.1）異なることが分かります。

それでは、実際の検査結果はどうだったのでしょうか。文献[*3]によれば、測定日と対象者の年齢を基に、個々の対象者について線量が計算されています。3月12日から各測定日の前日まで、毎日同量のヨウ素131を摂取したものと仮定して線量を計算した結果、全体の85％（919名）が5 mSv以下で、最大でも43 mSvでした[*3]。

したがって、3月24日から30日までの減衰の影響は小さくないものの、結果的に、甲状腺等価線量が100 mSvを超える子供はいなかったと考えられます。

最後に、③「測定の精度」についてです。

前述のとおり、3月24日に川俣町で行われた測定に関しては、バックグラウンドが高いために信頼性に問題があると判断されました。それを受けて、翌25日には、バックグラウンドが 0.2 μSv/h 以下の場所で測定を行うよう、測定手順書が改定されました。26日以降の測定では、いわき市、川俣町、飯舘村において、バックグラウンドの平均値がそれぞれ、0.17 μSv/h、0.09 μSv/h、0.12 μSv/h と報告されています*3。

ご指摘のとおり、バックグラウンドがスクリーニングレベルと同程度であるという条件は、測定精度という点からは好ましいものではありません。しかし、バックグラウンドは対象者ごとに測定・記録されており、異常値（スクリーニングレベルを超える値）を検出することは十分に可能だったと思われます。測定値から個別に線量を計算することは慎重であるべきですが、高い被ばくを受けた子供の有無を調べるというスクリーニングの目的は、達成されたと考えられます。

質問 49

福島県県民健康管理調査の「甲状腺検査」の結果について

福島県在住／30代／会社員／男性の方からいただいたご質問

関連キーワード　甲状腺・甲状腺がん　内部被ばく（預託実効線量、WBC）　放射性ヨウ素　等価線量

　5歳の娘が件名の検査を受けたのですが、結果はA2で「5ミリ以下の結節や2ミリ以下の嚢胞を認めたもの」でした。今後、平成26年〔2014年〕からは2年ごとに検査を受けて経過観察で良いというような内容の結果で、安心していいのか、それとも別の専門病院で精密検査したらよいのか混乱しています。甲状腺の嚢胞自体は珍しいものではなく、悪性であることも多くはないということも理解していますが、7歳でこんな結果だと心配してしまうのも親としての本音です。どうか、信頼できるアドバイスをお願いいたします。

回答　掲載日：2012年9月5日

　甲状腺検査の「A2」判定を気にされておいでです。これは超音波画像で良性の小さな嚢胞（液体を含む袋）や結節（しこり）が見つかったというだけで、決して病的なものではありません。甲状腺がんの診断が下されたわけではないので、その点、誤解なさらないでください。
　小さな嚢胞が本当に心配なことかどうか、まずそこから考えましょう。
　検査では、確かに小さな嚢胞があると診断されたわけですが、診断にあたった医師は、すぐに治療すべきだとか、そんなことは言わなかったはずです。小さな嚢胞がちょこちょこあるというのは、ごく普通のことだからです。
　お肌のシミやほくろのようなもの、と考えればよいと思います。シミやほく

ろがあったからと言って、病気というわけではありません。それに、シミやほくろのでき方は人それぞれ違います。

そもそも、今、行われている検査の目的は、放射性ヨウ素による被ばくの影響（異常）を検出することではありません。万が一、被ばくによって子供の甲状腺がんが増えるようなことがあったとしても、それまでには少なくとも4~5年かかります。今のうちに、全員の甲状腺の状態を把握しておき、今後、変化が見られるかどうかを調べるのに備えておこう、というのが目的です。

当初の説明が十分ではなかったために、A2という判定に対して、不安や戸惑いをおぼえられたことと思います。しかし、A2は病気ではありませんし、放射線の影響でそうなったわけでもありません。そのお子さんは元々（福島第一原発事故とは無関係に）嚢胞を持っていたということです。

さて、子供たちがどれくらい甲状腺に被ばくしたか、それが一番気がかりです。残念なことに、放射性ヨウ素131の半減期が短いこともあり、測定データ（実測値）が限られます。

実測値として貴重なのが、事故から約半月後の、2011年3月26日から30日にかけて実施されたものです。いわき市保健所、川俣町公民館、飯舘村役場で、1,000人以上の子供を対象に行われました。首に放射線測定器をあてて、甲状腺に取り込まれたヨウ素からのガンマ線を直接測定したのです。

新聞などでも報道されたので覚えておられる方もあるでしょう。ある児童（1人）の甲状腺等価線量が35ミリシーベルト、これが最大値で、他はその半分以下でした（甲状腺だけが35ミリシーベルト被ばくしたという意味で、全身が35ミリシーベルトを被ばくしたということではありません。全身にわたって平均化した実効線量に換算すると、1.4ミリシーベルトに相当します〔☞「人体の被ばくに関する線量」61頁〕）。

簡便な測定ではありますが、この結果を見る限り、今後、甲状腺がんが増加することはないと思います。ただ、いわき・川俣・飯舘の検査を受けなかった子供、あるいは他の地域の子供はどうなのか、その点が気になります。放射性ヨウ素131の半減期は8日と短く、しかも子供は代謝が速いため、2~3ヶ月も

すれば、体の中から消えてなくなってしまいます。つまり、今となっては測定によって確認することができないのです。

そこで、環境中の測定データと避難状況を基に、事故直後の放射性ヨウ素による被ばくを「推定」する作業が進められています。国内の専門家や国際機関などが並行して作業にあたっており、いずれ結果が公表されるでしょう。

しかし、あくまで推定ですから、結果にはどうしても不確かさが残ります。そのような状況で、福島県の「県民健康管理調査」では、念のため、すべての子供について甲状腺に異常がないかどうかを継続的に調べることにしています。甲状腺がんが増えないことを確認するため、そして仮に甲状腺がんになったとしても、確実に発見し適切な治療を行えるようにするためです。

［付記］
2013年3月29日に環境省から以下のデータが公表されました。
「福島県外3県における甲状腺有所見率調査結果について（お知らせ）」
http://www.env.go.jp/press/press.php?serial=16520

この調査結果によれば、福島県以外の3県（青森、山梨、長崎）の子供約4,500人に甲状腺検査を実施したところ、A2判定の子供が56.6％を占めていました。これら3県のA2判定の割合が、福島県とほぼ同様、あるいは、福島県が低い（A2が3県では56.6％、福島県では約40％）ことから、福島県を含む日本の子供において、精密検査や治療の必要のない嚢胞等が一定の割合で甲状腺に認められることを意味します。

質問 50

もともと甲状腺の病気があると、放射線の影響を受けやすいのでしょうか

福島県在住 / 30代 / 専業主婦 / 女性の方からいただいたご質問

関連キーワード　甲状腺・甲状腺がん　バセドウ病　遺伝性影響

　福島県に住んでいます。原発事故以来、比較的放射能〔放射性物質の空間線量（率）〕が高い地域です。私はバセドウ病ですが、震災後すぐに病院へ行った時の検査では、ホルモンが安定してるため、薬を飲まなくなりました。もともと甲状腺の病気があると、放射線の影響で甲状腺が悪くなる可能性が普通の人より、多いですか。また、甲状腺の病気は遺伝もあるとの事ですが、小学2年と3年の子供がいます。親が甲状腺の病気だと、放射線の影響で、普通の人より、甲状腺の病気になりやすいなどはありますか。とても心配です。よろしくお願いします。

回答　掲載日：2011年12月13日

　二つのご質問をいただきました。一点目は、ご自身が甲状腺の病気（バセドウ病など）に罹（かか）っている場合、放射線がこの病気を悪化させるかどうか、二点目は、お子さんが放射線の影響で甲状腺の病気を発症しやすくなるかどうかです。

　最初のご質問からお答えいたします。バセドウ病は自己免疫疾患の一つで、甲状腺の機能が活発になる（甲状腺機能亢進（こうしん））のが特徴ですが、放射線によって症状が悪化するという知見はありません。治療がきちんと行われていない場

合には、放射性ヨウ素が体内に入ったときに、健常な人に比べて甲状腺への取り込みが多くなる可能性はありますが、ホルモンのレベルが安定し服薬も必要ないとのことですので、そのような心配もありません。

　バセドウ病の有無に関係なく、高線量の放射線を被ばくすると、甲状腺の機能低下や稀に機能亢進が起こります。しかし、甲状腺が非常に高い線量（数週間の繰り返し照射で、合計数万ミリシーベルト）を受けない限り、そのような事態には至りません。これまでに報告されている測定データ等から判断して、今回の福島第一原発事故による被ばくはそのレベルよりもはるかに低く、放射線の影響によって甲状腺の機能に異常を来たすことはないと考えられます。

　二番目のご質問ですが、確かにバセドウ病の発症には遺伝的な素因が関係しています。ただし、親がバセドウ病なら、子供も必ずバセドウ病になるということではありません。バセドウ病の危険因子としては、遺伝的素因の他にも、性・年齢（若い女性が罹りやすい）、他の自己免疫疾患の存在、ストレス、妊娠、喫煙などが知られています。

　いずれにせよ、最初のご質問に対する回答の中でご説明したとおり、放射線によってバセドウ病に罹りやすくなることはなく、また、バセドウ病によって放射線に敏感になるという知見もありません。したがいまして、少なくとも放射線の影響という点に関して、お子さんが他の人と異なるわけではありません。

　バセドウ病とは関係ありませんが、子供の甲状腺は放射線による発がんに対して感受性が高いことが知られています。事故後に飯舘村、川俣町、いわき市で行われた測定の結果を見る限り、それほど高い被ばくをした子供はいないようですが、念のため、福島県が県民健康管理調査の一環として、子供たちの甲状腺検査を実施しています。検診を続けることで、もし甲状腺に異常が見つかるようなことがあれば、早期に発見し適切な治療を受けられるように体制を組んでいるものです（☞質問49「福島県県民健康管理調査の「甲状腺検査」の結果について」237頁）。

質問 51

生涯の累積線量 100 mSv について教えてください

宮城県在住 / 40代 / 専業主婦 / 女性の方からいただいたご質問

関連キーワード　低線量被ばく　広島・長崎の原爆　直線しきい値なし（LNT）モデル　自然放射線・人工放射線

　福島県中通りから自主避難をしております。科学的に、現時点で100ミリシーベルト以下の低線量は明確に危険であるとは言えないとする考えは理解しております。お伺いしたいのは、通常の一般生活において受ける放射線量をのぞいた生涯の累積線量100ミリシーベルト以上で放射線による悪影響が見いだされると判断した食品安全委員会の評価はどうお考えでしょうか。自宅は裏手に里山を抱えているため、室内毎時0.5マイクロ、二階0.65マイクロ、外で0.7前後です。測定機種は市で使われているものと同じです。仮に

　　$0.5 \times 24 \times 365 = 4,380$

　　$4,380 - 1,500$（自然放射線日本平均）$= 2,880$

　　$100 \div 2.88 \fallingdotseq 34.7$

35年後ないし（医療被ばくその他が加わると）もっと早い時期に100ミリに達すると思われますがどうお考えですか。子供部屋で毎時1マイクロでも健康影響をほとんど考えなくてもよいとする回答に違和感を感じるのですが。

回答　掲載日：2012年3月27日

　ご質問の趣旨は、現在の状況が続けば、生涯の比較的早い時期に累積線量が100 mSvに達するが大丈夫なのか、ということだと思います。

　確かに、食品安全委員会の評価書（以下、評価書と呼びます）に「放射線に

よる影響が見いだされているのは、通常の一般生活において受ける放射線量を除いた生涯における累積の実効線量として、おおよそ 100 mSv 以上」という文言がありますので*1、それを素直に受け取ると、100 mSv を超えたら危ないのではないかと考えたくなります。

　しかし、評価書に断り書きがあるように、100 mSv は安全と危険の境界ではありません。100 mSv を超えて被ばくした人が 100% がんになるということではなく、逆に下回っていれば無害だということでもありません。100 mSv 以上の線量では影響が出る可能性が高まる、具体的にはがんに罹る可能性が多少高くなることが科学的に確認されているという意味です。

　評価書の中で取り上げられている文献に基づいて、もう少し具体的に説明します。放射線の影響については様々な疫学調査が行われていますが、その中でもとくに重視されているのが広島・長崎の原爆被爆者に対する調査です（☞質問 70「ICRP（国際放射線防護委員会）で出される指標についての質問」297 頁）。それによると、線量が 100 mSv 未満の人に限定して解析した場合、線量とがん死亡率の間に関連はありませんが、解析範囲を 200 mSv にまで拡げると、線量が高いほどがん死亡率が高いという傾向が認められるようになります*2。つまり、100~200 mSv を超える被ばくがあれば、がんが増えるという証拠はあるが、100 mSv 未満については意味のある差は認められない、ということです（☞「100 mSv の意味について」54 頁）。

　原爆被爆者の被ばくは比較的高い線量をほぼ瞬間的に受けたものですが、現在問題になっているのは、生活の中で長い時間をかけて受ける被ばくです。似たような条件の疫学調査として、インド・ケララ州のカルナガパリ地区の住民に対するものがあります。

　この地域では元々自然放射線のレベルが高く、1 年間の線量が平均 4 mSv、高い人では 70 mSv にも達します。これらの人々約 7 万人を平均 10 年以上追跡し

---

*1 食品安全委員会「食品中の放射性物質に関する情報」
http://www.fsc.go.jp/sonota/emerg/radio_hyoka.html
*2 Ozasa K, et al., Studies of the Mortality of Atomic Bomb Survivors, Report 14, 1950–2003: An Overview of Cancer and Noncancer Diseases. Radiation Research 177(3): 229–243, 2012.

た調査において、被ばく線量と発がん率との間に関連は認められていません*3。今後、追跡期間が長くなれば何らかの傾向が認められる可能性はありますが、ゆっくり時間をかけた被ばくの場合は、原爆のような瞬間的な被ばくに比べて、影響は小さいと考えられています（☞質問67「「1 mSv、100 mSvの被ばく」について」288頁）。

　ご質問文から判断する限り、現在のお住まいの状況はカルナガパリの平均線量に近く、上記のデータに基づけば、明らかに影響が現れるレベルではないと考えられます。また、年月の経過とともに、線量は徐々に低くなっていくことが予想されます。したがって、あまり神経質になる必要はないと思いますが、どんなに低い線量でも無害だと断定できない以上、無用な被ばくを少なくする努力は必要です。

　以前寄せられた質問に対して、毎時1マイクロシーベルト（1 μSv/h）を「健康影響をほとんど考えなくてもよいレベル」とした回答（「小学生の子どもの部屋の除染について、また子供への影響について教えてください。」http://radi-info.com/q-1139のことを指しておられるのだと思います）に違和感をおぼえるとのご指摘については、言葉が足りない面があったことをお詫びいたします。同回答文中に「全く楽観的にとらえてよい数値と見ているわけではありません」と述べているとおり、この程度の線量はどうでもよいということではなく、基本的にはここでの説明と同じ趣旨のことを申し上げたつもりです。

　お住まいの放射線状況をかなり正確に把握しておられるので、必要がない限り線量が高い場所には近寄らないなど、ちょっとした心がけを大切にすればよいのではないかと思います。

＊3　Nair RRK, et al., Background Radiation and Cancer Incidence in Kerala, India-Karanagappally Cohort Study. Health Physics 96(1): 55-66, 2009.

第2章　放射線防護の科学的基盤

Part1 放射線被ばくとその影響

質問 52

外部被ばくと内部被ばく、自然放射線と人工放射線について教えてください

〔質問者の記載なし〕

関連キーワード　外部被ばく　内部被ばく（預託実効線量、WBC）　自然放射線・人工放射線　政府・自治体・専門家・メディア

　内部被ばくと外部被ばく、自然放射線と人工放射線について教えてください。
　原発事故で増加した放射線量をレントゲンや飛行機に乗って浴びる放射線量と比較して「この数値なら何ら問題ない」と説明する専門家がいます。
　しかしそれは「外部被ばく」であって「内部被ばく」とは違うと反論する専門家もいます。内部被ばくは呼吸や食物から体内に入り込むため、少量でもガンになる確率が高いとのことです。
　原発事故で東北・関東などで放射線量が通常より高い状態が続きます。しかし国内外には元々その数値以上に自然放射線量が高い地域がありますよね。東日本より西日本の方が高い地域が多く、大分県や山口県などは 0.147 μSv/h や 0.128 μSv/h でも平常とされています。
　このことでも「自然放射線も人工放射線も人に与える影響は同じ」「自然放射線が高い地域でも病気になる確率は高くならない」と言う専門家、また「原発や核の汚い人工放射線と自然放射線は別物」と言う専門家がいます。これらはどちらが真実なのでしょうか。
　そして同じ分野の専門家でもどうしてこうも意見が分かれているのですか。こちらのサイトでも「正しい情報を」と簡単に言いますが、テレビ、新聞、本、インターネットなど情報源となるあらゆる場所で「放射線に詳しい方々」はずっと対立するように違うことを言い続けています。

Part1 放射線被ばくとその影響

回答   掲載日：2011年6月28日

　放射線の被ばく線量は、人体に放射線が当たった時に、その放射線が人体に与えたエネルギーの量によって決まります。内部被ばくと外部被ばくを比較した場合、内部被ばくの方が臓器内の狭い範囲にエネルギーを集中して与えることがあり、同じ量のエネルギーが臓器全体に広く薄く与えられるよりも影響が大きいのではないかという考え方があります。しかし動物実験においては、どちらかと言うと臓器全体が均一に照射された場合の方が発がん率は高くなることが示されています。ヒトの疫学調査でも内部被ばくの方がより危険であるという証拠は得られておらず、例えば1シーベルト（Sv）あたりの甲状腺がんのリスクは、外部被ばく（原爆放射線や放射線治療など、体の外にある放射線源からの被ばくによる）でも内部被ばく（チェルノブイリ事故後に、放射性ヨウ素で汚染した牛乳を飲んだことによる）でも、ほぼ同等の値になっています。

　自然放射線と人工放射線の問題についても、放射線が人体に与えるエネルギーとの関係で考えることが重要です。話を具体的にするために、自然の放射性核種（原子核の種類）であるカリウム40と福島第一原発事故の主要核種であるセシウム137とを比較してみましょう。

　私たちの体内にはもともと数千ベクレル（Bq）のカリウム40が存在しています。事故によってセシウム137が取り込まれ、それが放射線影響に関してカリウム40と全く別の作用を持つとすれば、それぞれの核種から放出される放射線を体は何らかの形で区別するはずです。ところが、以下に述べるとおり、生物にとってそれを区別する術はないのです。

　どちらの核種もベータ線とガンマ線を放出します。カリウム40の方が全体的に高いエネルギーのベータ線を出しますが、そのエネルギーの大きさは一定していないため、一本一本のベータ線を観測しても、それがカリウム40からのものかセシウム137からのものかは分かりません。ガンマ線についてはエネルギーの大きさは一定しており、カリウム40の方が高いエネルギーのものを出します。実際、測定においてはこのガンマ線エネルギーの違いで両者を弁別します。ところがガンマ線は、そのままでは生物に影響を及ぼすことはありません。私たちの体を形作っている原子と相互作用を起こし、その際に弾き出され

た電子が影響を及ぼすのです。弾き出される電子のエネルギーは一定しておらず、仮に個々の電子を観測できたとしても、カリウム40からのものかセシウム137からのものか区別することはできません。

　少し難しい話になってしまいましたが、放射線のエネルギーを受け取る側（人体を構成する細胞）からすれば、受け取ったエネルギーが自然の放射性核種からのものか、人工の放射性核種からのものか分からないということです。そして両者を区別できない以上、質的にどちらが危険であるかという議論に意味はなく、量的にどれだけのエネルギーを受け取ったか、つまり線量がどれくらいであるかが問題になるのです。

　「同じ分野の専門家でもどうしてこうも意見が分かれているのか」という点については、私たちも明快な答えは持ち合わせておりません。ただ、専門家と一口に言ってもその実態は様々であり、関連分野の研究業績がほとんどない人まで「専門家」と称している現実があります。一般の方々がその点を識別するのは難しいとは思いますが、大事なことは、どのような根拠、どのような学術的知見に基づいて発言しているかだと思います（☞質問80「専門家間の意見の相違について教えてください」324頁）。

質問 53

人工放射線と自然放射線は
違うものですか

千葉県在住 / 20代 / 会社員 / 男性の方からいただいたご質問

関連キーワード　自然放射線・人工放射線　DNA損傷　ベクレル・シーベルト

　ホットスポットの柏市（北柏）在住です。こちらの質問に対する回答でよく他国の自然放射線が参考に出されて比較されておりますが、今回の福島第一原発から飛散した放射線は人工放射線であり、比較されている自然放射線とは異なると思うのですがどうなのでしょうか。他国の自然放射線は遠い昔から存在する放射線であり、DNAもこれに適応しているからたとえ高い値でも問題ないのであり、福島第一原発の人工放射線は我々の細胞にとっては新規の物質であるから悪い影響を受けてしまうのではないかと心配です。

回答　掲載日：2011年9月28日

　人工放射線は人工の放射性物質から出る放射線で、自然放射線は自然の放射性物質から出る放射線ですが、放射線そのものの実体に違いがあるわけではなく、アルファ線、ベータ線、ガンマ線などの種類はどちらも同じです。私たちが生活の中で接する光についても、ちょうど同じことが言えると思います。放射線を出す元が違うだけで、出てくる放射線には違いがありません。いわば、日中の光は自然の太陽から来る光であるのに対して、夜間の光は人工の電燈などから来る光ではありますが、光そのものに違いはありません。
　人工放射線と自然放射線が本質的に同じであることを理解するために、放射線が人体にどのように作用するかを考えてみるとよいと思います。
　放射線は矢のように飛んでくるエネルギーであり、放射線を被ばくするとい

うことは、体が放射線のエネルギーを受け取ることを意味します。放射線のエネルギーを受け取ると、体を構成している細胞のDNAが変化します（DNAが傷つくという意味で、DNA損傷と言います）。私たちの体にはDNA損傷に対する防御機構が備わっていますが、防御が追いつかないほどに異常な細胞が蓄積すると、様々な放射線影響が現れます。

このように、DNA損傷があらゆる影響の根本にあるわけですが、DNA損傷を起こすという点において重要なのは、アルファ線、ベータ線、ガンマ線といった放射線の種類であって、「自然」か「人工」かの違いではありません。細胞が受け取るエネルギーついても、「自然」と「人工」の別によって大小が決まるものではありません（詳しくは質問52「外部被ばくと内部被ばく、自然放射線と人工放射線について教えてください」248頁をご参照ください）。また、放射性物質として体内に入った場合の挙動も、「自然」か「人工」かの区分ではなく、物質の化学的性質によって決まります（もっとも、カリウムとセシウムはアルカリ金属として化学的に同じ仲間なので、どちらも似た挙動を示します）。

結局、自然放射線・人工放射線というのは、私たちがどこから被ばくするのかを考える際の便宜的な分類であって、放射線・放射性物質としての性質やその影響に着目した区分ではないのです。事実、自然放射線であっても、有害な影響を生じることがあります。「ラドン温泉」で有名なラドンも自然の放射性元素の一つですが、その濃度が比較的高い家屋に住む人には肺がんが多い傾向が認められています。この例からも分かるように、重要なのは「自然」か「人工」かの区分ではなく、被ばくした線量の大きさです。自然放射線であっても線量が多ければ危険ですし、人工放射線も線量が少なければ心配には及びません。

このような観点から、被ばく線量の指標として用いられるのが、「シーベルト」で表わされる量です。シーベルトという単位で比べれば、自然放射線と人工放射線を区別することなく、人体影響を評価することができます。線量と影響の大まかな関係については、次頁の図が参考になると思います。

Part1 放射線被ばくとその影響

```
                    Gy（グレイ）
                      100 Gy
          身の回りの放射線被ばく                がん治療（治療
                                            部位のみの線量）
              白内障      10 Gy
1人あたりの自然放射線
（年間 2.4 mSv）世界平均     一時的脱毛
宇宙から 0.4 mSv              不妊              心臓カテーテル
大地から 0.5 mSv     1,000 mSv       1 Gy      （皮膚線量）
ラドンから 1.2 mSv
食物から 0.3 mSv     眼水晶体の白濁
                  造血系の機能低下
イラン／ラムサール
自然放射線（年間）     100 mSv       0.1 Gy

ブラジル／ガラパリ                           放射線作業
自然放射線（年間）                            従事者の年間
                                          線量限度（平時）
インド／ケララ        10 mSv
自然放射線（年間）                              CT（1回）
                 がんの                     PET検査（1回）
                 過剰発生が
                 みられない                  一般公衆の年間
                  1 mSv                    線量限度（平時）
1人あたりの自然放射線
（年間 2.1 mSv）日本平均
                                          胃のX線精密検査（1回）
                  0.1 mSv
東京—ニューヨーク（往復）
（高度による宇宙線の増加）                       胸のX線集団検診（1回）
                  0.01 mSv
   mSv（ミリシーベルト）                        歯科撮影
```

自然放射線 ／ 人工放射線

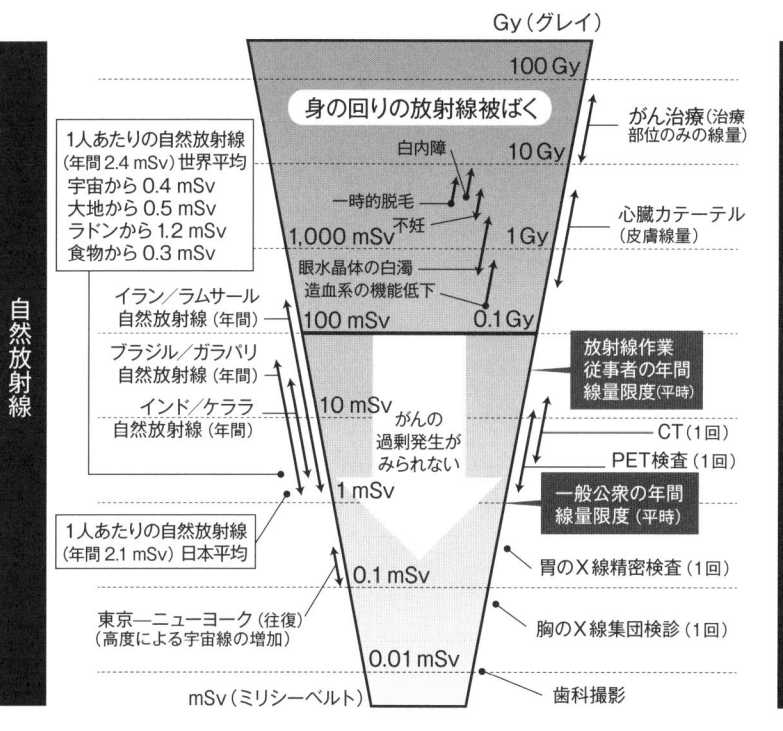

図1：放射線被ばくの早見図
（放射線医学総合研究所ウェブサイトに掲載の図表を元に作成、一部省略・改変）
http://www.nirs.go.jp/data/pdf/hayamizu/j/20130502.pdf

質問 54

放射線の確率的影響のうち、がん以外の健康影響について教えてください

千葉県在住 / 30代 / 専業主婦 / 女性の方からいただいたご質問

関連キーワード　確定的影響・確率的影響　チェルノブイリ　広島・長崎の原爆　健康影響

　ある医師が、「チェルノブイリ原発事故では放射線の確率的影響はがん以外にも起きているが数値化できないので、数値化が簡単ながんで影響の度合いを示している。低線量でも頭痛・めまい・疲れやすい・骨が痛むなど、病気とみなされない被害は出るのだから、たとえ低線量でも放射線を浴びるべきではない。可能なら直ちに避難すべき。」と言っているのを聞きました。

　私は、実際にそのような症状を訴える人が増えたのなら何らかの形で統計を取ることができるはずだと思うのですが、原爆や過去の原発事故では、がん以外の影響はどこまで調査されているのでしょうか。

　事故自体や避難のストレスによる影響も大きいでしょうから、放射線によるものと断定できるようなデータはないのだと思いますが、病気とはみなされない体の不調について聞き取り調査がされているのであれば、その内容（文献など）を紹介していただけませんか？

回答　掲載日：2012年1月17日

　放射線の影響のうち、がんと遺伝性影響以外のものは組織反応あるいは確定的影響と呼ばれます。これは一度に多数の細胞が死滅・変性することにより、臓器・組織が機能を果たせなくなったり萎縮したりするものです。

Part1 放射線被ばくとその影響

　放射線によって細胞が死んだとしても、その数が少なければ残っている正常細胞が機能を埋め合わせてくれるため、この種の影響は高い線量（少なくとも100ミリシーベルト以上）の被ばくをしない限り出現することはありません。

　広島・長崎の原爆被爆者やチェルノブイリ事故の作業者はもちろんのこと、放射線の医療利用（放射線治療）における膨大なデータとその解析によって、被ばく部位・線量と影響の関係が明らかにされています。

　チェルノブイリ事故の後、抑うつや不安を訴える人が増加し、病気とみなされない様々な身体症状が観察されたことが報告されています。しかし、症状と被ばく線量との間に関連が認められないことから、避難や移住、将来への不安等に由来するストレスが原因だと考えられています。

　WHO（世界保健機関）の報告書がこの問題を扱っており、調査の詳細については、同報告書93頁の"Mental, Psychological and Central Nervous System Effects"に引用されている文献から知ることができます[*1]。

[*1] WHO, Health Effects of the Chernobyl Accident and Special Health Care Programs: Report of the UN Chernobyl Forum Expert Group "Health", 2006.
http://www.who.int/ionizing_radiation/chernobyl/WHO%20Report%20on%20Chernobyl%20Health%20Effects%20July%202006.pdf

質問 55※

ガンマ線の計測だけでいいのでしょうか、ベータ線は測らなくていいのでしょうか

埼玉県在住の方からいただいたご質問

関連キーワード　ストロンチウム、プルトニウムなど　大気圏内核実験・フォールアウト

　県では、毎日放射線量を計測して発表してくれていますが、計測されているのはガンマ線のみとのことです。放射線には、他にもベータ線とか色々あるようですが、それらが飛んでいても計測されないということですよね。それってすごく怖いことでは、と心配になってしまったのですが。無知ながら、少し調べたところ、ベータ線は、プルトニウムやストロンチウムなど、重い物質から出ているようですが、米ソの冷戦時代の核実験のものが日本の土壌にもあるということは、遠くまで飛ぶ恐れもあるわけだ、とますます心配です。ベータ線や他の放射線が計測されない状況で、普通に生活していてもいいのでしょうか。

回答　掲載日：2011年6月14日

　ベータ線を測らないで大丈夫かとのご心配ですが、次のことをご理解ください。まず、原子炉でできる放射性核種の種類や量については、物理的・工学的によく分かっています。そして、どの核種がベータ線を出し、ガンマ線を出すか、またその割合はどうなのかが、きわめて詳細に把握されています。

　したがって、ベータ線とガンマ線の両方を出す核種の場合、どちらか一方を測ることで、その存在量を知ることができます。ベータ線測定よりもガンマ線測定の方が容易で、技術的にも優れていますので、通常はガンマ線を測定します。そして、核種やその量が決定されれば、ベータ線による被ばく量を計算することが可能になります。

Part1 放射線被ばくとその影響

　問題は、原子力発電所の事故時に、どのような種類の放射性物質が、どれくらいの量、出てくるかです。これについては、過去何百回にも及ぶ核実験をはじめ、米国スリーマイル島事故、チェルノブイリ事故、その他のデータから、おおよその推定ができるようになっています。

　したがって、すべての放射線を測定しなければ分からないのではなく、代表的な核種のガンマ線測定や放射線量の時間変化の様子などから、測定していない放射線やそれを出す核種の量を、大体推定することができます。

　もちろん、厳密に評価するためには実測データが重要になります。すべてが公表されているわけではありませんが、福島第一原発から20キロ以内は東京電力と電気事業連合会によって、20キロ以遠は文部科学省によって、詳細な測定が行われています。その結果を見る限り、例えばどのような核種が多いかという点について、推定とさほど違わない実測結果が得られています。

　ご指摘のように、過去の大気圏内核実験により、放射性物質が大量に大気中に放出され、その結果、現在でも地球の多くの場所で核実験由来の放射性物質が検出されています。日本でも文部科学省の定期的なモニタリングにより、ストロンチウムやプルトニウムが検出されていますが、量としては少なく、人を含む生物や環境に影響を与えるほどではありません。

［付記］

　一昨年（2011年）3月の福島第一原発事故において、放出された放射性物質の大半は海上に流れていったのですが、風向きの変化により、一部が北西および南西方向に流れ、福島県はもとより、東北他県および関東地域に汚染が広がりました。もし、全量が陸地に向かっていたとすれば、人々の被ばくはもっと高くなっていたと考えられ、その意味では運に助けられたと言えます。

　それでも、事故を起こした原発の収束作業には今後長い時間を要し、原発敷地外に目を転じれば、長期的な避難や風評被害、除染作業など、多大な負担・混乱が生じています。たとえ、放射線被ばくによる直接的な健康影響をそれほど心配する状況ではないとしても、このような現況は、決して看過できるものではありません。

質問 56

「…ベクレル」という言葉を
よく聞きますが、どのような量なのか
想像できません

神奈川県在住 / 30代 / 専業主婦 / 女性の方からいただいたご質問

関連キーワード　ベクレル・シーベルト　ストロンチウム、プルトニウムなど　外部被ばく　内部被ばく（預託実効線量、WBC）

　よくセシウム何万ベクレルと報道でみますが、例えば現在セシウム3万ベクレルの土壌の所〔であれば〕3月15日や21日の内部被ばくはどのくらいになるものなのでしょうか。すべて3万ベクレル吸入するわけではないと思いますが、3万ベクレルというものがどのくらいの量なのか想像がつきません。また、プルトニウム〔が〕最大4ベクレル検出されましたが、この4ベクレルとはどのような量になるのでしょうか。福島の〔その〕近辺に住まれていた方はさぞ不安だと思います。ストロンチウムが国内で最大で950ベクレル過去に検出されていたとありますが、これも量はどのような量なのでしょうか。プルトニウム、ストロンチウムの東京近郊での吸入〔による〕健康被害が心配ですし、まったく量が想像できません。専門家の方は、普通に過ごされていたとのことですが、内部被ばくをしてしまった、とこの数値〔に〕は驚かないのでしょうか。

回答　掲載日：2011年12月1日

　放射性の原子は、原子核が余分なエネルギーを持っていて、言わば興奮状態にあります。そのため、余分なエネルギーを放射線として放出し、それと同時に別の原子に「変身」します。この過程を放射性壊変（あるいは崩壊）と呼び

Part1 放射線被ばくとその影響

ます。たくさんの放射性の原子が集まったものが、放射性物質です。

放射性物質に含まれる放射性の原子が、1秒間に1回のペースで放射性壊変を起こすとき、その放射性物質の放射能は1ベクレル（Bq）であると言います。1万ベクレルの放射性物質があるとすれば、そこに含まれる原子が、1秒間に1万個ずつ放射性壊変を起こすことを意味します。

この説明からお分かりいただけると思いますが、ベクレル（Bq）というのは、放射線を出す側に着目した量です。それに対して、放射線を被ばくする側に着目したのがシーベルト（Sv）です。外部被ばくの場合、何ベクレルが何シーベルトに相当するかは、放射線を出す放射性物質と、放射線を受ける人体との位置関係によって変わります。大量の放射性物質があったとしても、人体との間に遮蔽物があったり、距離が離れていたりすれば、被ばく線量はそれほど大きくなりません。内部被ばくの場合は、吸い込んだのか、飲み込んだのか、その放射性物質がどのような化学形態であるか等の条件によって、被ばく線量は変わります。

放射性物質の量が同じであれば、それが体の外に存在するよりも、体の中に入った方が、被ばく線量が大きくなることは、感覚的に分かります。そこで、内部被ばくについて、ベクレル（Bq）とシーベルト（Sv）の関係を見てみましょう。国際放射線防護委員会（ICRP）が、様々な核種・条件について、1ベクレ

表1：主な核種の成人に対する線量係数（mSv/Bq）

核種	吸入摂取※	経口摂取
ストロンチウム 90	0.00016	0.000028
セシウム 134	0.00002	0.000019
セシウム 137	0.000039	0.000013
プルトニウム 238	0.11	0.00023
プルトニウム 239	0.12	0.00025

※ 粒子径1μmで、線量係数が最大となる化学形を仮定

＊1 ICRP, Age-dependent Doses to Members of the Public from Intake of Radionuclides: Part 2 Ingestion Dose Coefficients, ICRP Publication 67. Annals of the ICRP 22(3-4), 1992.

ル摂取した場合に何シーベルトになるかという「線量係数」を示しています[*1]。ご質問中にある、セシウム、プルトニウム、ストロンチウムについて、主な値を表１にまとめてみました。

　セシウム137を例にとると、水に溶けにくい（肺からの吸収が遅い）化合物として吸い込んだ場合に、被ばく線量が最も高くなります。粒子径を１マイクロメートル（μm）と仮定すると、１ベクレルの吸入によって10万分の3.9ミリシーベルトの被ばくを受けます（吸入したセシウムが体の中から完全になくなるまでの間に受ける線量です）。逆に言えば、１ミリシーベルト（mSv）の線量に相当するセシウム137の吸入量は26,000ベクレル（Bq）になります。

　表１を見ると、プルトニウムの吸入を除いて、値がかなり小さいことが分かります。冒頭でご説明したとおり、ベクレルは、放射性壊変という原子レベルの事象に基づいて定義されています。一方、被ばく線量は、人体が放射線から受け取ったエネルギーの量に基づいて決められています。１回の放射性壊変によって放出される放射線のエネルギーは微々たる量であるため、ある程度まとまった数の放射線を体に受けない限り、被ばく線量は大きな値にはなりません。結果として、１ベクレルあたり何シーベルトという形で表現される線量係数は、かなり小さな値になります。つまり、ベクレルの値が大きくても、シーベルト単位の線量はそれほど大きくはならないのです。

　プルトニウムの線量係数が他に比べて大きいのは、プルトニウムが排泄されにくいことに加えて、アルファ線を放出することが関係しています。アルファ線は数十マイクロメートルの範囲に集中的にエネルギーを与えるため、内部被ばくの場合に生体への影響が大きく、そのことが数値に反映されています。プルトニウムでも経口摂取に関して値が小さいのは、消化管からほとんど吸収されないためです。

　「現在セシウム３万ベクレルの土壌の所であれば３月15日や21日の内部被ばくはどのくらいになるものなのか」というご質問については、一概にはお答えできません。土壌への沈着量から空気中の放射性物質濃度を逆推定し、内部被ばく線量を計算することは不可能ではありませんが、プルーム（放射性雲）が飛来したタイミングや気象条件、放射性物質の物理・化学形態等によって、値

は大きく変化するからです。

　いずれにせよ、他の質問への回答の中でご説明しているとおり、少なくとも東京近郊で、健康被害が生じるような高い線量を受けたとは考えられません。

　また、プルトニウムとストロンチウムについて心配しておられますが、関東地方では福島第一原発事故由来のプルトニウムは検出されていません（☞質問30「プルトニウムが首都圏まで飛散している可能性はあるのでしょうか」173頁）。ストロンチウムに関しては、ごく初期に測定された空気中の塵に、事故由来と思われるものが検出されていますが、量が少なく、被ばくへの寄与はほとんどありません（☞質問14「東京近郊において、子供へ甲状腺や白血病の検査を受けさせた方がいいでしょうか」120頁）。

質問 57

ヨウ素の実効線量と
セシウムの実効線量
についての質問

〔質問者の記載なし〕

関連キーワード　放射性ヨウ素　放射性セシウム　実効線量　ホットスポット

　〔食品安全委員会が定めた暫定規制値に関して〕年間ヨウ素（甲状腺）の実効線量 2 mSv/y〔という規制値の上限〕と年間セシウム実効線量 5 mSv/y〔という暫定規制値〕についての考え方を教えてください。政府発表を信じて、〔2011 年〕3 月中マスクなしで毎日外出や基準値超えの水道水を飲み、とくに食材にも気にせずに暮らしてしまいました。最近になり、家が関東のホットスポット地域にあることや福島県の方の尿から放射性物質が検出されて内部被ばくを危惧する記事を読んで後悔しています。

回答　掲載日：2011年8月2日

　政府の発表を信じて生活していたが、それは迂闊ではなかったかと悔まれてのご質問と拝察いたします。
　原子力事故が発生した時には、飲料水、牛乳、野菜などが放射性物質で汚染される可能性があり、汚染の程度に応じて摂取制限等の措置が必要になることがあります。その判断を下すために、食品等に含まれる放射性物質の濃度に関するが指標が決められています。具体的な数値が、「原子力施設等の防災対策について（防災指針）」の中で「飲食物摂取制限に関する指標」として示されています*1。

原子力発電所で事故が発生した場合、被ばくの観点から注目すべき主な元素は、放射性ヨウ素と放射性セシウムになります。ヨウ素は甲状腺に集まり他の器官にはほとんど行きませんので、甲状腺だけの線量に着目します。これを甲状腺の等価線量と言います。一方、セシウムは筋肉や血管などほぼ全身に行きわたることから、全身の線量に着目して実効線量を評価します。

防災指針では、飲食物の摂取制限を考慮する目安の線量として、1年間の飲食に対し、放射性ヨウ素による甲状腺の等価線量が 50 mSv、放射性セシウム・ストロンチウムによる実効線量が 5 mSv としています（指標は放射性セシウムの濃度について規定されていますが、線量の計算にあたっては放射性ストロンチウムも考慮されています）。放射性ヨウ素による甲状腺の等価線量 50 mSv を実効線量に換算すると、2 mSv となります（本書巻頭の「人体の被ばくに関する線量」61 頁、とりわけ「5. 実効線量に関する注意点」65 頁をご参照ください）。これらの線量の値は、飲食物の摂取制限等の措置に関する国際機関の勧告を参考に決められています[*2]。

厚生労働省では 2011 年 3 月 17 日から、食品に含まれる放射性物質について暫定規制値を定め、暫定規制値を上回る食品の規制を行っています。この暫定規制値は上記の目安をそのまま援用したものです。

ご質問では暫定規制値を超えた水道水を飲用したこと、流通食品の放射能濃度をあまり注意してこなかったことを悔やんでおられますが、他の回答にお示ししたとおり、普通に生活をしていたとしても、関東地域で受けたであろう線量はそれほど高くないと見積もられています。

[*1] 原子力安全委員会〔当時〕「原子力施設等の防災対策について（防災指針）」
　　http://www.nsr.go.jp/archive/nsc/bousai/page4.htm
[*2] 原子力安全委員会〔当時〕「飲食物摂取制限に関する指標について」（1998 年 3 月 6 日）
　　http://www.mhlw.go.jp/stf/shingi/2r98520000018iyb-att/2r98520000018k4m.pdf

質問 58 ※

蓄積された放射性ヨウ素は蓄積され続けるのか。それとも、体外に排出されるのか

〔質問者の記載なし〕

関連キーワード　放射性ヨウ素　甲状腺・甲状腺がん　半減期　体内特性（代謝）

　放射性ヨウ素を吸引もしくは経口にて体内に取り入れた場合、甲状腺に蓄積されるとされていますが、蓄積された放射性ヨウ素は半減期を経てもなお、蓄積され続けるのか。それとも、体外に排出されるのか。どちらでしょうか。また、幼児の場合、放射性ヨウ素がどの程度の分量蓄積されることにより甲状腺がんを引き起こす確率が高くなりますか。

回答　掲載日：2011年4月1日

　放射性ヨウ素に限らないことですが、体内の物質はすべて新陳代謝によって交換され、食事などにより新しい物質が体に入ってきた量に応じて古いものは体から排泄されていきます。

　体内に取り込まれたヨウ素の大半はすぐに尿に排泄され、約30％が甲状腺に移行します。甲状腺に入ったヨウ素は、甲状腺ホルモンの形で少しずつ全身に運ばれ、一部が甲状腺に戻ってきますが、残りは尿・糞中に排泄されます。このようなサイクルを繰り返しながら、体の中からなくなっていきます。

　人の体の中にある物質の量が半分になるまでに要する時間を「生物学的半減期」と言います。年齢や臓器、物質によって値は異なり、成人の甲状腺におけるヨウ素の生物学的半減期は約110日です。子供は新陳代謝が速く、例えば1

歳児では約20日です。

　一方、ご質問の中にもあるように、放射性元素にはそれぞれ固有の半減期があります。上記の生物学的半減期と区別するために、これを物理学的半減期と呼びます。そもそも、放射性元素は、時間経過と共に放射線を出して別の元素に変わっていきます（☞「放射性壊変」349頁）。ヨウ素131の場合、壊変を経てキセノンという安定した元素になりますが（ガスなので体内に取り込まれていたとしても出ていきます）、その半減期（物理学的半減期）は8日です。

　したがって、ヨウ素131はこの両方の作用（生物学的な半減、物理学的な半減）で体内から減っていきます。

　なお、半減期とは、半分になるまでの時間（分や日、年など）のことですから、その2倍の時間で4分の1、3倍の時間で8分の1、10倍の時間で1,000分の1程度になります。

　ヨウ素の甲状腺への取り込まれやすさは、大人でも子供でも変わりません。体内に入ったヨウ素は、子供の方が大人よりも速く排泄されます。それでも、子供の甲状腺は大人に比べて小さく、狭い範囲に集中して放射線のエネルギーが与えられるため、同じ量の放射性ヨウ素を摂取した場合、子供の方が甲状腺の線量は高くなります。さらに、同じ線量を被ばくした場合でも、子供の方が大人よりも甲状腺がんになりやすいことが知られています。実際、チェルノブイリの事故では放射性ヨウ素に汚染された牛乳を飲んだ子供に甲状腺がんが現れましたが、大人については甲状腺がんの増加は確認されていません。

　「放射性ヨウ素がどの程度の分量蓄積されることにより甲状腺がんを引き起こす確率が高くなるか」というお尋ねについては、チェルノブイリ事故の子供の被ばくに関して、甲状腺の等価線量（☞347頁）が平均50ミリシーベルト（mSv）の地域で、甲状腺がんが増加したという報告があります[1]。

---

[1] Jacob P, et al., Childhood Exposure Due to the Chernobyl Accident and Thyroid Cancer Risk in Contaminated Areas of Belarus and Russia. British Journal of Cancer 80(9): 1461–1469, 1999.
http://www.ncbi.nlm.nih.gov/pmc/articles/PMC2363070/pdf/80-6690545a.pdf

質問 59

セシウムの生物学的半減期について教えてください

滋賀県在住 / 40代 / その他職業 / 男性の方からいただいたご質問

関連キーワード　放射性セシウム　半減期　内部被ばく（預託実効線量、WBC）　体内特性（代謝）

　セシウムの生物学的半減期は約3ヶ月と言われていますが、これは経口摂取した全量を基準とするのでしょうか。それとも吸収されて血液中に入った量を基準にするのでしょうか。もし後者だとすると、健康な一般人で経口摂取後、吸収される割合はどの程度でしょうか。例えば、毎日5ベクレルなど一定量を摂取する場合、実際にはどの程度の量が体内に取り込まれ蓄積に関与していくと考えればよいのでしょうか。

回答　掲載日：2012年1月11日

　摂取した放射性核種による内部被ばく線量を計算するために、ICRP（国際放射線防護委員会）が核種ごとに体内動態モデルを提供しています[1]。

　それによると、セシウムはいかなる化学形でも可溶性であり、経口摂取したものはすべてが消化管から急速に血液に吸収されます。つまり、経口摂取した放射能と血中へ移行する放射能は同量となるため、どちらを基準に考えても、

---

[1] ICRP, Age-dependent Doses to Members of the Public from Intake of Radionuclides: Part 2 Ingestion Dose Coefficients, ICRP Publication 67. Annals of the ICRP 22(3–4), 1992.
ICRP, Human Alimentary Tract Model for Radiological Protection, ICRP Publication 100. Annals of the ICRP 36(1–2), 2006.

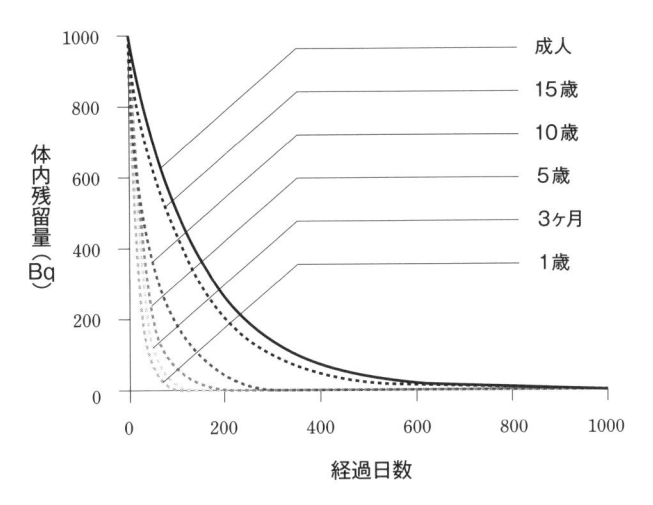

Part1 放射線被ばくとその影響

図1：セシウム137の経口摂取後の年齢別体内残留量

体内にある放射能が半分になるまでの期間は変わりません。

セシウム137を経口摂取した場合の体内残留量の変化を、年齢別に図1に示します。

図1では、1,000 Bqの放射能を経口摂取したと仮定し、その後の体内残留量を表しています。

成人の体内残留量が、摂取量の半分である500 Bqになる日数はおよそ100日です。また、年齢が若いほどセシウムの代謝が早く、より少ない日数で体外へ排泄されていくことが分かります。

成人以外の年齢で体内残留量が500 Bqになる日数は、おおよそ15歳で80日、10歳で30日、5歳で20日、1歳および3ヶ月児で15日です。

なお、セシウム134の場合には、体内動態はセシウム137と変わりませんが、物理学的半減期（放射性核種の半分が壊変する期間）がより短いため、体内残留量が半分になる日数はセシウム137の場合よりも若干短くなります。

次に、セシウム137を経口摂取し続けた場合の体内残留量を図2に示します。

図2では、セシウム137を1日1 Bqずつ継続して摂取した場合（1,000日で合計1,000 Bqの摂取量となる）を仮定しています。

一定の割合でセシウムを摂取し、一定の割合で排泄されていくような状態が

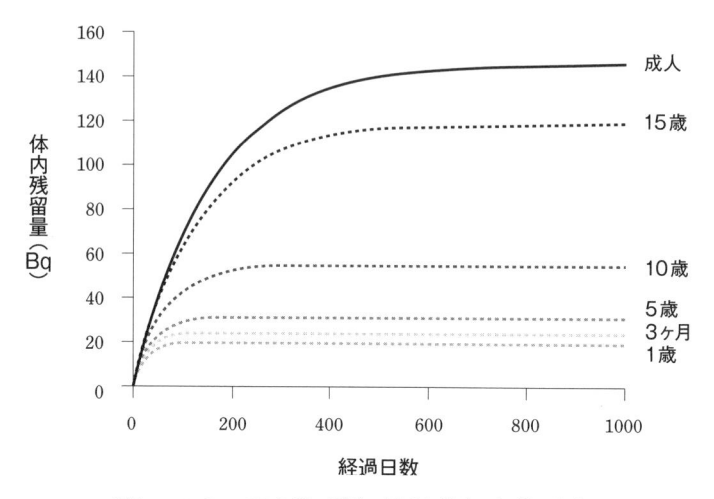

図2：セシウム137を経口摂取し続けた場合の年齢別体内残留量

続くと、体内残留量は摂取と排泄のバランスがとれるある値に徐々に近づいていき、やがて変化しなくなります。

　成人の体内残留量はおよそ500日で140 Bqに達し、その後はほとんど変化しません。前述のとおり、年齢が若いほど代謝が早いため、排泄の割合が大きく、成人よりも体内残留量が小さいところで摂取と排泄のバランスがとれることになります。

　そのため、15歳では350日で110 Bq、10歳では200日で50 Bq、5歳では150日で30 Bq、1歳および3ヶ月児では50日で20 Bqに達し、その後はほとんど変化しません。

　これらの値は、1日1 Bqずつ摂取した場合の値ですが、体内残留量の値は1日あたりの摂取量に比例します。したがって、ご質問にあるとおり1日5 Bqずつ摂取した場合には、それぞれの値を5倍した値に近づいていくことになります。

　例えば、成人の場合、1日1 Bqの摂取で体内残留量は140 Bqに近づいていきますが、1日5 Bqの摂取では5倍の700 Bqに近づいていくことになります。なお、セシウム134の場合には、物理学的半減期がより短いことから、一定となる体内残留量は若干小さくなります。

Part1 放射線被ばくとその影響

質問 60 ※

実効線量係数と生物学的半減期について

兵庫県在住 / 70代 / その他職業 / 男性の方からいただいたご質問

関連キーワード　内部被ばく（預託実効線量、WBC）　半減期　放射性セシウム　線量換算係数（線量係数）

　ICRP Publ. 72によると、例えばセシウム134の実効線量係数は、1.9×10^{-9}となっています。この数値は、物理的半減期2.06年を考慮して50年間積分した値でしょうか。それとも、生物学的半減期約100日をさらに考慮して積分した値でしょうか。もし生物学的半減期が考慮されていない係数の場合、被ばく評価にあたって、生物学的半減期を考慮して被ばく量を低減することは、通常行わないのでしょうか。

回答　掲載日：2012年4月11日

　「実効線量係数」には、放射性物質の物理学的半減期だけでなく、生物学的半減期も考慮されています。核種（ヨウ素131やセシウム137等の放射性同位元素の種類）、化学形（例えばヨウ素の場合、単体（蒸気）、ヨウ化メチル、その他等）、摂取経路（吸い込んだか飲み込んだか）、年齢区分ごとに係数が用意されており、該当する係数を、ベクレルで表した摂取量に単純に掛けることにより、成人では50年間、子供では70歳になるまでに受ける実効線量（☞「預託実効線量」351頁）を求めることができます。

　「預託」というのは内部被ばくに固有な考え方です。外部被ばくならば、線源（放射性物質）から離れることで被ばくはなくなりますが、内部被ばくの場合、放射性物質が体内に存在する間、ずっと被ばくが続きます。このような時

間的な拡がりを考慮するために、「預託」という概念が必要になるのです（「預託実効線量」の原語表現は"committed effective dose"で、commitには「資金や時間を割く」「義務や責任を負う」という意味があります）。預託の期間が成人で50年、子供で70歳までとなっているのは、生涯にわたって受ける総線量を評価するためです。

放射性物質が体内に残留する間、放射性壊変が起こるたびに、生体は放射線を浴びます。その現象を各臓器・組織についてシミュレーション計算することにより、預託実効線量を求めることができます。そのためには、各臓器・組織中に存在する放射性物質の量に関して、時間的な変化を考慮しなければなりません。それはつまり、放射性同位元素の物理学的半減期に加えて、物質の代謝（残留・排泄）を考えることであり、実効線量係数にはこれらの要素がすべて反映されています。

セシウム137を例に、もう少し具体的に説明します。セシウム137の物理学的半減期は約30年と長いですが、体内に取り込まれた場合、代謝によって比較的早く体外に排出されます。ICRPの体内動態モデル[1]に基づけば、成人がセシウム137を経口摂取した場合（継続的な摂取ではなく一回の摂取）、体内残留量が摂取量の半分になる日数はおよそ100日です。臓器・組織が受ける線量は、この代謝機能と物理学的半減期の両方の効果によって減少していきます。

その結果、預託実効線量の約5分の1（18％）が最初の1ヶ月で与えられ、1年では92％となり、2年ですべての線量（100％）に到達することになります。つまり、預託線量は摂取後50年までに受ける総線量と定義されていますが、セシウム137を一回だけ経口摂取した場合、2年経つと体の中からセシウム137がなくなってしまうため、被ばくはその時点で終了します。

また、子供（1歳児）では成人よりも代謝が早く、体内残留量が半分になる日数はおよそ15日と短く、最初の1ヶ月で預託実効線量の83％が与えられ、1

---

[1] ICRP, Age-dependent Doses to Members of the Public from Intake of Radionuclides: Part 2 Ingestion Dose Coefficients, ICRP Publication 67. Annals of the ICRP 22(3–4), 1992.
ICRP, Human Alimentary Tract Model for Radiological Protection. ICRP Publication 100, Annals of the ICRP 36(1–2), 2006.

年で被ばくが完了します。

　なお、体内残留量が摂取量の半分となるまでの期間がしばしば「生物学的半減期」と呼ばれますが、体内動態は、単一の指数関数で表現できるわけではないので、単純に半減していっているわけではありません。具体的な様子は、質問59の図1（セシウム137の経口摂取後の年齢別体内残留量）をご覧ください。

質問 61※

100 mSv の根拠について教えてください

埼玉県在住の方からいただいたご質問

関連キーワード　100 mSv　線量限度　確定的影響・確率的影響　疫学

　「「100 mSv 以下の被ばくでは人体影響は考えにくい」の時間については、一度に 100 mSv を受けるとしたときとお考えください。」と書いてある記事*1 にびっくりしました。電離放射線障害防止規則で一般人の環境以外のでの放射線被ばく許容量は年間 1 mSv と規定されていて、これは長年研究した結果でもあり、今年〔2011年〕1 月に改訂した時も変わりない数値であって、専門家が守らなければいけない数値である、と違う専門家が警鐘〔を鳴ら〕しています。埼玉県で新生児を抱えていて、非常にシビアに考えているのですが、この 100 mSv という数字の根拠となるものがあるのでしょうか。サイトの信頼性にも関わってくると思いますので、根拠となる事例や電離放射線障害防止規則で採用されていない理由がありましたら、教えてください。

回答　掲載日：2011年4月28日

　法令の規制値は年間 1 mSv なのに、「100 mSv 以下の被ばくでは人体影響は考えにくい」とはどういうことか、というのがご質問の趣旨だと思います。ここでは二つに分けてお答えします。第一に、「年間 1 mSv」という規制値について。第二に、「100 mSv」という値についてです。

---

*1 日本保健物理学会「暮らしの放射線 Q&A 放射線の人体への影響について。」
　http://radi-info.com/q-221/

Part1 放射線被ばくとその影響

①「年間 1 mSv」という規制値について

　年間 1 mSv というのは、国際放射線防護委員会（ICRP）が、一般公衆について定めた線量限度の値です。日本の放射線関係法令では、一般公衆に対して直接的に線量限度を定めていませんが、空気中の放射性物質の濃度限度等により、実質的にこの値が担保されるようになっています（ご質問で触れておられる「電離放射線障害防止規則」は放射線・原子力施設等で働く労働者に対するものであり、一般公衆の防護に対する規定はありません）。

　線量限度は、平時における被ばくの上限値として定められたものです。線量限度を満足していればそれでよいのではなく、限度以下であっても、現実的に可能であるならば、さらに被ばくを少なくする努力が求められます。限度以下ならば安全だということではなく、逆にそれを超えると危険だということでもありません。

　線量限度は、それを遵守することによって、どの人も不当に高いリスクにさらされないことを保証するもので、言ってみれば被ばく管理を確実に行うためのツールに過ぎません。重要なのは、現実的に可能な範囲で、できるだけ被ばくを少なくすることです。

　線量限度はあくまで平時に対するものであり、平常状態から逸脱した状況には適用されません。事故等の緊急時には、平時には出現しない様々な問題が同時並行で起きます。そのときに、被ばくが線量限度を下回ることにのみ傾注してしまうと、他の事柄（例えば、食糧や住まいの確保、感染症の防止、就労・就学の保障など）への対応がおろそかになったり、限られた資源の配分に支障を来たしたりしかねません。

　そこで、放射線被ばくも含めて、それぞれの事柄について最低限守るべき水準を確保しつつ、事態の改善とともに平時の状態に近づけるというのが、国際的に合意された考え方です（質問 13「回答の内容が「安全です」ということを中心にしていると思います。リスクもあるはず」114 頁および質問 40「郡山に住んでいます。被ばくを考えて自主避難すべきですか」207 頁の「付記」をご参照ください）。

②「100 mSv」という値について

　年間 1 mSv というのは管理上の取り決めであるのに対し、100 mSv というのは、科学的な観点から重要な数値です。

　放射線による健康影響は、確定的影響と確率的影響に大別されます。このうち確率的影響には、しきい線量（それ以下では影響が現れないという線量）がなく、どんなに低い線量でも発生率はゼロではないと仮定されています。「仮定されている」というのは、しきい線量が本当にないかどうか、科学的には証明されていないからです。

　確率的影響に分類されるのは、がんと遺伝性影響ですが、遺伝性影響については実際にヒトに生じたというエビデンス（科学的証拠）がありません。がんについては、原爆被爆者を対象とした疫学調査において、100~200 mSv 以上で発がん率・がん死亡率が線量とともに増えることが確認されていますが、100 mSv 以下では増加傾向が認められていません。

　他の疫学調査において、100 mSv 以下でがんの増加を示唆する結果は得られているものの、決定的な証拠とは言い難く、100 mSv 以下の被ばくで健康影響が生じるという明白なエビデンスはない、というのが科学的なコンセンサスです。「100 mSv 以下の被ばくでは人体影響は考えにくい」というフレーズの背景には、このような科学的知見があります。（詳細については、本書巻頭の「100 mSv の意味について」54 頁をご参照ください。）

　ただし、疫学調査で増加傾向が見られないからと言って、100 mSv 以下の被ばくによる影響がないと断定するのは早計です。疫学調査では違いを検出できないだけで、がんがわずかに増えている可能性は否定できないからです。そのため、放射線防護においては、慎重な判断として、どんなに低い線量でも確率的影響の発生率はゼロではないと仮定し、被ばくはできるだけ少なくするべきだという立場をとっています。

質問 62

Part1 放射線被ばくとその影響

活性酸素による
DNA損傷について教えてください

東京都在住／30代／自営業／男性の方からいただいたご質問

関連キーワード　確定的影響・確率的影響　活性酸素　DNA損傷　クラスター損傷

　放射線問題を色々調べていたところ、放射線由来のDNA損傷よりも活性酸素由来のDNA損傷のほうが格段に多いとの情報を知りました。そのため、活性酸素由来と放射線由来のDNA損傷〔について〕比率の比較情報を調べていたところ、長崎大学の松田尚樹〔教授〕の資料 http://www.med.nagasaki-u.ac.jp/nuric/docs/sun4.ppt の9ページに該当するようなページを見つけました。

　この表を見ると、2本鎖切断が1 Svで300個となっています。つまり100 mSvで30個。この表を見る限りでは他の自然発生の1本鎖切断量等に比較して、放射線由来の2本鎖切断量はかなり高いように見受けられます。そこらへんが不自然に感じたので、科学的な理由を知りたいです。

　また、活性酸素由来と放射線由来のDNA損傷の比較データをもう少し詳しく知りたいので、何か情報をお持ちでしたら教えてください。線量だけの記述だと線量率が不明なので線量率と照射時間が明記されたものが希望です。

　お忙しいところ申し訳ありませんがよろしくお願いします。

回答　掲載日：2013年1月23日

　長崎大学の松田教授は、次に掲げる表を引用したものと思われます。この表では、自然発生のDNA損傷は1日あたりの数であるのに対し、放射線誘発のものは1グレイ（1,000ミリシーベルト）の1回照射に対するものです。このような比較に基づいて、低線量、すなわち数十ミリシーベルト（数十ミリグレ

損傷	自然発生（/細胞/日）	放射線誘発（/細胞/Gy）
塩基損傷	20,000	300
一本鎖切断	50,000	1,000
二本鎖切断	10	300

（近藤宗平『人は放射線になぜ弱いか』第3版〔講談社、1998年〕）

イ）以下の被ばくによるDNA損傷は、自然発生によるものに比べてはるかに少ない、ということが言われています。しかし、自然発生によるDNA損傷と放射線によるDNA損傷を単純に比較することはできません。なぜなら、放射線が作るDNA損傷は自然発生によるものとは質的に異なるからです。この質の違いについて説明します。

まず、自然発生によるDNA損傷の生成機構を説明します。

生体を構成する細胞は酸素を利用してエネルギーを得ます。その際に副産物として H_2O_2、•OH、•O_2^- などの活性酸素が生じます。これらの中でもとくに•OHはDNAと作用し、塩基損傷や一本鎖切断を引き起こします。一本鎖切断が、DNAを構成する2本の鎖のそれぞれに、近接する位置で生じた場合、DNA二本鎖切断になります。しかし、この確率は非常に低く、表にあるように50,000個の一本鎖切断のうちの約10個が二本鎖切断になる程度です。よって自然に生じるDNA損傷はほとんどが塩基損傷と一本鎖切断です。しかし、これらの損傷は2本あるDNA鎖の内のどちらか一本鎖上で起きているものなので、無傷のもう1本のDNA鎖を鋳型としたDNA複製の原理を利用して元通り修復されます。

次に、放射線によるDNA損傷の生成機構を説明します。

私たち人間を含むすべての生物の体は数兆個もの細胞でできています。この細胞の中身を覗いてみると全体の約70％が水で、その水の中にDNAが存在しています。生体がガンマ線やベータ線を被ばくすると、最初に、放射線は細胞内の水の分子（H_2O）と相互作用します。この相互作用によって、水の分子が電離され•OHが生成されます。もし、放射線によって生成された•OHの近

くに DNA があったら、先に述べた自然発生の場合と同じように DNA と作用して、塩基損傷や一本鎖切断が生じます。しかし、放射線の場合は放射線の飛跡に沿って密に •OH が生成されるため、二本鎖切断が生じやすいことに加えて、その近くに複数の塩基損傷や一本鎖切断が混在した複雑な損傷が生じます（クラスター損傷）。細胞にとって、クラスター損傷を正確に修復することは非常に難しく、その結果、染色体異常や遺伝子変異に発展する可能性が高くなります。もし、がんの初発や促進に関係した遺伝子が変異を受けると、これが原因となってがんにつながっていく恐れがあると考えられています。

　以上のことより、自然発生（活性酸素由来）と放射線由来による DNA 損傷は、どちらも直接的には活性酸素によるものですが、活性酸素の空間的な分布の違いによって、質的な違い、つまり DNA 損傷がクラスター化するかどうかが異なります。この損傷の生成は線量や線量率に依存しますが、線量が低くなると検出することが困難であるため、低線量での実験的な報告はほとんどありません。上述の知見も、大半がコンピュータ・シミュレーションによって得られたものです[*1]。

[*1] 例えば以下のような文献があります。
　　Nikjoo H, et al., Modelling of DNA Damage Induced by Energetic Electrons (100 eV to 100 keV). Radiation Protection Dosimetry 99(1-4): 77–80, 2002.
　　https://www.ncbi.nlm.nih.gov/m/pubmed/12194365/?i=3&from=/19257071/related

質問 63※

被ばく後の年数と発がん・白血病のリスクの関係について

〔質問者の記載なし〕

関連キーワード　確定的影響・確率的影響　広島・長崎の原爆　リスク・リスク比較　疫学

　放射線を被ばくすれば、発がん、白血病のリスクが増加する、と聞きます。その数値で、よく「○Svで○%」などという解説を聞きますが、いつ発症するか、ということの方が問題だと思います（人間はいつか死にますので）。チェルノブイリでは小児甲状腺がんが増えた、ということを聞きますが、それ以外では、いつ発症するか、という解説をあまり見ませんので、教えてください。

▶ 増加するのは、被ばく後の経過年数に依存するのでしょうか。それとも、何歳になったか（いわゆるがん年齢に到達したか）によるのでしょうか。

▶ また、被ばく後何年（あるいは何歳）頃に、発症が増えるのでしょうか。

　説明がうまくできないのですが、質問の意図としては、小児期に被ばくした場合、若年のうちにがんが増えてしまうのであれば、わずかな増加でも、問題はより大きいと思うのです。一方、小児期の被ばくでも、いわゆるがん年齢に達してからがんが増えるのであれば、比較的ではありますが、問題は小さいと思うのですが。

回答　掲載日：2011年6月16日

　本質を突いたとても重要なご質問だと思います。
　最初にご理解いただきたいのですが、現在の科学的知見として、放射線によるがんリスクの増加が認められているのは100〜200ミリシーベルト（mSv）以上の線量に対してであり、100 mSv未満の被ばくでがんが誘発されるかどうか

Part1 　放射線被ばくとその影響

は分かっていません。今回の福島第一原発事故によって、周辺地域の方々の受けた被ばく量は、100 mSv を超えることはないと見積もられています。そのため、一般の方々における放射線発がんの可能性はゼロではないとしても、疫学調査によって検出できるレベルではないと考えられています。

　放射線被ばく後、いつ頃がんになるかという問題については、広島・長崎の原爆被爆者に対する疫学調査が最も包括的なデータを提供しています。この疫学調査にはあらゆる年齢・性別・線量の対象者が含まれ、追跡期間も長いからです。これまでの解析によれば、固形がん（白血病やリンパ腫などの血液系のがん以外のもの）に関しては、放射線発がんは到達年齢（被ばく時年齢ではなく、がんを発症した年齢）に依存する傾向が認められています[1]。つまり、子供のときに被ばくした場合でも、がん好発年齢になってから発症するケースが多いということです。ただし、年齢が若いほど放射線感受性は高いため、最近の解析では、放射線によるがんの誘発率を線量、性別、被ばく時年齢、到達年齢の関数として表すという方法がとられています。がんの部位による違いはあるものの、最小潜伏期間は 5~10 年程度で、到達年齢とともに発症数が増加するというのが一般的なパターンです[2]。

　一方、白血病に関しては被ばく後の時間に依存する傾向があります。原爆被爆者の疫学調査が始まったのは原爆投下から 5 年後の 1950 年ですが、それ以前の研究から、最小潜伏期間は 2 年と言われています[2]。被ばく時年齢が 30 歳未満の場合、過剰相対リスク（放射線による白血病発症率を自然の白血病発症率に対する比として表したもの）は被ばくから 7 年後にピークを迎え、その後急激に減少しますが、数十年経っても若干のリスクが残存します。被ばく時年齢が 30 歳以上だと白血病の発症率は低くなり、若年齢で被ばくした場合のような急激なピークは見られなくなります[3]。

---

[1] Preston DL, et al., Solid Cancer Incidence in Atomic Bomb Survivors: 1958–1998. Radiation Reseach 168(1): 1–64, 2007.
[2] 『ICRP Publication 60 国際放射線防護委員会の 1990 年勧告』（日本アイソトープ協会） http://www.jrias.or.jp/books/cat/sub1-08/108-11.html#27
[3] Richardson D, et al., Ionizing Radiation and Leukemia Mortality among Japanese Atomic Bomb Survivors, 1950–2000. Radiation Research 172(3): 368–382, 2009.

質問 64

この人数で、放射線被ばくと白血病のリスクの関連性を説明できるのでしょうか

静岡県在住 / 50代 / 会社員 / 男性の方からいただいたご質問
関連キーワード　白血病　低線量被ばく　チェルノブイリ　疫学

先日の新聞報道において下記の調査報告が米国の医学学術誌に掲載されたとありました。
「チェルノブイリ事故後の除染作業による低線量の放射線被ばくは、白血病のリスクの有意な上昇と関連していた。」
白血病の発症者は調査対象約11万人中137人とのことで、こんな少ない人数で関連性の説明が出来るものか教えていただければ幸いです。

（追伸）質問ではありません。
私の質問した回答が11月13日付で記載されていました。お忙しい中、素早い丁寧な回答に感謝しています。大変ありがとうございました。何かお礼をしたく寄付等の受付先はあるのでしょうか。

回答　掲載日：2012年12月20日

ご指摘の調査報告[1]における110,645人中137例というのは、約20年間（1986~2006年）の合計です。白血病は稀な病気で、年間の発症率が10万人あ

Part1　放射線被ばくとその影響

たり数人程度であることを考えると＊2、これは通常観察される程度の症例数です。たかが百数十例で信頼に足る解析ができるのかと思われるかもしれませんが、話はむしろ逆です。白血病はもともと発症率が低く、また時代や地域による変動が少ないため、わずかな発症数の増加でも放射線被ばくとの関連を証明できる可能性があります。たまにしか起きないはずのことが立て続けに起きれば、異変であることが容易に分かるからです。

　放射線被ばくと特定の病気の関連を証明しようとする場合、通常は放射線を被ばくした集団を追跡調査し、被ばくしていない集団よりも発症率が高いかどうかを調べます。しかし、白血病の場合は稀な病気であるために、この方法では膨大な人数を長期間追跡しないと、症例そのものが現れません。その反面、人数が多くなると一人ひとりについてきめ細かく調べることが難しくなり、対象者の被ばくや生活の状況に関する情報収集が中途半端になってしまいます。

　このような困難があるため、問題の調査報告では別の方法を採用しています。具体的には、ウクライナの除染作業に関わった人々の中から白血病の症例を発掘し、年齢や居住地などが同じで白血病になっていない人と比較するというアプローチをとっています。これは症例対照研究と呼ばれる疫学調査の手法で、稀な病気について研究する場合によく用いられます。したがって、この研究の方法論自体はおかしなものではありません。

　この調査報告において注目すべきは、慢性リンパ性白血病の発症率が被ばく量とともに増加しているという点です。白血病は、急性骨髄性白血病、慢性骨髄性白血病、急性リンパ性白血病、慢性リンパ性白血病の四つに大別されますが、従来の疫学調査で放射線被ばくとの関連が認められているのは、他の三つのタイプの白血病だけだからです。

　調査では対象者に詳細なインタビューを行っていますが、インタビューの直

＊1　Zablotska LB, et al., Radiation and the Risk of Chronic Lymphocytic and Other Leukemias among Chornobyl Cleanup Workers. Environmental Health Perspectives, 2012.
　　http://ehp.niehs.nih.gov/wp-content/uploads/2012/11/ehp.1204996.pdf
＊2　GLOBOCAN 2008
　　http://globocan.iarc.fr/factsheets/populations/factsheet.asp?uno=900

前2年以内に化学療法を開始した症例については異なる傾向が認められたという理由で、解析から除外しています。これらの症例を含めると、被ばくと慢性リンパ性白血病との関連は統計学的に有意ではなくなるため、結果の解釈にあたっては慎重な判断が必要です。いずれにせよ、この論文だけで科学的知見が確立するものではなく、なぜ従来の研究と異なる結果が得られたのか、今後、学界で精査されることになります。

（追伸に関して）

　お心遣いに感謝申し上げます。折角のお申し出ですが、回答の中立性を保つために寄付等はお断りしております。お気持ちだけ頂戴し、今後の活動の励みにさせていただきたいと存じます。

質問 65

放射線被ばくと
心筋梗塞の関係について

千葉県在住 / 30代 / 会社員 / 男性の方からいただいたご質問
関連キーワード　広島・長崎の原爆　疫学　しきい線量　心疾患

　インターネット等で時々「放射線被ばくにより心筋梗塞になる例がある」との主張を見かけます。これについては、本Q&Aでも「現在のところ、明らかに放射線被ばくの影響と断定することはできない」との解明がなされており、自分もそれに疑問を持っているわけではありませんが、他方で、厚生労働省が、平成21年〔2009年〕6月22日に改定した原爆症認定に関する審査の方針において、「放射線起因性が認められる心筋梗塞」を積極的に認定する方針を示しています。「放射線起因性が認められる心筋梗塞」が存在するのであれば、「現在のところ、明らかに放射線被ばくの影響と断定することはできない」との本Q&Aの解明と矛盾する気がしていて、混乱しています。本件はどのように理解すればよいのかご教示願いたく思います。

回答　掲載日：2012年11月21日

　心臓が非常に高い線量の被ばくをした場合に心筋梗塞が生じることは、かなり以前から知られています。これは、胸部の放射線治療を受けた患者の調査によって明らかになった知見です。この場合、心臓の線量は合計で数グレイから数十グレイ（数千～数万ミリシーベルト）です。
　比較的最近になって、これよりも低い線量、具体的には1グレイ（1,000ミリシーベルト）かそれ以下でも、心筋梗塞が起こる可能性が指摘されるようになりました。原爆被爆者や放射線作業者等の疫学(えきがく)調査が主な根拠になっていま

す。しかし、1グレイあたりの過剰発生率・死亡率の値は疫学調査ごとに大きくばらついており、必ずしも整合した結果にはなっていません。また、最も重要な情報源の一つである原爆被爆者の調査において、心疾患による死亡率の上昇に主に寄与しているのは心不全であり、心筋梗塞については統計的に有意な増加は認められていません。

このように、1グレイ以下の被ばくによる心筋梗塞の発生に関しては不確定な要素が多いのが現状です。それでもICRP（国際放射線防護委員会）は、複数の疫学調査で増加傾向が見られる点を重視し、0.5グレイ（500ミリシーベルト）というしきい線量を提言しています。

厚生労働省が心筋梗塞を原爆症の認定対象としているのも、このような国際的な流れを考慮してのものと思われます。ところで、放射線被ばくがなくても、高コレステロール血症、喫煙、糖尿病などの要因によって心筋梗塞は生じます。それらが原因とみなされる症例は原爆症には含めないという意味で「放射線起因性が認められる」という修飾語が付加されています。誤解を招く表現だとは思いますが、1グレイ以下の被ばくによる心筋梗塞の発生が明確であるという意味ではありません。

質問 66※

放射線量が害になる最低線量について教えてください

埼玉県在住 / 30代 / 会社員 / 男性の方からいただいたご質問

関連キーワード　しきい線量　100 mSv　直線しきい値なし（LNT）モデル　確定的影響・確率的影響

　ニュースでは、放射線は有害という形で放送されています。しかし、原発の問題が起きた際にも、一部のニュースでは「少ない放射線量であれば、健康に良いくらいだ」という話も聞いた記憶があります。また、原発前から湯治（玉川温泉等）に訪れる人たちの中には放射線量の強いところを探して入るとも聞きました。

　放射線量がどのくらいであれば健康に良く、どのくらいから被ばくの影響が出るのか、知りたいと思っています。

　私の中のイメージでは、放射線はホッカイロと同じではないかと思っています。ホッカイロは服の上から貼れば身体を暖めますが、直接身体に貼ればやけどしてします。放射線も同様に低い値では、がん予防やがん治療になりませんでしょうか？

回答　掲載日：2012年6月12日

　放射線の影響には、しきい線量（それ以下では影響が現れない線量）があることがはっきりしているものと、しきい線量の有無がはっきりしないものがあります。前者は組織反応または確定的影響と呼ばれ、血球減少、脱毛、不妊など、ほとんどの影響がこれに該当します。後者はがんと遺伝性影響で、この二つを合わせて確率的影響と呼びます。

組織反応のしきい線量の大きさは臓器・組織の種類によって異なります。最も低い線量で生じるのは男性の一時的不妊で、睾丸が一度に 100 mSv を超える線量を被ばくすると、この影響が現れる可能性があります。また、妊娠初期の被ばくによる流産および奇形発生のしきい線量も 100 mSv です。

　がんについては 100~200 mSv 以上の被ばくで生じることが確認されていますが、それより低い線量でどうなのか、科学的には解明されていません。遺伝性影響に関しては、線量の高低にかかわらず、これまでの疫学調査において実際に生じたという証拠はありません。しかし、たった一つの変異細胞からがんや遺伝性影響が発生する可能性は否定できないので、これらの影響についてはしきい線量がなく、どんなに低い線量でもリスクはゼロではないと考えられています。

　実際に影響が確認されているがんについて、もう少し詳しく説明しましょう。上述のとおり、100 mSv 未満では線量と発がん率との関係は不明であるため、通常は数百 mSv の線量域で観察されている比例関係が低い線量にも当てはまると仮定します（図の点線B）。直線的で（linear）しきい線量がない（non-threshold）という意味で、頭文字をとって LNT モデルと呼ばれます。

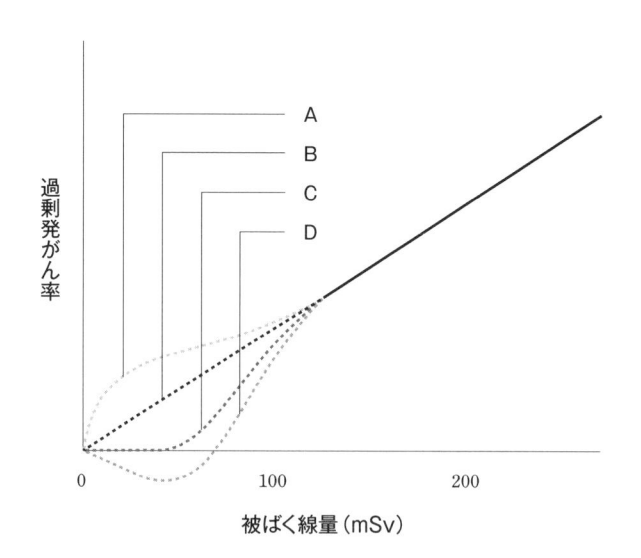

LNTモデルは放射線発がんのリスクを推定するための標準的なアプローチとして、国際的に広く受け入れられています。しかし一方で、その妥当性を疑問視する向きもあります。がんの芽になる細胞ができたとしても、それが自発的に死ぬ、あるいは免疫機能によって排除されるといった防御機構がはたらくため、低い線量では確率的影響にもしきい線量があるという見方です（図の点線C）。さらに、少量の放射線は生体の防御機構を活性化し、がんの発生を抑える とする説もあります（図の点線D）。逆に、被ばく直後に異常が見られなくても何回もの細胞分裂を経て異常が現れたり、放射線が直接当たっていない細胞にまで影響が及んだりする現象が認められていることから、低い線量ではLNTモデルよりもリスクが高くなるという考え方もあります（図の点線A）。

　どの説も実験データを基に提唱されたもので、それなりの根拠はあります。しかし、特殊な実験材料（例えば、遺伝子を組み換えた動物や細胞）での観察結果であったり、実験材料・条件によって相反する結果が見られたりするため、一般的な法則として確立されるには至っていません。つまり、少量の放射線は健康によいという考え方も一つの仮説にすぎず、それに対する反証・反論もたくさんあるということです。そのため、放射線の安全管理を考える上では、最も標準的なLNTモデルを採用し、どんなに低い線量でもリスクはゼロではないという立場をとっています。

質問 67

「1 mSv、100 mSv の被ばく」について

千葉県在住 / 30代 / 会社員 / 男性の方からいただいたご質問

関連キーワード　広島・長崎の原爆　低線量被ばく　確定的影響・確率的影響

　有益な情報ありがとうございます。さて「1 mSv、100 mSv の被ばく」[*1]についてですが、期間について「短期間に」、「1年」、「生涯」などの記載がなく判りにくいと感じました。くどい文章になる恐れもありますが、正確性を期するために単位について追記していただければ幸甚です。

回答　掲載日：2011年12月20日

　ご質問に直接回答するよりも、「被ばくが長期にわたる場合、放射線による発がんに関して線量の蓄積性をどう考えるべきか」ということが重要です。そこで、放射線の作用機構の観点から、この問題を考えてみます。

　広島・長崎の原爆被爆者の場合、線量の大半は瞬間的な被ばくによるものです。それに対して、私たちが通常経験するのは、低い線量を繰り返し受けるか、あるいは長い期間にわたってゆっくり受ける被ばくです。

　一般に、総線量が同じならば、細切れに、あるいは長い時間をかけてゆっくり被ばくした方が、短時間にまとめて被ばくするよりも、放射線の影響は小さくなります。発がんについてもその傾向は認められ、例えばマウスやラットに時間をかけてゆっくり照射すると、白血病や肺がんの発症率は、短時間照射の場合の数分の1になります。そこでICRP（国際放射線防護委員会）（☞342頁）は、放射線による発がんのリスクを推定するにあたって、原爆被爆者のデータ

[*1] 日本保健物理学会「暮らしの放射線 Q&A 1 mSv、100 mSv の被ばく」（2011年10月27日）
http://radi-info.com/wadai/w-1/

から求めた生涯過剰発がん率を2で割っています。長期間にわたる緩慢な被ばくに適用できるように、補正をしているのです（緩慢な被ばくに対する疫学調査から、発がんのリスクを直接的に推定できればよいのですが、その種の疫学調査では十分な精度が確保できていないために、この手法が採られています）。

　この発がん率の推定値は、非常に長期にわたる被ばくにも有効なのでしょうか。1年で100ミリシーベルト被ばくするのも、10年かけて100ミリシーベルト被ばくするのも、発がんのリスクは同じと考えるべきでしょうか。ICRPや国際機関は、必ずしもこの点について明記していませんが、現在の標準的理論に基づけば、両者は基本的に同じとみなされます。以下の理由によります。

　放射線は細胞のDNAを傷つけますが、非常に狭い領域に集中的にエネルギーを与えるため、いくつもの傷が重なり合った複雑なDNA損傷を作ることが知られています。細胞にはDNA損傷を修復する能力が備わっていますが、この種の損傷を元通りに回復することは難しく、誤った修復によって遺伝子の変異が生じます。遺伝子の変異は不可逆的な変化、すなわち元には戻らない変化であるため、その細胞が生存している限り消えることはありません。

　このようなDNA損傷に起因する遺伝子の変異が、放射線発がんの原因だと考えられています。低い確率ではあるものの、細胞の増殖に関わる重要な遺伝子に変異が生じると、がん化につながるという考え方です。がん化の芽になる細胞は、新陳代謝によって置き換わっていく細胞ではなく、臓器・組織の大元である組織幹細胞、あるいは長寿命の細胞です。これらの細胞は生涯に匹敵する期間、生存し続けるため、放射線の被ばくが長期にわたったとしても、その間に変異がなくなるわけではありません。もちろん、被ばく期間が非常に長くなれば、年齢とともに感受性が低下しますし、細胞ががん化するタイミングも遅くなります。その結果、最終的な発がん率も低くなると考えられますが、少なくとも線量の蓄積性がなくなることはないのです。

　ただし、最近では組織幹細胞にもターンオーバー（細胞の入れ替わり）があることが分かっています。それによって傷ついた細胞が効率的に排除されるならば、非常に長期間にわたる緩慢な被ばくについては、現在想定されているよりも発がん率は低くなる可能性があります。この点、今後の研究が待たれます。

Part2 専門家不信に抗して

質問 68

回答者の氏名と所属を公開してください

静岡県在住 / 40代 / 自営業 / 男性の方からいただいたご質問

関連キーワード　日本保健物理学会　ICRP（国際放射線防護委員会）　暮らしの放射線Q&A　政府・自治体・専門家・メディア

　はじめまして。私たち市民に毎回誠意あるお答え、ありがとうございます。さて、今回は私もお教えいただきたいことがあります。

　放射線Q&A活動委員会の方々がご活躍しておられるのは存じておりますが、それぞれの答えに、回答しておられる方の氏名と所属を明記していただきたく思います。なぜならば、家族と放射線の話をする時「ネットでこう書かれていた」だけでは信頼してくれないからです。テレビや新聞では、顔と名前と所属をはっきりさせますよね。

　2011年6月29日の回答に「いくつかの理由によって氏名は明らかにしない」とありますが、山下俊一先生は積極的に講演に出られて、市民に分かりやすく説明してくれています。もっと山下先生のように顔の見える活動を行ってください。その方が私たち市民も安心もできるでしょう。氏名と所属を公開していただきたく思います。何卒宜しくお願い申し上げます。

回答　掲載日：2012年1月26日

　ご意見ありがとうございます。

　われわれ「日本保健物理学会」は、わが国を代表する放射線防護の学術団体です。国際放射線防護学会（IRPA）にも加盟しています。2011年8月24日に学会創立50周年を迎え、それを機に「一般社団法人　日本保健物理学会」とな

りました。

「暮らしの放射線Q&A」は、大震災直後の2011年3月25日、本学会に所属する有志が立ち上げました。最初の5ヶ月間は有志によって活動が行われてきましたが、本学会が法人化された際、正式に「暮らしの放射線Q&A活動委員会」が発足しました。以後、われわれは学会の責任のもとに、活動を続けております。

これまでみなさまから1,300件を超える質問をいただいていますが、回答時点の状況や情報に基づく知見によって専門家として判断を下し、一つひとつ丁寧に回答することを心がけて参りました。［付記──2013年1月末に質問の受付を終了し、それまでに1,870件のご質問をいただきました。］

みなさまからいただいたご質問は、以下のような過程を経て、回答を当ウェブサイトに公表しております。

① 本学会の若手研究会に所属する若手研究者約30名による回答案の作成とクロスチェック
② 放射線防護・放射線管理の研究に携わっている専門家約10名による内容の精査
③ 幹事団6名による最終確認

「暮らしの放射線Q&A活動委員会」幹事団は以下のとおりです。
- 委員長・学会理事　伴 信彦（東京医療保健大学）
- 副委員長・若手研究会幹事　河野恭彦（日本原子力研究開発機構）
- 副委員長・若手研究会幹事　荻野晴之（電力中央研究所）
- 相談役　下 道國（元 藤田保健衛生大学）
- 相談役　早川博信（元 福井県職員）
- 学会広報担当理事　谷口和史（日本原子力発電株式会社）
（所属は2013年6月現在）

このように、一連の回答作成は日本保健物理学会「暮らしの放射線Q&A活動委員会」の共同作業によるものであり、各質問に回答者の氏名を記載してい

ないのはそのためです。

　「暮らしの放射線Q&A活動委員会」の設立時に、上記の情報を当サイトに掲載すべきでしたが、みなさまから日々いただく質問に対する回答の掲載作業に注力していたことから、対応が遅くなりました。これを機に、学会ホームページの内容も更新いたしましたので、併(あわ)せてご覧ください。

　これからも、「暮らしの放射線Q&A活動委員会」は、放射線に関するみなさまの不安や悩みを少しでも軽減できるよう、一つひとつの質問に心をこめて対応していきたいと考えております。今後とも、どうぞお気兼ねなくご質問をお寄せください[*1]。

[*1] なお、上述の付記の通り、2013年1月末に質問の受付を終了しましたが、「専門家が答える暮らしの放射線Q&A」は、閲覧専用のサイトとしてコンテンツを維持しています (http://radi-info.com)。すべてのご質問と回答をご覧いただけます。

質問 69

Part2 専門家不信に抗して

中立的なのでしょうか

山口県在住 / その他職業 / 男性の方からいただいたご質問

関連キーワード　日本保健物理学会　暮らしの放射線Q&A　政府・自治体・専門家・メディア　科学的根拠

　回答は、中立的なことがらで事実に基づいていますか。回答されている方々は、東電含む電力事業者から金品を受けていませんか。例えば、研究名目とか謝礼とかそういった類の物すべて含みます。具体的に回答してください。

回答

掲載日：2012年6月7日

　このサイトは、福島第一原発事故から2週間後に、私たちの学会（日本保健物理学会）の会員有志が立ち上げたものです。事故を知り、何かしなければと止むに止まれぬ気持ちで始めました。2011年8月24日に「暮らしの放射線Q&A活動委員会」が発足し、日本保健物理学会の正式な活動として現在に至っています。

　暮らしの放射線Q&A活動委員会に属する回答者は、全員がボランティアとして対応しており、外部機関・企業等はもとより学会からも報酬を受け取っていません。むしろ、それぞれが業務や研究等を抱えながら、初期の有志たちの思いを受け継ぎ、余暇や休みの時間も割いてこの活動に取り組んでいます。

　さて、お尋ねの「中立的なのでしょうか」について、また、「電力事業者から金品を受けていませんか」について、お答えしたいと思います。そもそも、中立であるとは電力事業者との関係を一切断つことでしょうか。それが本当に中立なのでしょうか。私たちはそのように考えてはおりません。日本保健物理学会の中には、電力会社や関係企業に所属する会員も少なからず存在します[*1]。その大半は原子力発電所の放射線管理に携わっている人々です。原子力発電の

是非については、様々な意見があると思います。しかし現実に日本に原子力発電所が存在する現状において、現場に一番精通しているのは電力関係者です。その人たちを学会から排除するのではなく、むしろその経験や情報も取り入れながら、よりよい放射線管理のあり方を模索するというのが、当学会の基本的なスタンスです。

学会では倫理規程を定めており*2、個々の会員に対して「特定集団の利益や意思に左右されることなく、自らの良心と公正な科学的判断に基づいて科学的な意見を述べ、最善の行動を行うように努める」ことを求めています。したがって当然のことですが、本サイトの回答が関連企業におもねることも、電力関係者の意向に左右されることも一切ありません。

真の意味で公正中立であるために、私たち「暮らしの放射線 Q&A 活動委員会」が最も大切にしているのは、「きちんとした科学的根拠に基づいて回答を作成する」ということです。科学的根拠として最も重要なのは学術論文です。それも専門家の査読を受けた論文でなければ学術的な価値はなく、科学的根拠として認めることはできません。また、査読を受けた論文であっても、ある特定の論文にのみ依拠したのでは全体像を見誤る危険性があるため、学界や国際機関で評価の定まっている論文を広くあたる必要があります。このような観点で私たちは情報を整理し、根拠・理由を示した上でお答えするように努めています。

読者の方々には、私たちが何に基づいて判断しているのか、是非そこを見ていただきたいと思います。

---

*1 日本保健物理学会「学会案内」
　　http://www.jhps.or.jp/archives/category/guide
*2 日本保健物理学会「倫理規定」(PDF、pp. 9–10)
　　http://www.jhps.or.jp/jhp/wp-content/uploads/2011/12/c2c7e56c848d8f10c282215bc17b0e57.pdf

質問 70

ICRP（国際放射線防護委員会）で出される指標についての質問

〔質問者に関する記載なし〕

関連キーワード　広島・長崎の原爆　医療被ばく　疫学　低線量被ばく

　放射線量の人体への影響を示す指標は国際放射線防護委員会（ICRP）が出しているものだと聞きました。

　しかし、この指標はどのような根拠で導きだされているのでしょうか。原爆による被ばく者の追跡調査で算出しているとも聞きますが、原爆による被ばくと今回のような長期に渡ると想定される被ばくは単純に比較しても良いのでしょうか。また、半世紀以上も前の調査は信頼するに値するのでしょうか。被ばく量の影響を判断するための正確なデータが少ないと思っています。そんな中でICRPの基準を仕方がないとはいえすべての根拠としてしまうことに不安を感じてしまいます。

回答　掲載日：2011年7月15日

　「被ばく量の影響を判断するための正確なデータが少ない」と書いておられますが、放射線の影響については、他の化学物質などと比べて、むしろ多くの知見が得られています。それは、放射線に関して、人類がこれまでに多くの失敗を重ねてきた歴史があるからです。広島・長崎の原爆被爆者はもとより、エックス線管の製造技師、放射線科医、放射線治療患者、放射線・原子力事故の被災者などに、おびただしい数の放射線障害が発生してきました。これらの事例を通して、体のどの部位にどれくらいの量の放射線を受けると、どのような影響が現れるかが分かっているのです。

国際放射線防護委員会（ICRP）は、これらのあらゆるデータを考慮に入れた上で、基準を設定しています。決して原爆被爆者のデータだけに頼っているわけではありません。放射線の影響は確定的影響（組織反応）と確率的影響（がんと遺伝性影響）に大別されますが、確定的影響については放射線治療患者を中心とする原爆被爆者以外のデータが主要な情報源になっています。原爆被爆者のデータが重視されるのは、確率的影響のうち、がんのリスクを推定する場面においてです。

　放射線被ばくによってどの程度がんが増えるかを知るためには、放射線を受けた集団と放射線を被ばくしていない集団の間で、発がん率やがん死亡率を比較するという方法がとられます。これを疫学調査と呼びます。線量が低くなると被ばくによる増分は小さくなるため、対象とする人数が多いほど、わずかな変化でも検出できるという利点があります。また、放射線による発がんの潜伏期間は数年から数十年に及ぶため、長期にわたる追跡調査が必要になります。

　このような観点から、広島・長崎の原爆被爆者に対する疫学調査は、優れた特徴をもっています。10万人近い人を60年以上にわたって追跡している（現在も続けられています）ことに加えて、死亡例・発がん例の特定、線量評価が高い精度で行われています。しかも、対象者の性別・年齢・線量の範囲が広いため、それらの要因と発がん率との関係についてきめ細かい情報を得ることができます。

　基準の設定においては、原爆被爆者以外の最近の疫学調査も考慮されていますが、単独の疫学調査として、質・量ともにこれほど充実した調査は他にはありません。原爆のデータが放射線によるがんリスクの推定において重用されているのは、このような理由によります。「半世紀以上も前の調査だから信頼に値しない」のではなく、「半世紀以上にわたって質の高い調査が続けられているから信頼できる」のです。

　「原爆による被ばくと今回の事故のような長期に渡ると想定される被ばくを単純に比較してもよいのか」というご指摘はごもっともです。同じ量の放射線を、ごく短時間に被ばくするのと、長期間にわたってゆっくり被ばくするのとでは、一般に後者の方がダメージは小さくてすみます。今回の事故に限らず、

私たちが普段の生活の中で受ける被ばくは、長期にわたってゆっくり受けるものが大半です。そのため ICRP は、原爆被爆者のデータから推定された発がん率を 2 で割ることで、この点について補正を行っています。2 という係数を導き出すにあたって、動物や細胞の実験データが活かされています。

質問 71

なぜECRR（欧州放射線リスク委員会）の考え方を排除するのでしょうか

東京都在住／30代／専業主婦／女性の方からいただいたご質問

関連キーワード　ICRP（国際放射線防護委員会）　UNSCEAR（原子放射線の影響に関する国連科学委員会）　内部被ばく（預託実効線量、WBC）　疫学

「100 mSv以下では白血病などのがん発生は認められていないことは、これまでの結果から分かっています。微量でも起こると書いてある本はどのような根拠をもとに書いているのか、本当の専門家が書いたものなのかよくチェックする必要があります。危機を煽って本を売る目的のものも多いからです。」とのご回答[*1]に首を傾げました。

ドイツのテレビで放送された、ECRRのバズビー教授の発言（http://uesugitakashi.com/?p=964）や神戸大学の山内知也教授のコメント（http://smc-japan.org/?p=1941）は、売名行為、あるいは営業のためにしている発言と思っていますか。20ミリシーベルト問題で辞任した小佐古敏荘教授や、7/25に国会で発言された東大の児玉龍彦教授も然りです。ICRPとECRRは相反すると、わたしは認識していますが、こちらでのご回答は、ICRPに準拠するということで、よろしいでしょうか。ECRRの考え方は、なぜ排除するのでしょうか。「ECRRは間違っている」と言える理由を教えてください。

[*1] 日本保健物理学会「暮らしの放射線Q&A　他の家に比べて、屋内の放射線量が高くなっています。」
http://radi-info.com/q-783/

回答

掲載日：2011年11月10日

Part2 専門家不信に抗して

　ECRR（欧州放射線リスク委員会）は、欧州の緑の党が開催した会議の決議に基づいて、1997年に設立された団体です*2。低線量放射線被ばく、とくに内部被ばくについて、UNSCEAR（原子放射線の影響に関する国連科学委員会）やICRP（国際放射線防護委員会）等の国際機関が、リスクを不当に低く評価しているという見解を示しています。科学的な観点からECRRがとくに問題視しているのは、被ばくの大小を表す「線量」の扱いです。

　私たちの体が放射線を受けると、放射線のエネルギーの全部または一部が体に与えられます。これが「被ばく」です。そこで、体に与えられたエネルギーの量に基づいて「線量」が規定されていますが、ICRPの線量体系では、そのエネルギーの量を臓器・組織の範囲で平均化します。例えば、肝臓全体にほぼ均等にエネルギーが与えられた場合と、同じ量のエネルギーが肝臓のごく一部に与えられた場合では、線量は同じとみなされます。

　この点についてECRRは、後者の方がより危険性が高いという捉え方をしています。とくに内部被ばくの場合、一部の細胞に集中的に高いエネルギーが与えられることがあり、組織全体が薄く広くエネルギーを受け取った場合と同列にすべきではないという主張です。

　この問題については、ECRRが指摘するよりはるか以前から、放射線影響・防護の分野では議論が重ねられています。細胞あるいはそれより小さな範囲でのエネルギー沈着とその影響に関する解析が精力的に展開され、マイクロドシメトリーという分野が確立されるに至りました。

　ICRPはそれらの知見も踏まえた上で、局所的なエネルギー沈着よりも臓器・組織に与えられたエネルギーの総量の方が、影響を考える上で重要であるという結論に達しています。実際、化学形・粒子サイズの異なるプルトニウム化合物をハムスターに投与した実験において、染色体異常の頻度および発がん率は臓器が均等に被ばくした場合が最も高く、しかも臓器の平均線量と関係するこ

---

*2 ECRR, 2010 Recommendations of the European Committee on Radiation Risk, The Health Effects of Exposure to Low Doses of Ionizing Radiation, Regulators' Edition. Green Audit, 2010. http://www.euradcom.org/2011/ecrr2010.pdf

とが確認されています*3。

　ところがECRRは、短寿命の動物は発がん研究に適さない、生物種が違うので当てにならない等の理由を述べて動物実験を批判し、こういったデータを黙殺しています。マイクロドシメトリー分野の知見にはほとんど見向きもせず、その代わりに科学的根拠に乏しい独自の推論を展開しています。

　この他にも、ECRRは様々な形で、ICRPをはじめとする国際機関のアプローチを批判しています。その背景にあるのは、核実験や原子力利用に伴って、ICRP等のリスク評価では説明がつかないような放射線影響が生じているという認識です。しかし、その認識の基になっているデータのほとんどは、異なる時代間あるいは地域間で病気等の発生率・死亡率を比較したものであり（生態学的研究と呼ばれます）、そもそも原因の特定には不向きな研究手法に依っています。

　時代が変われば、社会習慣や医療水準、診断精度の違い等によって、病気の発生率は変わりますし、地域ごとの違いも決して小さくありません（例えば日本国内でも、がんの死亡率が都道府県によって異なることが知られています*4）。そのため、仮に時代間・地域間で病気の発生率・死亡率に差が認められたとしても、それが何によるのかを特定するのは困難です。生態学的研究は仮説を立てる上で有用ではあるものの、それ単独で因果関係を証明することはできないというのが、疫学の常識です。

　ECRRは、国際社会が彼らの主張を受け入れないことについて、UNSCEARやICRP等の関係者が原子力推進のために閉鎖的なムラ社会を形成し、論文の査読や研究費の補助を通して、反対意見を封じ込めているからだと批判しています。

　その一方で、原子力関係機関からの寄付によって進められた研究であっても、

＊3　Brooks AL, et al., Effect of 239PuO2 Particle Number and Size on the Frequency and Distribution of Chromosome Aberrations in the Liver of the Chinese Hamster. Radiation Research 59(3): 693-709, 1974.
　　Brooks AL, et al., The Induction of Liver Tumors by 239Pu Citrate or 239PuO2 Particles in the Chinese Hamster. Radiation Research 96(1): 135-151, 1983.
＊4　国立がん研究センターがん対策情報センター「がん統計都道府県比較 75歳未満年齢調整死亡率」
　　http://ganjoho.jp/public/statistics/pub/statistics03_01.html

Part2 専門家不信に抗して

バイスタンダー効果（放射線が当たった細胞に近接する細胞にまで影響が及ぶ現象）やゲノム不安定性の誘導（放射線を受けた直後には影響が現れず、幾度もの細胞分裂を経た後に影響が現れるという現象）など、自らの主張に都合のよい概念は積極的に取り入れています。それらの現象は、実験材料や条件によって結果が異なり、実際に発がん等に寄与しているかどうかも明らかではないのですが、そういった事情を考慮することなく普遍化し、自説の根幹に据えているのです。

結局のところ、ECRRは「核実験や原子力利用による放射線の被害は甚大である」という前提の下で持論を展開し、放射線の影響を過大に見積もっています。言わば結論が先にあり、そこには一貫した科学的姿勢が認められません。科学とは本来、価値観にとらわれるべきものではなく、様々な分野の専門家が、それまでの研究の蓄積と最新の知見に基づいて議論することが重要です。私たちはそのような観点から、UNSCEARやICRP等のアプローチを支持しています。

質問 72 ※

ICRP（国際放射線防護委員会）に関する、NHKのテレビ番組について教えてください

埼玉県在住 / 30代 / 会社員 / 女性の方からいただいたご質問

関連キーワード　政府・自治体・専門家・メディア　低線量被ばく　リスク・リスク比較　線量限度

　こんにちは。いつも参考にさせていただいております。真摯に質問に回答してくださる姿勢には感心しています。ありがとうございます。

　今回は〔2011年の〕年末に報道されたテレビ番組の内容について質問させてください。NHKの「追跡！真相ファイル〔低線量被ばく　揺らぐ国際基準〕」にて被ばく量の国際的な安全基準とされている数値が、政治的判断によって設定されていた、といった内容が報道されておりました。

　サイトアドレス↓

　http://www.nhk.or.jp/tsuiseki/shinsou_top/20111228.html〔リンク切れ〕

　ICRPによって作成された基準値は、専門家の方たちからみていかがなのでしょうか。また、このサイトでの回答にあたってもこちらの基準を採用されているのでしょうか。何をよりどころにしたらいいのか分からなくなりました。お忙しいとは思いますが、よろしくお願いします。

回答　掲載日：2012年2月15日

　放射線を被ばくした人々を長期間にわたって追跡調査する、いわゆる疫学調査において、実際にがんが増えたことが確認されている最低の線量は100から200ミリシーベルト（mSv）です。100 mSv以下については、がんが増えないと

は言い切れないものの、確たる証拠はありません。これは（安全／危険の）基準値ではなく、科学的な観察の結果です。

この知見を基に「生涯100ミリシーベルト」をある種の基準値として提唱したのは国際放射線防護委員会（ICRP）ではなく、わが国の食品安全委員会です。NHKの番組「追跡！真相ファイル　低線量被ばく　揺らぐ国際基準」（2011年12月28日放送）の冒頭で、100 mSvの根拠を探るためにICRPを取材したというようなくだりがありますが、番組構成のつじつまが合っていません。

番組の中で問題視されていたのは、1990年に勧告された職業人に対する被ばく限度の決め方です。番組の主張は次のようなものです。

①基準設定の拠り所となる原爆被爆者の線量が再評価された結果、従来想定されていた線量の約半分しか被ばくしていないことが明らかとなった。

②原爆被爆者に発生したがんの数は変わらないので、線量が半分になれば、1シーベルトあたりの発がん率は2倍になる。

③そうなると限度値を従来の半分にする必要が生じるが、それに対しては原子力業界の反発が大きい。

④そこでICRPは、原爆被爆者のデータから計算された発がん率を半分にすることにより、限度値を据え置いた。

しかし、上記の主張は、実は誤解と事実誤認に満ちています。

1980年代に原爆被爆者の線量再評価が行われたのは事実ですが、それによって臓器の線量が大きく変化することはありませんでした。むしろ、1シーベルト（Sv）あたりのがん死亡率は、新しい線量評価方式を使ったほうが25％以上低くなっています。

また、ICRPは1990年勧告より以前から、原爆被爆者のデータを基に計算した発がん率を半分にしてリスク評価を行っていました。原爆のような瞬間的被ばくと、放射線作業のような長期間にわたる被ばくを比べた場合、合計線量が同じならば後者の方が影響は少なくなるからです。

そして、原爆線量再評価とは関係なく、発がんリスクを予測する式を変更したことにより、1 Svあたりのがん死亡率は従前より高いと見積もられたため、ICRPは1990年勧告において、職業人に対する限度を実質的に引き下げました。

つまり、1年間に50 mSvという値は踏襲したものの、「5年間で100ミリシーベルトを超えないこと」という条件を付加したのです。

他にも、今回のNHKの番組には多くの誤りが見られます。さらに、注意深く見ると、ICRPメンバーの発言内容と日本語字幕が合っていないことに気づきます。番組製作者の意向に沿うように、発言内容が変更されているのです。

この段に至っては、単なる間違いを通り超えて、事実をねじ曲げてでもICRPの権威をおとしめようとする意図が感じられます。すでに関係者が正式に抗議を申し入れていますが、今のところNHKから訂正等は発表されていません[*1]。

[付記：ICRPについて]

　ICRPは、もともと国際放射線医学会議から派生した国際非営利団体です。1928年の発足当初は、国際X線・ラジウム防護委員会（IXRPC）と呼ばれていましたが、その後、原子力等を含めた広い領域の放射線防護にも着目して活動範囲を広げるようになり、1950年に現在の名称になりました。活動の目標は、「放射線の利用を不当に制限することなく、人と環境を適切に防護すること」としています[*2]。世界を代表する専門家が集まり、放射線影響に関する科学的知見に立脚して、技術や社会の動向にも目を向けながら、放射線安全管理の枠組みを勧告するという活動を80年以上にわたって続けています。その勧告は国際的な取り決めや、日本を含む世界各国の法令に取り入れられています。また、ICRPは、「原子放射線の影響に関する国連科学委員会（UNSCEAR）」、「世界保健機関（WHO）」、「国際原子力機関（IAEA）」と、研究機関として相互に尊重する関係にあります。日本保健物理学会も、放射線防護を専門とする学会として、ICRPの勧告を尊重しています。

[*1] その後、放送倫理・番組向上機構（BPO）に対して提訴が行われましたが、「根本にある意見対立は、低線量のリスクに対する考え方であり、これについては放送倫理の問題ではない。英語の録音を変えたことについては、報道番組の編集の問題であり、倫理に抵触するものではない。」という理由で却下されました。ICRP日本国内委員「放送倫理・番組向上機構（BPO）への提訴状」のページもご参照ください。
http://icrp-tsushin.jp/nhkbpo.html

[*2] 『ICRP Publication 103 国際放射線防護委員会の2007年勧告』（日本アイソトープ協会）

質問 73 ※

NHKのテレビ番組
(「チェルノブイリ原発事故・汚染地帯からの報告 第2回 ウクライナは訴える」)について

静岡県在住 / 50代 / 会社員 / 男性の方からいただいたご質問
関連キーワード　チェルノブイリ　子供・乳幼児　慢性疾患　遺伝性影響

　NHKの番組(「チェルノブイリ原発事故・汚染地帯からの報告　第2回 ウクライナは訴える」*1)では、原発事故後に生まれた子供の78%が慢性疾患をもっているとのことでした。
　放射線による影響が立証された訳でなく国際的にも認められていませんが、ウクライナの汚染地帯では、他の地域と比較し健康障害に苦しんでいる方が、事実として沢山いるのでしょうか。また、慢性疾患の原因は放射線以外に何か考えられるのでしょうか。
　公共放送なのに不安を与えるような内容(個人的感想)で考察を聞かせていただけると幸いです。

回答　掲載日:2012年11月24日

　番組で取り上げられたウクライナの報告書 "Twenty-five Years after Chornobyl Accident: Safety for the Future"*2 に、被ばくした親から生まれた子供のうち、慢

---

*1 http://www.nhk.or.jp/etv21c/file/2012/0923.html
*2 当該報告書の原本が手元になく、また発行元である Ministry of Ukraine of Emergencies のサイトにも見当たらないため、下記の URL より入手したものに基づいて回答しています。
http://www.kavlinge.se/download/18.2b99484f12f775c8dae80001245/25_Chornobyl_angl.pdf

性疾患をもつ者の割合が 1992 年の 21.1 % から 2008 年には 78.2 % に増加したという記述があります。同国の保健省と国家登録の統計が情報源のようですが、原典が明示されておらず、対象者および調査方法の詳細は不明です。報告書に対する注記として「発表内容と資料の信頼性については各章の著者が責任を負う」とあることから、どこまで信頼できる情報なのか判断がつきかねます。

　仮に事実であったとして、それが放射線の影響だとすれば、科学的には重大な発見です。これまで、放射線によってヒトに遺伝性影響が生じたという証拠は得られていないからです。報告書には遺伝性影響をうかがわせる表現が散見されますが、肝腎な典拠が示されていません。査読を受け、きちんと評価された学術論文が出典として提示されていない以上、少なくとも科学的には放射線の影響として認めることはできません。

　この報告書は、2011 年の 4 月にウクライナで開催された同名の国際会議に向けて用意されたものだと思われますが、その会議の「結論と勧告」が欧州評議会のサイトで公開されています*3。それによると、チェルノブイリ事故による放射線の健康影響として確認されているのは、一般公衆については小児期の放射性ヨウ素摂取による甲状腺がんだけです。この点については、同時期に発行された国連科学委員会の報告書*4 も同じ見解を示しています。

　ただし、チェルノブイリ事故がもたらしたのは放射線の直接的な影響だけではないことに注意する必要があります。WHO の 2006 年の報告書*5 において、

＊3 International Scientific Conference, Conclusions and Recommendations, in "Twenty-Five Years after the Chernobyl Accident. Safety for the Future", April, 20–22, 2011.
http://www.coe.int/t/dg4/majorhazards/ressources/Apcat2011/APCAT2011_16_Concl_Chernobyl_20-22.04.2011_EN.pdf

＊4 United Nations, Sources and Effects of Ionizing Radiation, UNSCEAR 2008 Report to the General Assembly with Scientific Annexes, Volume II, Annex D: Health Effects Due to Radiation from the Chernobyl Accident, 2011.
http://www.unscear.org/docs/reports/2008/11-80076_Report_2008_Annex_D.pdf

＊5 WHO, Health Effects of the Chernobyl Accident and Special Health Care Programmes: Report of the UN Chernobyl Forum Expert Group "Health", 2006.
http://www.who.int/ionizing_radiation/chernobyl/WHO%20Report%20on%20Chernobyl%20Health%20Effects%20July%202006.pdf

Part2 専門家不信に抗して

　放射線被ばくに対する恐怖、政府への不信、ソビエト連邦の崩壊、経済的困窮等によって、人々が相当のストレスを抱え、精神・神経学的症状が出現するとともに、生活習慣が大きく変化したことが指摘されています。家庭や地域の生活環境が激変したことにより、子供の健康状態も悪化したであろうことは想像に難くありません。

　いずれにせよ、チェルノブイリ事故による影響は複雑な構図の中でとらえる必要があります。そして、将来にわたって有効な対策を講じるためには、原因を正しく見極めることが大切です。その意味で、特定の事象、とりわけ多様な原因によって生じる健康影響を安易に放射線被ばくと結びつけるのは慎むべきであると、回答者は考えます。

質問 74

「Das leise Sterben（静かな死）」という記事の内容は正しいのでしょうか

群馬県在住 / 30代 / 会社員 / 男性の方からいただいたご質問

関連キーワード　健康影響　チェルノブイリ　甲状腺・甲状腺がん　リスク・リスク比較

「Das leise Sterben 静かな死」という記事を見つけました。内容は文字数がオーバーしてしまうため載せられないのですが、とても気が気ではいられない内容です。上記の内容を読み汚染地域に住んでいる事から不安になりました。この内容は事実なのでしょうか？　ネット上でかなり広がっているようで気になっています。3号機もプルトニウム？が多めの燃料でそれが本当は核爆発をしたのではという噂もネット上で見つけました。水素爆発とは爆発の仕方が全然違うそうです。なのに普通に産地を気にせず食事を取り、今こそ話題には上がっていますが放射能が溜まりやすいキノコ類も好きで良く食べていました。小さな子供、今年生まれたばかりの子供も無防備なまま過ごさせてしまいました。上記の事が本当なら取り返しのつかない事になってしまったのではと後悔していますし、気が気でありません。もう手遅れなのでしょうか。

回答　掲載日：2012年1月3日

結論から申しますと、このドイツ語の記事[1]は、誤認・誤解に基づくものです。

---

[1] n-tv, Das leise Sterben: Horrorszenario wartet auf Japan
　　http://www.n-tv.de/Spezial/Horrorszenario-wartet-auf-Japan-article2887296.html

Part2 専門家不信に抗して

　例えば、この記事には「（今回の福島第一原発事故が原因で）急性放射線障害に脅（おびや）かされている原発作業員たち」と書かれていますが、2011年3月以降現在に至るまで、緊急作業に携（たずさ）わった作業員も含めて、急性放射線障害は確認されていません。
　また、チェルノブイリ事故の影響についても、一般公衆に関しては、汚染した牛乳を飲んだことで小児甲状腺がんが増えた以外は、放射線による健康影響は観察されていません。
　チェルノブイリの健康影響については、国連科学委員会（UNSCEAR）が、2008年報告書の中で次のように総括しています。
　「迅速な対応がとられなかったために、ヨウ素131による牛乳の汚染は、一般公衆の構成員に高い甲状腺線量をもたらした。事故当時、小児あるいは青年であった人々の間で、これまでに6,000例を超える甲状腺がん（2005年までに、15例が致死的であった）が観察されており、その大部分はこのことが原因である。
　これまでのところ、放射線被ばくによって、他の健康影響が一般公衆に生じたという有力な証拠は存在しない。」*2
　「静かな死」という記事に関して、回答者が一番問題だと思うのは、放射線の量について全く語っていないことです。何事もそうであるように、放射線も量が多ければ問題ですが、量が少なければ心配する必要はありません。
　私たちは日常生活において、様々なリスクと向き合いながら暮らしています。飲酒や喫煙はもちろんのこと、ピロリ菌への感染、塩分の過剰摂取など、発がんの原因になるものは無数に存在します*3。
　健康を保つためには、一つひとつの発がん因子を極度に危険視するのではな

---

*2 国連科学委員会（UNSCEAR）の2008年報告の原文は、以下からダウンロードできます。
United Nations, Sources and Effects of Ionizing Radiation, UNSCEAR 2008 Report to the General Assembly with Scientific Annexes, Volume II, Annex D: Health Effects Due to Radiation from the Chernobyl Accident, 2011.
http://www.unscear.org/docs/reports/2008/11-80076_Report_2008_Annex_D.pdf
*3 Inoue M, et al., Attributable Causes of Cancer in Japan in 2005: Systematic Assessment to Estimate Current Burden of Cancer Attributable to Known Preventable Risk Factors in Japan. Annals of Oncology 23(5): 1362–9, 2012.

く、全体としてリスクが高くなりすぎないように心掛けることが重要です。放射線についても全く同じで、極論に惑わされることなく、正しい知識に基づいて適切に対処することが大切です。

　事故から9ヶ月が経ち（回答当時）、それぞれの地域で暮らす人々の被ばく線量がどれくらいになるか、推計が行われています。お住まいの群馬県内でも地域差はありますが、普通に暮らしていて問題になるような被ばくはなかったと考えられます。

　放射線の影響について過度に心配すると、生活のペースが乱れ、かえって健康に悪影響を及ぼすこともあります。残念ながら、ネット上には間違った情報が少なくありません。どうか噂に惑わされることなく、普段通りの生活を送られることを願っております。

Part2 専門家不信に抗して

質問 75

ブラブラ病について教えてください

岐阜県在住 / 30代 / 会社員 / 男性の方からいただいたご質問
関連キーワード　子供・乳幼児　健康影響　チェルノブイリ

　福島県の双葉町の町長が、自身の考えを綴ったメッセージで、「事故から25年が経ったウクライナの子供たちには働くことができないブラブラ病が多く発生しているそうです。」とあるのですが（http://www.town.futaba.fukushima.jp/message/20121220.html/）、このような事態が発生しているのでしょうか？　こうした状況が今後起こりうる可能性はあるのでしょうか？

回答　掲載日：2013年2月8日

　「ブラブラ病」というのは、放射線被ばくの後、日常生活に支障が出るほどの強い疲労感が持続する状態を指すようですが、医学的にはそのような名前の疾患はありません。一度に1,000ミリシーベルトに達するような高い被ばくを受ければ、血球数が減り、貧血の症状として、一時的に倦怠感やめまいなどの症状が現れることはあり得ます。しかし、ウクライナの子供たちの線量はそこまで高いわけではなく、実際に強い疲労感が現れているのだとすれば、それは放射線以外の原因によるものだと考えられます。

　おそらく双葉町の町長（当時）は、ウクライナの報告書を基に「ブラブラ病が多く発生している」とお書きになったのだと思います。この報告書については、以前の回答（質問73「NHKのテレビ番組（チェルノブイリ原発事故・汚染地帯からの報告　第2回　ウクライナは訴える）について」307頁）でも取り上げていますが、情報の出所が明らかではなく、少なくとも科学的な文献とは認められていません。

質問 76※

第五福竜丸の
無線長の死因について

静岡県在住 / 50代 / 会社員 / 男性の方からいただいたご質問
関連キーワード　大気圏内核実験・フォールアウト　第五福竜丸　健康影響

　〔2012年〕12月25日付中日新聞の第4回「ビキニの灰」の記事で、第五福竜丸の無線長は放射線障害のために亡くなったとの記載がありました。また、乗組員23人の内、現在までの死者は15人（7名が肝臓ガン）で、8名の生存者も被ばくの恐怖や後遺症に苦しんでいるとの事でした。
　一方、理学博士である高田純氏によれば第五福竜丸の乗組員は、肝炎ウイルスに汚染した輸血治療を受け肝臓障害となって無線長は亡くなったとあります。
　また、原爆症調査研究協議会臨床部会の資料では、死亡した無線長の内臓から放射能を検出したとか、ビキニ放射能症の臨床並に血液学的観察と題する発表では、死因は単なる肝臓障害ではなく、死の灰によって致死量以上の放射線を受けたためとあります。
　これらの事実関係について、見解を聞かせていただけると幸いです。

回答　掲載日：2013年2月14日

　第五福竜丸の乗務員の被ばくは、核爆発によって生じた放射性降下物によるもので、帰港するまでの2週間に各人が受けた線量は、1.7〜6.0グレイ（1,700〜6,000ミリシーベルト）と推定されています。推定にはかなりの不確かさがありますが、白血球数の減少の程度など、臨床症状と照らし合わせて矛盾のない値だと考えられています。
　これだけの線量を短時間に受ければ、骨髄障害を主徴とする急性放射線症に

より、1~2ヶ月の間に死亡する可能性があります。しかし、第五福竜丸の乗務員の場合は2週間にわたってゆっくり受けた被ばくであったため、そのような事例は生じませんでした。

約半年後に亡くなった久保山無線長の死因は肝臓障害です。臨床現場における長年の経験から、毎日2グレイ（2,000ミリシーベルト）ずつ被ばくするという条件で、合計線量が30グレイ（30,000ミリシーベルト）前後になると、肝臓に異常が現れることが知られています。第五福竜丸の乗務員に内部被ばくがあったことは確かですし、その線量はあまり正確に評価されていないという問題はあるものの、久保山無線長の肝臓の線量がこのレベルに達していたと考えるのは無理があります。また、仮に内部被ばくによってそれほど高い線量がもたらされたとするならば、肝臓以外の臓器の症状が致命的になるはずです。

乗務員の方々に観察された症状のうち、医療処置の観点から最も重要だったのは骨髄障害による造血機能の低下であり、そのために輸血治療が行われました。当時の輸血用血液が肝炎ウイルスに汚染されていたことは、現在ではよく知られた事実であり、久保山無線長の肝臓障害の原因は輸血に伴うウイルス性の肝炎だと考えられています。放射線被ばくによって免疫機能が低下していたために、ウイルス感染を起こしやすい状態にあった可能性は否定できませんが、肝臓障害の直接的な原因は肝炎ウイルスだったと考えるのが自然です。実際、その後の健康診断でも、多くの乗務員に肝機能異常が認められ、肝炎ウイルスの陽性率が非常に高いことが報告されています。

ご質問の中で引用されているのはいずれも古い資料であり、輸血と肝炎ウイルスの関係が明らかになる以前のものです。第五福竜丸の乗務員の被ばくと健康影響に関して、一般に入手できる最近の学術資料は限られています。そのような中で、実際に健康診断に当たってきた放射線医学総合研究所が2007年に公開講座を開催しており、その記録が同所の機関誌にまとめられています[*1]。

[*1] 明石真言「第五福竜丸を振り返って」、日本放射線影響学会第50回大会・市民講座、放射線科学 51(2): 4-16, 2008.
http://www.nirs.go.jp/publication/rs-sci/pdf/200802.pdf

質問 77※

「1 mSv」が基準というのはどういう意味でしょうか

愛知県在住 / 50代 / 会社員 / 男性の方からいただいたご質問

関連キーワード　低線量被ばく　健康影響　修復・防御機構　リスク・リスク比較

　「1ミリシーベルト」が絶対的な数値のように扱われていますが、以下の3つの論文に対して、他の研究者や学会は確定した事実として認めているのでしょうか。追試・確認は行われているのでしょうか。

　①モーリス・チュビアーナ博士の、「毎時10ミリシーベルト以下の強さならDNAの損傷は、長時間でも完全に修復され、がんの発生はない」との論文

　②マイロンポリコープ博士、ファイネンデーゲン博士の「自然放射線によるDNAの傷は、通常の生命活動で発生する活性酸素による損傷数の1千万分の1」という論文

　③ヴィレンチ博士、クヌードソン博士の「DNA修復活動が最も活性化する（突然変異量が減る）のは毎時10~300ミリシーベルト」（ただし、マウスの精原細胞）

　出典は、ラッキー博士の『放射能をこわがるな！』（日新報道）と服部禎男博士『「放射能は怖い」のウソ』（武田ランダムハウスジャパン）からの孫引きです。

回答　掲載日：2012年1月27日

　放射線はDNAを傷つけることにより影響を及ぼしますが、細胞にはDNA損傷を修復する機能が備わっています。また、多細胞生物であるヒトには、傷を持った細胞そのものを殺して排除するという防御機構も存在します。一度にたくさんのDNA損傷が起きない限り、これらの修復・防御機構が有効に働くの

で、低い線量の放射線をゆっくり浴びた場合にはがんが発生することはない、というのが①の主張です。この主張は生物学的に的を射ており、修復・防御機構の有効性を裏付けるデータも存在します。しかし、毎時10ミリシーベルト以下で修復・防御機構に全く取りこぼしがないとは証明できないため、がんの発生がないと言い切るのは早計です。

　DNAは体の中の代謝反応に伴って絶えず傷ついています。そういった生命活動によるDNA損傷の方が、自然放射線によって生じるものよりもはるかに多いという②の主張も、科学的に正当です。ただし、放射線が作るDNAの傷は代謝反応に伴う傷と全く同じというわけではありません。放射線は微小なスペースに集中的にエネルギーを与えるため、様々なタイプの傷が組み合わさった複雑なDNA損傷を作ることがあります。そのような複雑な損傷は、代謝反応に伴う損傷に比べてはるかに修復が難しく、修復の過程でエラーが起きやすいと言われています。したがって、放射線によるDNA損傷が質的に異なることを考慮すると、損傷が量的に少ないという理由だけで、低線量の影響が無視できるということにはなりません。

　総線量が同じであれば、短時間のうちにまとめて被ばくするよりも、長い時間をかけて少しずつ被ばくした方が影響は少ないというのが、放射線生物学の定説です。③の論文はこの定説に疑問を投げかけたもので、緩慢すぎる被ばくよりも1分あたりの線量が1~10ミリシーベルトのときの方が、影響は小さいとするものです。そして、ある程度のDNA損傷があった方が、修復機構が活性化されるからだという仮説を提示しています。この研究は、突然変異誘発に関する多数の論文の解析に基づいたものですが、がんと関係がある体細胞の突然変異に関しては、データがかなりばらついています。また、培養細胞のデータであるため、どこまで一般化できるかという問題もあります。

　このように、①~③は一定の科学的評価を受けたものですが、だからと言って、あるレベル以下の放射線が無害であることを保証するものではありません。100 mSv以下の被ばくの影響は、大規模な疫学調査でも検出できないほど微妙であり、現代の生物学をもってしてもその実態を解明するのは難しいというのが現実です。そのため、どんなに低い線量でも発がんの可能性はゼロではなく、

その確率は線量に比例して増加するという仮定の下に、放射線の安全規制が行われています。そのように仮定している以上、理屈の上ではある線量をもって安全と危険を分けることはできず、1ミリシーベルトという数値も、被ばく管理を行う際の一つの目安という位置づけになります。

Part2 専門家不信に抗して

質問 78※

体へのセシウムの蓄積と影響について教えてください

東京都在住 / 40代 / 専業主婦 / 女性の方からいただいたご質問

関連キーワード　放射性セシウム　チェルノブイリ　心疾患　体内特性（代謝）

　複数の本を読み、現状では今後も今まで通りの生活で健康被害はなさそうだと理解しています。ただ、ネットなどの情報によると、セシウムは筋肉に蓄積する（解剖で調べた博士がいるとか）ため心筋に影響を与えるとか、血管を傷めるとか、子供の心電図異常や心筋梗塞の増加などを訴える人もいるようです。心筋梗塞は心筋の栄養血管である冠動脈が詰まったことによる心筋の壊死によるものなので、筋肉内のセシウムの蓄積＝心筋梗塞、と言ってしまうあたりで怪しいような気はするのですが。

　また、核種によって臓器に取り込まれやすい・蓄積しやすい・排泄されにくいなどがあるのは事実でしょうか。自然由来と人工のものでは危険性が違うという説は、その辺から来るものなのでしょうか。教えてください。

回答　掲載日：2012年1月25日

　セシウムはアルカリ金属の一つで、化学的な性質は同じアルカリ金属のカリウムとよく似ています。カリウムは水に溶けやすく、体内では脂肪を除く全身に満遍なく存在しています。セシウムも、体内に入った場合は水に溶けた形で全身に分布します。ビーグル犬に放射性セシウムを静脈注射して体内分布を調べた研究によれば、全身の平均濃度と比較した場合、骨格筋が2倍程度で（おそらく電解質輸送の影響による）、骨が5分の1程度である（骨は水分含有量が少ないため）ことを除けば、臓器ごとのセシウム濃度に大きな違いは認められ

ていません。

　セシウムが心筋に影響を与えるというのは、バンダジェフスキーらの論文を指しておられるのだと思います。チェルノブイリ事故による汚染地域の子供の遺体を解剖し、臓器ごとのセシウム 137 を測定したとする彼らの論文[*1]を見ると、必ずしも心筋中の濃度が高いという結果にはなっていません。むしろ目につくのは測定値のばらつきが大きいことであり、手法に根本的な問題があったことがうかがわれます。ページ数の制約があったとは言え、死後の経過時間や遺体の保存方法に関する記載がなく、死亡の原因となった疾患の影響に関する考察もありません。セシウム 137 の体内量と食事および心血管症状について報告した別の論文[*2]では、汚染地域の多くの子供たちに心電図の異常が認められたとしています。しかし、診断基準が示されておらず、具体的にどのような異常があったのか不明です。また、実際に異常があったとしても、それを放射線被ばくの影響と結論づけるのは早計です。これらの論文ではいくつかの文献が引用されていますが、信頼に足る国際的な学術誌からの引用は皆無(かいむ)と言ってよく、これまでの科学的知見を踏まえた検討にはなっていません。

　放射線と心血管疾患の関連は、最近注目されているトピックの一つですが（☞質問 65「放射線被ばくと心筋梗塞の関係について」283 頁）、ご指摘のように「筋肉内のセシウムの蓄積＝心筋梗塞」という単純な図式で語れるものではありません。現状では、数百ミリシーベルト程度の被ばくで心筋梗塞が発生するかどうか定かではなく、動物や細胞を用いた研究も行われていますが、低い線量での発症を裏付けるようなデータは得られていません。

　放射性核種の臓器分布や排泄パターンは、核種によって差が出るというよりも、元素の種類と化学形に依存します。例えばヨウ素が甲状腺に集まるのは、ヨ

[*1] Bandazhevsky YI, Chronic Cs-137 Incorporation in Children's Organs. Swiss Medical Weekly 133(5): 488–490, 2003.
http://www.smw.ch/docs/pdf200x/2003/35/smw-10226.pdf
[*2] Bandazhevskaya GS, et al., Relationship between Caesium (137Cs) Load, Cardiovascular Symptoms, and Source of Food in 'Chernobyl' Children: Preliminary Observations after Intake of Oral Apple Pectin. Swiss Medical Weekly 134(49): 725–729, 2004.
http://www.smw.ch/docs/smw/archiv/pdf200x/2004/49/smw-10219.pdf

ウ素という元素の性質であって、放射性であるかないかは関係ありません。また、同じヨウ素でも、吸い込んだのか飲み込んだのかによって、体内の挙動は変わってきます。吸い込んだ場合にはどのような化学形であるかによって、例えば無機のヨウ素と有機化合物の形になったヨウ素とでは、吸収・排泄の速度が異なります。微小な粒であるエアロゾルとして吸い込んだ場合には、体内への沈着量は粒子の大きさにも依存します。

　このように、放射性核種の体内動態は純粋に物理的・化学的性質によって決まり、自然由来か人工のものであるかは関係ありません。

質問 79

影響がはっきり分からないものを、はっきり安全とか言わないでください

北海道在住 / 30代 / 会社員 / 男性の方からいただいたご質問

関連キーワード　暮らしの放射線Q&A　低線量被ばく　健康影響　自然放射線・人工放射線

　政府や原子力村の手先機関ですか？　影響がはっきり分からないものをはっきり安全とか言わないでください。何かあったとき責任や賠償してくれるのですか？

回答　掲載日：2012年1月17日

　われわれ「日本保健物理学会」は、放射線防護・管理を専門とする学術団体です。このQ&Aサイトは、東京電力福島第一原子力発電所の事故を受けて、学会の有志が始めたもので、全員がボランティアで対応しています。個々の会員は学会の倫理規定に従うことを求められており、当然のことですが、政府や特定の企業の意向に沿って回答を作成することはありません。

　当サイトでは立ち上げから現在に至るまで、「寄せられたすべての質問に回答する」「回答はすべて公開する」という姿勢を貫いて運営してまいりました。このような姿勢が評価され、これまでに〔2012年1月現在〕1,200件を超える質問が寄せられています[1]。ご質問の中に「政府や原子力村の手先機関ですか？」とありますが、もしそうなら、これほど多くの質問が本サイトに寄せられることはなかったのではないか、と考えます。何よりもこの数字が、このQ&Aサイトがご信頼いただいていることの証しであると自負しております。

---

*1 2013年1月末に質問の受付を終了し、それまでに総数1,870件のご質問をいただきました。

Part2 専門家不信に抗して

　ご質問に「影響がはっきり分からないものをはっきり安全とか言わないでください」とあります。確かに、低線量の被ばく、とくに100ミリシーベルト以下の被ばくによって、有害な健康影響が現れるかどうか、科学的には解明されていません。しかし、これは低線量の被ばくの影響について何も分かっていないということではありません。私たちの身の回りには、喫煙、ピロリ菌などへの感染、飲酒、塩分の過剰摂取など、たくさんの発がん因子があります*2。100ミリシーベルト以下の被ばくによる発がんの可能性がゼロではないとしても、これらの因子の陰に隠れてしまって、影響があるのかないのかはっきりしないというのが実態です。言い換えれば、影響があったとしても検出できないほど小さいということです。

　もちろん、検出できないからと言って影響がゼロだということにはならず、無用な被ばくは避けるに越したことはありません。しかし現実に、私たちは自然界の放射線を被ばくし続けており、その被ばく量には地域差や個人差があります。そういった違いをとくに意識せずに生活している現実を考えれば、ある程度以下の被ばくについては、それほど心配しなくてもよいのではないか、このQ&Aサイトでは、そのような観点で回答を作成しています。

　放射線はたとえわずかでも気持ちが悪いという感覚は分かりますが、その感覚だけで行動してしまうと、ご本人が著しく不自由な生活を強いられたり、あるいは謂れなき差別を被ることにつながるだけでなく、他の方に不自由や差別的な境遇を強いかねないと思われます。現にそうしたことが一部で起こっており、回答者は憤りを感じます。そういった事態を防ぐために、冷静な判断をしていただきたい、そんな私たちの思いを汲み取っていただければ幸いです。

＊2　Inoue M, et al., Attributable Causes of Cancer in Japan in 2005: Systematic Assessment to Estimate Current Burden of Cancer Attributable to Known Preventable Risk Factors in Japan. Annals of Oncology 23(5): 1362–1369, 2012.

質問 80

専門家間の意見の相違について教えてください

東京都在住 / 10代 / 学生 / 男性の方からいただいたご質問
関連キーワード 低線量被ばく 健康影響 科学的根拠

　震災後、さまざまな専門家といわれる方たちがさまざまな意見をおっしゃられています。チェルノブイリで被害を受け亡くなった方を数十万人という方もいれば数十人という方もいる。被ばくは少なければ少ない方が良い、内部被ばくはごく少量でも危険といって一躍評価された方がいる一方、微量の被ばくは健康に良いといって叩かれた方もいる。専門家が百人いれば百の意見があるように感じるのですが専門家の方たちの間では統一の見解のようなものはないのでしょうか。また皆様方は震災後、御用学者と言われるようになった専門家たちの発言は間違っていたと思われますか。

回答　掲載日：2012年3月14日

　私たち専門家が主に依拠する情報は、同じ分野の専門家による査読を受けた学術論文です。一つあるいは少数の論文だけで物事を判断するのは早計であるため、信頼できる学術誌に掲載された論文を広く当たります。似たような研究において同じ傾向が認められているか、ヒトと動物、あるいは細胞を用いた研究の間で整合性はとれているか、線量が高くなると影響の頻度や程度が増すか、といった視点から多くの論文を相互に比較し、背後にある法則性を見出そうとします。
　科学的知見は、このようなプロセスを経て確立されます。ある事柄について研究が進んでいなければ、情報源となる論文そのものが限られ、推測に頼らざ

Part2 専門家不信に抗して

るを得ない部分が多くなります。そのため、専門家間で見解が異なっても不思議ではありません。しかし、研究が進み論文の数が増えてくれば、見解の相違は少なくなるのが普通です。

　放射線の影響については、これまでに厖大（ぼうだい）な数の論文があり（☞質問70「ICRPで出されている指標についての質問」297頁）、専門家の見解はそれほど異なっているわけではありません。論争があるとすれば、低線量、とくに100ミリシーベルト以下の被ばくによってがんが増えるかどうかです。100ミリシーベルト以下の被ばくによる影響はあったとしても検出することが難しく、そのために見解が分かれるのです。それでも、「影響があったとしても検出できないほど小さい」という点で、大多数の専門家の意見は共通しています。

　福島第一原子力発電所事故の後、専門家と称する人たちが様々な意見を言っているのは事実ですが、その中には、必ずしも放射線の専門家ではなかったり、あるいは特定の論文にのみ依拠して極端な自説を展開したりする人が少なくありません。今回の事故において専門家の対応のまずさが問題となり、社会が標準的な学説に対して懐疑的な目を向けるようになった感があります。そのため、テレビや新聞等でそれとは異なる主張が積極的に取り上げられる一方、専門家による反論は十分だとは言えませんでした。結果として、専門家間で意見が大きく割れているという印象を、一般の方々に与えたのかもしれません。

　「御用学者」については、具体的にどのような専門家を想定しておられるのか分からないため、お答えするのが困難です。ただ、私たちとしては現状の科学的知見に基づいて回答を作成しています。

第3章　誰がどのような質問をしたのか

1. はじめに

　ウェブサイト開設以来、2013年1月末に質問の受け付けを終了した時点までに、1,870件の質問が寄せられた。どのような方がどのような質問をされたのか。これらについて分析を試みることは、東京電力福島第一原子力発電所の事故がいかに深刻なものであったのかを示す一つの鏡になると思う。

　以下、①質問数の変化、②投稿者の属性傾向、③質問内容、④質問内容の時系列変化、の順に分析してみたい。

　報告の前に、当ウェブサイトの運営と管理を担当した者のひとりとして、回答作成作業中に考えたこと、感じたこと、苦労したこと、これで良かったのかといまだに考えあぐねていることなどを述べておきたい。不遜とお叱りを受けるかもしれないが、回答を作成する側にも、質問をお寄せくださる方のご心配や苦悩と同質のものはあった、ということを書き添えておきたい。

　普通は、質問者と回答者は対面している。子供が親に「これ何？」と訊いたり、生徒が手を挙げて先生に質問をぶつけたり、あるいは街角で「ちょっと、お伺いします」と道をたずねたりするように。そうした場合には、回答者の示した答えが、質問者の納得を得られたかどうか、おおよそ察しがつく。ところが、インターネットを介した質問・回答では様子がまったく変わってくることを思い知らされた。

　一昨年（2011年）春に日本保健物理学会の有志で開設した「専門家が答える暮らしの放射線Q&A」では、顔の見えない質問者のお住まいや年齢や性別やお子さんのありなし等の個別の事情を推し量り、その上で、質問文に記載されない「真に問われている苦悩は何か」を想像し、質問者の感情に寄り添うように心掛けて回答を作成しなければならなかった。私たちにはこれがきわめて難しかった。

　質問者の肉声が聞こえず、姿が見えず、表情も知り得ないだけに、的外れな回答をしたり、回答者が勝手に「質問者像」を作り上げたりしてしまう可能性があった。客観的なデータに基づいて回答する、というのがこのサイトの基本方針であったが、客観的な回答は、往々にして無味乾燥・機械的なものになっ

てしまい、切迫感を持った質問に肩すかしを食らわすような回答になったことも一再ならずあったように思う。また、同一内容と感じられる質問も多数あったため、判で押したような回答をせざるを得ないことも多々生じた。

　質問をお寄せくださる方々は、他の人になされた回答ではなく、自分自身に対する特別の回答が欲しくて質問しておられるにもかかわらず、個別の応答ができかねた、と感じている。客観的な回答が、どの程度まで質問者の不安を払拭することができたのだろうか、という迷いが（当時も現在も）残っている。

　回答者の名前と所属と分担をサイト運営の途中から掲出した。あくまでサイト運営責任者のものに過ぎないが、この措置によって、本当に信頼を得られたのかどうか、確証はない。「顔の見えない質問者」から「顔の見えない回答者」はいかにして信頼を獲得し得るか。これは回答者にとっていつも大きな課題であった。いまも最善の策は見出せない。

　信頼関係は、回答者の名前と所属が明らかになっただけで形成されるものではない。信頼感は、誠実で適切な回答を積み重ねることでのみ得られるのであり、氏名や所属の掲出は、単にサイトの信頼性を補強するものに過ぎない、と思っている。信頼とは相互関係である。質問に対する回答は、知的・科学的な誠実を基本に、一回だけでなく何度も繰り返し積み上げることでようやく獲得されるものではないか、という自問を重ねながら回答を作成し、掲載してきた。

2. 質問数の変化

　2011年3月25日以降、「専門家が答える暮らしの放射線Q&A」ウェブサイト（以下、「ウェブサイト」という）を利用して、一般の方々から放射線に関する質問に答える活動を開始した。当初、当ウェブサイトには、1週間あたり150問を超える多くの質問が寄せられた。そのため、当時の日本保健物理学会に所属するボランティアのメンバーではすべての質問に十分に対応することができず、2011年5月26日～6月5日および7月2日～8月21日の期間は質問の受付を停止した。

　6月下旬頃の福島県による「県民健康管理調査」の開始、8月上旬頃の暫定規

制値を超える牛肉流通に関するニュースが報道されると、それを心配する質問が多く寄せられ、質問数も一時的に増加した。

10月上旬頃の神奈川県横浜市での放射性ストロンチウムの検出、また同月下旬頃の千葉県柏市でホットスポットの確認、12月上旬頃の乳児用食品の回収、同月中旬頃の首相の「冷温停止」宣言、そして同月下旬頃の除染作業開始といった放射線に関するニュース等が報道されると、それに関する質問が多く寄せられた。

それでも、ウェブサイトに寄せられる質問数は時間経過とともに減少傾向にあり、ウェブサイトが立ち上がってから約1年が経過した2012年2月末になると、1週間あたり20問程度となった。ウェブサイト立ち上げから約1年間、ウェブサイトへ投稿された質問数の変化については、以下の図1に示す。

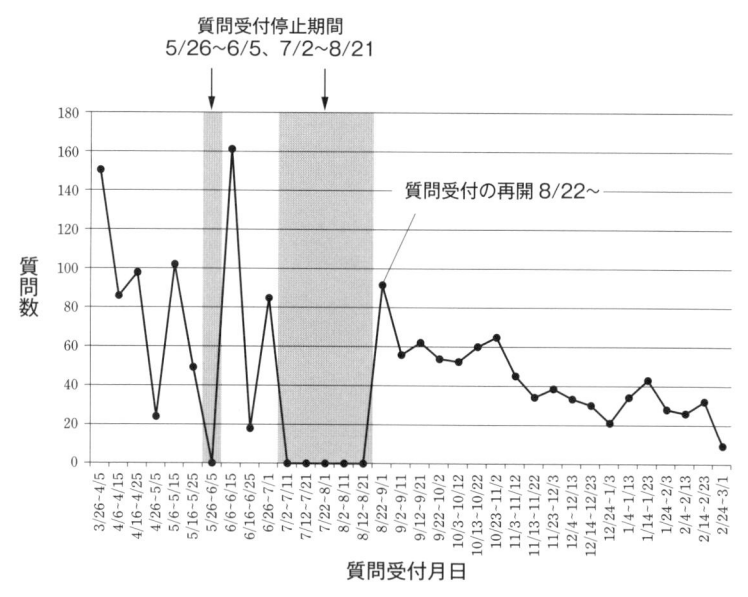

図1：ウェブサイトへ投稿された質問数の変化（2011年3月26日〜2012年3月1日）

3. 投稿者の属性傾向

　当ウェブサイトは、質問者が、ご自身の性別、年齢、居住地、職業等を（自由に）書き込めるようになっている。ここではそのデータを用い、ウェブサイト立上げ当初である 2011 年 3 月から、2012 年 2 月末までの約 1 年間における投稿者（質問総数 1,424 件）の属性を、性別、年齢、居住地、職業の観点からまとめてみた。これら区分とその結果は、投稿者の自己申告に基づいていることをあらかじめお断りしておきたい。

①投稿者の性別
　質問数の総数 1,424 件に対して女性は 619 件であり、投稿者全体の 43％を女性が占めていた。それに対し、男性は全体の 17％と、女性の半分以下であった。その他はすべて、投稿者の性別は未入力であった。

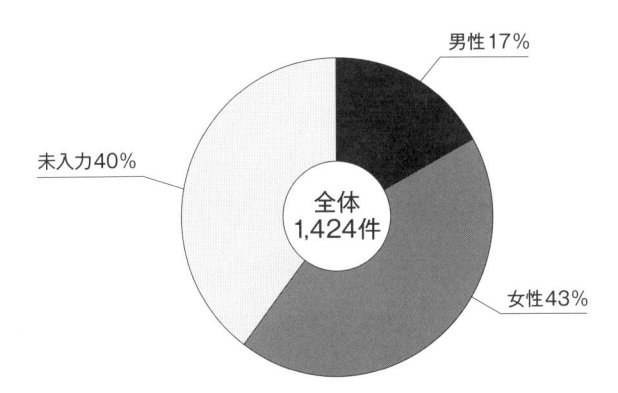

図 2：投稿者の性別の分析結果（2011 年 3 月 26 日 - 2012 年 3 月 1 日）

②投稿者の年齢
　投稿者の年齢別の投稿数の傾向を調べるため、投稿者の年齢を 10 代、20 代、30 代、40 代、50 代、60 代、70 代、80 代、その他の 9 個のカテゴリに分けて区分した結果をまとめた。その結果、30 代が投稿者全体の 21％と最も多く、次いで 40 代が 11％、20 代が 7％という結果であった。なお、投稿者全体の大半である全体の

55％が投稿者の年齢が未入力であった。

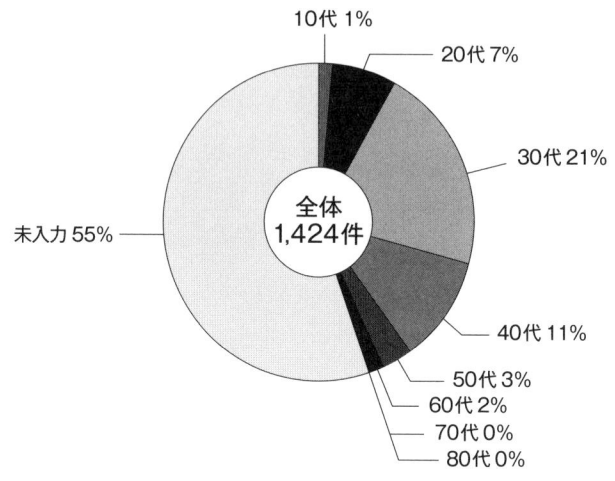

図3：投稿者の年齢別の分析結果（2011年3月26日~2012年3月1日）

③投稿者の居住地

投稿者の居住地について、都道府県別にまとめた結果、未入力およびその他を除いて、東京都の20％が最も多く、次いで千葉県が11％、福島県が9％、神奈川県が8％という結果であった。投稿者の大半である全体の32％が、投稿者の居住地が未入力であった。

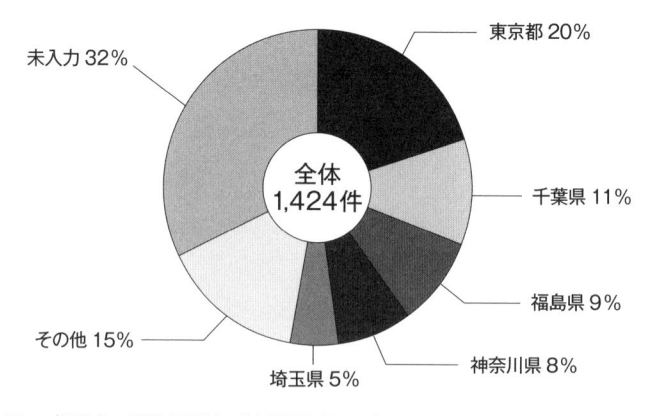

図4：投稿者の都道府県別の分析結果（2011年3月26日~2012年3月1日）

④女性の職業

　投稿者の多くを占めている女性の職業について、データ結果をまとめた。その結果、女性の投稿者全体の 49％ を専業主婦が占めており、次いで会社員が 12％、学生、公務員がそれぞれ 2％ という結果であった。なお、女性投稿者の 23％ については職業が未入力であった。

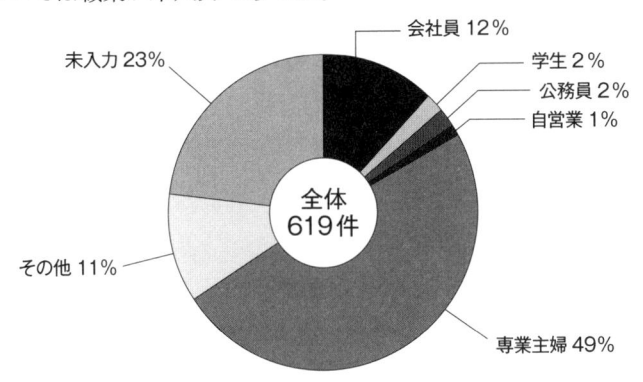

図5：女性投稿者の職業別の分析結果（2011年3月26日~2012年3月1日）

4. 質問内容

　ウェブサイトへ投稿された質問について、その質問に対する回答を当ウェブサイトへ掲載する際、「暮らしの放射線 Q&A 活動委員会」幹事団が、当ウェブサイト内に設けられたキーワード機能を用いて、その質問内容にあったキーワードを選択した。当ウェブサイトに設けられたキーワードについては、カテゴリごとに分けて示せば以下の通りである。キーワードはカテゴリが7つあり、キーワード総数は82である（下線を引いたものが、トップ5に入る頻出キーワード）。なお、本書への質問の採録にあたっては、キーワードはすべて再設定のうえ割り当て直しており、ここでのキーワード一覧とは異なることをお断りしておく。

▶ 1.【人】キーワード数：7
- 乳幼児、奇形・障害、女性、妊婦、子供、子孫、胎児

▶ 2.【学校】キーワード数：4
- プール、幼稚園・保育園、砂遊び、運動場
▶ 3.【放射線】キーワード数：24
- スクリーニング、ストロンチウム、内部被ばく、化学毒性、医療被ばく、半減期、宇宙線被ばく、安定ヨウ素、拡散予測、放射性物質、放射線測定、汚染・除染、濃縮、甲状腺、発がん、空気中濃度、線量係数、線量限度、被ばく、被ばく予防、被ばく線量、身体影響、遺伝、降下物
▶ 4.【生活】キーワード数：22
- クリーニング、サーフィン、スポーツ、ペット、マスク、外出、妊娠・出産、廃棄物・ゴミ、建築物、怪我・傷、掃除機、換気、汚染水、洗濯物、浄水器、海水、空気清浄機、自動車、除染、雨、風呂・シャワー、風評被害
▶ 5.【避難・退避】キーワード数：3
- 木造住宅、疎開、被災地
▶ 6.【食物】キーワード数：9
- 母乳、水、海産物、牛乳、畜産物、空気、農産物、食品、飲食物摂取制限値
▶ 7.【その他】キーワード数：13
- INES（レベル7）、チェルノブイリ、ホットスポット、リスク、伝染、原子力（事故）、原子力（放射能）、国際基準、地域差、情報提供、放射性廃棄物、核実験、海外

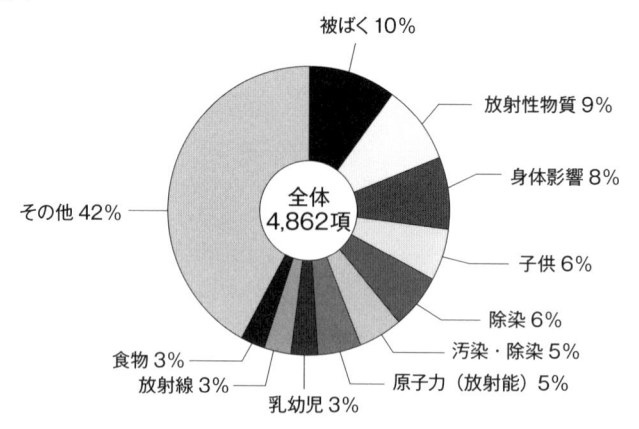

図6：質問内容の分析結果（2011年3月26日~2012年3月1日）

質問内容を上記のキーワードを用いて分類化し、まとめた結果、上位5つのキーワードは、「被ばく」、「放射性物質」、「身体影響」、「子供」、「除染」であった。質問内容による区分とその結果については、図6（前頁）に示す。

5. 質問内容の時系列変化

2011年3月から2012年2月末までの期間、当ウェブサイトに寄せられる質問内容がどのように変化してきたのかをまとめた。その結果、上記の期間中一貫して、子供および自分自身に対する放射線の健康影響が関心の的であったことが分かる。また、2011年10月頃に千葉県柏市でのホットスポットに関するニュースが報道されると、それに関する質問がウェブサイトに投稿され、さらに2011年11月頃、除染に関するニュース等が報じられると、それに関する質問が多くウェブサイトに寄せられた。その時々の政府の発表やマスコミの報道、また身の回りの放射線状況の変化によって、質問内容に変化が生じたことが分かる。質問内容の時系列変化は、以下の図7に示す。

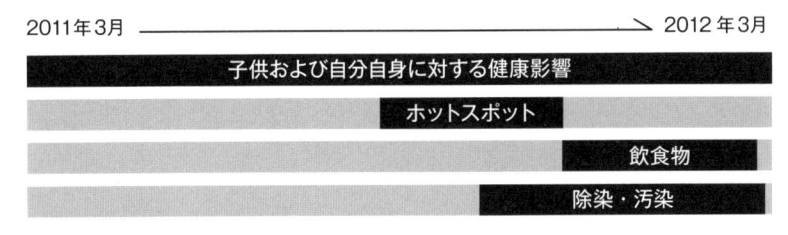

図7：質問内容の時系列変化の分析結果（2011年3月26日~2012年3月1日）

6. おわりに

最後に、私たちのウェブサイト上の活動「暮らしの放射線Q&A」と、マスメディアの関係について少し述べておきたい。福島第一原発事故後の状況は、刻一刻と変化した。私たちは、報道の少なからぬ部分に、危険を煽り立てるような姿勢・傾向がありはしないか、という印象を持っていた。耳目を驚かすような報道の直後、ほとんど必ずその報道に連動するようにして寄せられる質問に、

ともかく回答をしなければならない、と考え応じたが、力量不足で十分な応対ができたかどうか、（報道機関の圧倒的な訴求に比して、当方の弱体を思えば当然ではあるが）いささか悔やまれる面もある。

　政府や東京電力が福島第一原発の状況を報告しても、緊急事態であったから報告はときに不正確で、追って訂正がなされ、その都度世間には糾弾と落胆と失望があふれた。また、ときに不適切な情報の取捨選択（公開の不徹底）に走り、そのために政府・東電の担当者がお詫びする局面も見受けられた。このことがまず認識されてしかるべきだと思う。他方、報道機関の科学部等にしても、原子力発電所の状況を丁寧に・正しく・誤解ないように報じることに、十分な手腕と力量を発揮した、とは言えないと感じている。

　インターネット上には根拠薄弱な、あるいは正しくなかったり、また誤解を招きやすい情報が氾濫しており、適切な情報にアクセスすることが難しかったかもしれない。その結果だと思われるが、私たちの「暮らしの放射線Q&A」には、「ネットでは…とあった」、「テレビでは…と言っていた」といった具合に他の発信や報道を引用しながら、私どもの回答に疑念を表明したり、あるいは実際には真偽はいかがなものなのか、といった疑いを交えた質問（やときにご叱責）が少なからず寄せられた。

　「放射線 → 被ばく → 被ばくは怖い！」という反応のサイクルとその加速は、ある面で、致し方のないことだったと思う。このプロセスの渦中にあって、しかし、被ばくによる線量は放射線の種類とそのエネルギーおよび放射線の量（数のこと）によること、また人体影響は放射線量に依存すること、これらを誰かがどこかで正確に伝えていれば、あるいはせめて聞く耳を持っていただければ、そしてそれが十全の信頼感を背景に理解されていれば、質問の内容も件数も変わっていたのでないかと思う。

　事故直後の混乱のただなかでこそ、私たちの主張がより受け入れられるよう、あるいは、ウェブサイトの活動を越えて世間に声が届くよう、いっそうの工夫を追求すべきだったかもしれない。しかし、自画自賛とお叱りを受けると思うが、私たち「暮らしの放射線Q&A活動委員会」は、いくぶんか状況の改善に寄与できたのではないか、と思っている。

用語集

アルファベット

ALARA ……ALARAとは、As Low As Reasonably Achievable という言葉の頭文字を取った略称です。「アララ」と読み用いられますが、これは「合理的に可能な限り低く」という意味で、国際放射線防護委員会（ICRP）＊が勧告で示した、放射線防護＊の基本的な考え方です。つまり、放射線に被ばくするような行為を行う場合であっても、経済的・社会的な考慮を計算にいれた上で、被ばくする放射線量を「合理的に可能な限り低く」すべきであるということを意味しています。

DDREF ……DDREFとは、Dose and Dose-Rate Effectiveness Factor という言葉の頭文字を取った略称です。「線量・線量率効果係数」と訳されます。低線量＊の被ばくでは、人体への影響を厳密に測定するのが困難です。このため、原爆被爆者に関する研究（LSS＊）などから得られた高線量被ばくの人体への影響のデータを基にして、低線量被ばくの影響を推定します。このとき使われるのが線量・線量率効果係数です。

ECRR →欧州放射線リスク委員会

ICRP →国際放射線防護委員会

ICRP 2007年勧告（Publ. 103） ……国際放射線防護委員会（ICRP）が2007年に公開した主勧告です。それ以前にも勧告が出されているため、区別のために公開された西暦をつけて「ICRP 2007年勧告」などと記します。また、ICRPの刊行物（Publication）としては、103という番号が振られているので、「Publication 103」、あるいはこれを略して「Publ. 103」などとも表記されます。2007年勧告は、その前の1990年の主勧告（Publ. 60）を基に、新たな科学的知見を考慮し、表現を改善するなどの改訂が施されたものです。

　内容としては、放射線の人体への影響を算定する際に用いられる各種係数や、放射線防護＊の原則、計画被ばく状況、緊急時被ばく状況＊、現存被ばく状況＊といった状況の区分と対応、防護の最適化＊などについて記されています。また、低線量＊の被ばくによる発がんについては、従来の勧告同様「直線しきい値なし（LNT）モデル＊」に基づいています。

　この勧告は何らかの強制力を持つものではありませんが、日本を含む世界の国々で、放射線防護に関連する法令の策定などにおいて、参照され、指針となっています。原文は英語ですが、邦訳『国

＊を付した語句は「用語集」内に別途立項してあります。相互参照いただければ幸いです。

際放射線防護委員会の2007年勧告（ICRP Publication 103）』（日本アイソトープ協会、2009）が刊行されています。

LSS ……LSSとは、Life Span Study（寿命調査）の略称です。広島と長崎における原爆被爆者に関して、長年にわたって健康影響が調査されています。10万人以上の対象者について50年以上の疫学調査が実施され、発がんや死因に関するデータが蓄積されており、高線量被ばくの数少ない情報源となっています。

UNSCEAR ⇒原子放射線の影響に関する国連科学委員会

WBC（ホールボディカウンタ） ……WBCとはWhole Body Counterの略語です。「全身（ホールボディ）」について、放射線を「計測（カウント）」する装置です。ある人の内部被ばく*の程度を測るために用いられます。計測する人の体から放出されるガンマ線（放射線の一種）を計測して、その結果から、体内にある放射性物質の量を推定します。

あ行

アポトーシス ……生物の体を構成している細胞は、条件が悪化すると死に至ります。例えば、やけどなど外からの衝撃で損傷してその部分の細胞が死ぬような場合です。他にも、生物が成長（発生）する過程や、生体を維持するために、特定の細胞を積極的に死に至らしめる場合が

あります。これを「アポトーシス」と言います。本書の主題に近いのは、放射線を浴びることで傷ついた細胞に生じるアポトーシスです。例えば、がん化した細胞は、そのまま放っておけば生物の体全体に悪影響を与えてしまいます。そうしないために、生物の体には、がん化した細胞が成長する前に殺してしまう仕組みが備わっています。

1センチメートル線量当量 ……「実効線量*」は「各部位・臓器の等価線量*に組織加重係数*を掛けたものの総和」として定義されています。この定義に従って外部被ばく*の実効線量を求めるには、人体内の複数箇所を同時に測定する必要があり、それを忠実に実行することは現実的には不可能です。そのため、日常的な外部被ばくの管理では、一点のみで線量を決められ、かつ同一被ばく条件では実効線量よりも常に大きな値を示す実用的な測定量が国際的に採用されています。それが周辺線量当量であり、日本の法令等では「1センチメートル線量当量」と呼ばれています。骨・肺以外の人体組織と同じ元素組成・密度を有する直径30 cmの球体において、入射放射線に対向する半径上の深さ1 cm（10 mm）における線量当量（Sv）と定義され、H*(10)と表記されます。

医療被ばく ……国際放射線防護委員会（ICRP）*では、個人の被ばくを、医療被ばく、職業被ばく*、公衆被ばく*の3種類に分類しています。医療被ばくとは、

例えば、がんの放射線治療のように、治療を目的として受ける被ばくや診断、あるいは医学関係の被験者、乳児に付き添う保護者などが受ける被ばくを指します。

<u>欧州放射線リスク委員会（ECRR）</u>……欧州放射線リスク委員会（European Committee on Radiation Risk）は、欧州の緑の党が開催した会議の決議に基づいて、1997年に設立された団体です。低線量放射線被ばく、とくに内部被ばくについて、UNSCEAR（原子放射線の影響に関する国連科学委員会）*やICRP（国際放射線防護委員会）*等の国際機関が、リスクを不当に低く評価しているという見解を示しています。科学的な観点からECRRがとくに問題視しているのは、被ばくの大小を表す「線量」の扱いです。（本書第2章、質問71「なぜECRR（欧州放射線リスク委員会）の考え方を排除するのでしょうか」もご参照ください。）

か行

<u>外部被ばく</u>……人体の被ばくは、「外部被ばく」と「内部被ばく*」の2種類に分類されます。体の外側から放射線を浴びることを「外部被ばく」と呼びます。土壌や大気、人工構造物など何らかの放射線源*からの被ばくを指しています。

<u>確定的影響</u>……放射線の人体への影響は大きく二つに分類できます。「確定的影響」と「確率的影響*」です。「確定的影響」とは、ある一定以上の放射線量を被ばくすると、人体に影響が出ることが分かっているような影響を指します。この「一定以上の放射線量」のことを「しきい値」と言います。本書巻頭の「100 mSvの意味について」「人体の被ばくに関する線量」もご参照ください。

<u>確率的影響</u>……放射線の人体への影響は大きく二つに分類できます。「確定的影響*」と「確率的影響」です。「確率的影響」とは、確定的影響のように、「一定以上の放射線量を被ばくすると影響が出る」というふうに確定的には特定できない影響のことです。具体的には、がんや遺伝性の影響を指しています。低線量*の被ばくでも、放射線を浴びた細胞で、DNAが切断されるなどの影響が生じますが、それががんや遺伝性の影響になるかどうかは、確率的にしか分からないためにこのように呼ばれます。本書巻頭の「100 mSvの意味について」「人体の被ばくに関する線量」もご参照ください。

<u>過剰相対リスク／過剰絶対リスク</u>……放射線の人体への影響によって生じるリスク*（例えばがん死亡リスク）を推定する場合の二つの指標。放射線に被ばくした集団と、被ばくしていない集団とを比較して、被ばくした集団は被ばくしていない集団に比べて、何倍のリスクがあるかということを「相対リスク」と呼びます。

例えば、仮に被ばくしていない集団1,000人のうち300人ががんで死亡し、100ミリシーベルト（mSv）を被ばくした集団1,000人のうち305人ががんで死亡し

た場合、それぞれのがんによる死亡リスクは、30％、30.5％となります。

では、被ばくした集団では、被ばくしていない集団に比べて、リスクはどの程度増えたことになるでしょうか。この二つのリスクの比をとります。

　被ばくした集団のリスク／被ばくしていない集団のリスク＝ 30.5/30

これを計算すると、1.017 となります。つまり、100 mSv の被ばくによって、がんによる死亡リスクが 1.017 倍になったと考えられるわけです。言い換えると、1.7％だけ割合が増加しています。このようなリスクの比べ方を、「過剰相対リスク」と呼びます。つまり、リスクがどの程度の「割合」だけ増えたかという比較の仕方です。

これに対して、実際にどれだけリスクが増えたかという比較の仕方があります。上記と同じ状況で考えると、がんによる死亡者が、300 人から 305 人に増えています。つまり、100 mSv の被ばくによって死亡者が 5 人増えたわけです。このような比較の仕方を、「過剰絶対リスク」と言います。比率のような「相対」的な比べ方ではなく、結果の差そのものを比較するわけです。これは、母集団 1,000 人のうちの 5 人ですから、割合としては 0.5％となります。

基準値／規制値 →暫定規制値／新基準

吸収線量 ……物質に放射線*が当たった場合、放射線のエネルギーがその物質に「吸収」されます。放射線側から見た場合、エネルギーを「与える」とも言います。このように、物質に吸収された放射線量（エネルギー量）を「吸収線量」と言います。単位は「グレイ（Gy）*」で表します。「実効線量*」や「等価線量*」など、「線量」という文字がつく言葉がいくつかあるので、混同しないように気をつける必要があります。

緊急時被ばく状況 ……国際放射線防護委員会（ICRP）*では、放射線防護*の観点から、人が放射線に被ばくする状況を「計画被ばく状況」、「緊急時被ばく状況」、「現存被ばく状況*」の三つに分類しています。大まかに言えば、「計画被ばく状況」が平常時で、「緊急時被ばく状況」と「現存被ばく状況」は、今回の福島第一原発事故後のような状況を指します。

「緊急時被ばく状況」とは、事故や悪意ある行動やその他の予想されない状況、つまり、放射線が漏れるなどの状況で、望ましくない影響を回避したり低減するために緊急活動が必要となる場合を指しています。福島第一原発事故の発生直後、原発周辺の地域が置かれていたのがこの状況です。

事故発生当初、防護措置として、避難指示が出され、その対象地域は、福島第一原発の半径 3 km から、10 km、さらに 20 km の範囲に拡大されていきました。屋内退避指示は、半径 20 km から 30 km 圏内が該当しました。2011 年 4 月になると、半径 20 km 圏内が警戒区域、20 km 圏外の特定地域が計画的避難区域あるいは緊急時避難準備区域とされました。後にこう

した設定は、状況の変化に応じて見直されていますが、本書刊行の時点でも、警戒区域こそ消滅しましたが、避難区域の見直しがなされ、避難指示解除準備区域・居住制限区域・帰還困難区域の三つに再編されています。

さて、緊急時被ばく状況は、平常時と比べると、どの程度まで被ばくを許容するかという線量の目安が違います。平常時（計画被ばく状況）には、一般公衆の場合、被ばく線量が年間1ミリシーベルトを超えないように管理が行われています。しかし、緊急時被ばく状況は、管理が失敗して緊急措置が必要になった状態であるため、平常時の基準をそのまま適用することは現実的ではありません。そこで、年間20〜100ミリシーベルトの範囲に被ばくの上限を設定し、事態をできるだけ早く収束させることが求められています。「現存被ばく状況」の項目もご覧ください。

グレイ（gray, Gy）……物質に放射線*が当たると、放射線のエネルギーがその物質に吸収されます。放射線から見た場合、物質にエネルギーを「与えた」とも表現します。これを「吸収線量*」と言い、「グレイ」という単位で表します。物質1キログラムあたり1ジュールのエネルギーが吸収されるとき、これを1グレイとします。この単位名は、イギリスの物理学者ルイス・ハロルド・グレイにちなんだものです。省略して書く場合は「Gy」と記します。

例えば、放射線が1キログラムの空気に100ジュールのエネルギーを与えた場合、100 Gyとなります。この現象が1時間の時間をかけて生じた場合、100 Gy/hと記され、これを吸収線量率と言います（なお、これは1.67 Gy/min × 60分等と書くことがあります）。単位時間には、「時」を採ることが多いですが、短い時間では「分」を採ったり、長期の場合は「年」を採ることもあります。

ただし、放射線が人体に与える影響は、物質が吸収したエネルギー量（グレイ）だけでは測れません。放射線の種類や性質、放射線が当たった箇所などが関わってきます。これについては、「実効線量」や「シーベルト」の項目をご覧ください。

原子放射線の影響に関する国連科学委員会（UNSCEAR）……原子放射線の影響に関する国連科学委員会（United Nations Scientific Committee on the Effects of Atomic Radiation）は、1950年代に行われた核実験が、環境や人間にどのような影響を与えるかを調査する目的で、1955年、国連に設置された委員会です。「アンスケア」と読みます。現在では、自然放射線や人工放射線を含む放射線の環境や人間への影響に関して、情報を集め、報告書にまとめています。UNSCEARによる報告書は、国際放射線防護委員会（ICRP）*の基礎資料にもなっています。

現存被ばく状況……国際放射線防護委員会（ICRP）*の2007年勧告は、放射線防護*の観点から、人が放射線に被ばくする状況を「計画被ばく状況」、「緊急時被ばく状況*」、「現存被ばく状況」の三

つに分類しています。大まかに言えば、「計画被ばく状況」が平常時で、「緊急時被ばく状況」は、今回の福島第一原発事故直後のような状況を指します。緊急時被ばく状況の後に続く回復過程は、現存被ばく状況の一つの形態です。

　三つの状況を区分した2007年勧告は、国内制度等にいまだ取り入れられていません。福島第一原発事故直前（2011年1月）に開催された「放射線審議会基本部会」の第二次中間報告で中断しています。原子力安全委員会（当時）は、「ICRPの2007年基本勧告に基づき、現存被ばく状況という概念をこのような場合に適用することが適切と判断した」とある報告書で述べています。

　今回の事故で言えば、警戒区域や避難指示区域、計画的避難区域のように立ち入りが制限され、「緊急時被ばく状況」が続く区域を除いた地域が、「現存被ばく状況」にあります。福島第一原発の破損によって漏出し、放出された放射性物質が、環境中に存在しており、長期的な被ばくが続く状況です。

　「緊急時被ばく状況」から「計画被ばく状況」への回復過程である「現存被ばく状況」では、緊急時被ばく状況に比べれば放射線量は低減されつつあるものの、平常時に比して依然高い状態にあります。ICRPの勧告では、こうした状況下での（作業者を除く）一般公衆の放射線被ばくの目安として、長期的には自然放射線以外の放射線による追加的被ばく線量を通常と考えられるレベルに近いか、あるいは同等のレベルを目指すために、年間で1〜20ミリシーベルトのできるだけ低い部分に設定すること、可能であればさらに低減することを提案しています。

公衆被ばく ……国際放射線防護委員会（ICRP）＊では、個人の被ばくを、医療被ばく＊、職業被ばく＊、公衆被ばくの3種類に分類しています。公衆被ばくとは、一般公衆に関して、放射線診断・治療などを受ける際の医療被ばくや、放射線業務に伴う職業被ばく、および通常の自然バックグラウンド放射線による被ばく以外の被ばくを指します。

国際放射線防護委員会（ICRP） ……国際放射線防護委員会（International Commission on Radiological Protection）は、放射線防護＊に関連する専門家からなる民間の非営利団体です。この学術団体は、国際放射線学会、中でも国際放射線医学会議に起源を持ちます。19世紀末、1895年のX線発見とその研究・応用が進むなかで、放射線が人体にどのような影響を与えるかということが徐々に問題となりました。そうした状況を受けて、1928年に「国際X線およびラジウム防護委員会」が創設され、今日のICRPへと至ります。ICRPは民間の組織であり、創設から今日に至るまで、放射線物理学や医学、生物学、遺伝学などの専門家が、個人の資格で参加しており、各国の政府とは独立しています。委員会では、それぞれの専門家が、科学者・研究者としての立場から、放射線の防護について議論・検討を重ね、防護に関する理念をはじめ、「ICRP 2007年

勧告」のような様々な勧告や提言を行ってきました。これらは、日本を含む多くの国で尊重され、放射線防護に関わる法令や実務の参考とされています。

ICRPが規定する放射線防護の目的については、「放射線防護」の項目をご参照ください。

さ行

最適化の原則……国際放射線防護委員会（ICRP）*が掲げる放射線防護*の基本原則の一つです。放射線被ばくの状況を変化させるような決定を行う際は、被ばくする可能性、その人数、およびその人たちの個人線量の大きさについて、経済的および社会的な要因を考慮した上で、合理的に達成できる限り低く（ALARA*）保つべきである、という原則です。「防護の最適化」の項目もご覧ください。

参考レベル……「参考レベル」とは、緊急時被ばく状況*や現存被ばく状況*において、それを超えるような被ばくが生じないように措置を講じるべきとされ、また、それ以下であれば放射線防護の「最適化」を講じるべき線量（あるいはリスクのレベル）です。例えば、国際放射線防護委員会（ICRP）*では、現存被ばく状況における公衆被ばく*の参考レベルを、年間1~20ミリシーベルトの線量範囲の低い方から選ぶことを推奨しています。過去の経験から、長期的には年間1ミリシーベルトが目標とされますが、社会的・経済的状況を考慮して合理的に、達成可能な範囲で決められるべきものです（ALARA*）。また、状況を徐々に改善していくための措置を講じながら、中間的な参考レベルの採用もあり得るとされます。そして、参考レベルを下回る状況になっても、可能であれば防護の最適化*を実施することが推奨されています。

暫定規制値／新基準……2011年3月11日の福島第一原発事故の発生を受けて、厚生労働省は「食品中の放射性物質の暫定規制値」を設定しました。これは、もともと原子力安全委員会（当時）が、原子力災害に備えて作成していた防災指針の中で「飲食物摂取制限に関する指標」として示していたものです。事故から1年が経った時点で、放射線量の面から見ると回復過程に入ってきました。そこで、2012年4月に厚生労働省は「食品中の放射性物質の新たな基準値」を発表しました。事故後の緊急対応として設定された従来の暫定規制値では「年間線量5ミリシーベルト」としていたものを、より厳しい「年間1ミリシーベルト」に変更しています。

シーベルト（sievert, Sv）……放射線が人体に与える影響を表す単位で、等価線量*と実効線量*について使われます。シーベルトの名称は、スウェーデンの物理学者ロルフ・マキシミリアン・シーベルトの名前にちなんで「シーベルト（sievert）」とつけられました。短縮して書く場合は、「Sv」と記します。

本書でもよく使われている「ミリシー

ベルト（mSv）」と「マイクロシーベルト（μSv）」は、それぞれ「1,000 分の 1 シーベルト」と「1,000,000 分の 1 シーベルト」のことです。長さの単位で「メートル」「ミリメートル」「マイクロメートル」という場合と同様です。「ミリ」は千分の一、マイクロは百万分の一を意味しています。相互の関係はこうなります。

1 シーベルト
= 1,000 ミリシーベルト
= 1,000,000 マイクロシーベルト

人が放射線に被ばくすると、被ばくした体の部位や臓器が、放射線からエネルギーを吸収します。物質が放射線からどのくらいのエネルギーを吸収したかという吸収線量*は、グレイ*という単位で測ります。人体が吸収した放射線量についても同様に考えることができますが、放射線の種類や被ばくする部位や臓器によって、その影響が違います。こうした人体への影響を考慮した放射線量を表す場合、その単位にはシーベルト（Sv）を用います。

実効線量（じっこうせんりょう）……人体に放射線*が当たった場合、同じエネルギー量（吸収線量*）であっても、放射線の種類、放射線に被ばくした部位や臓器によって、影響が異なります。そうした放射線の種類や部位・臓器ごとの違いをひっくるめて、放射線によって全身に受けた影響の大きさを表すのが「実効線量」です。単位はシーベルト（Sv）*を用います。

実効線量を求めるには、人体の局所（部位・臓器）ごとに、吸収線量、放射線の種類による影響、さらに臓器ごとの放射線感受性（組織加重（かじゅう）係数*、放射線の影響の受けやすさ）を掛け合わせた値を算出し、これを合計します。

このような算出の仕方からもうかがえるように、実効線量では、放射線の種類や被ばくした部位・組織による違いなどが考慮されており、放射線に被ばくした状況の違いによらず、人体全体への影響の大きさを比べることができます。

実効線量係数 ……人体の被ばくは、大きく外部被ばく*と内部被ばく*に分類されます。このうち、内部被ばくについて、その実効線量を評価する際に用いられるのが「実効線量係数」です（「実効線量換算係数」とも言います）。単位は、Sv/Bq（シーベルト／ベクレル）です。体内に取り込んだ放射性物質の量（単位はベクレル）が分かっている場合、この係数を掛け合わせることで、実効線量（シーベルト）を求めることができます。実効線量係数は、放射性物質の種類や性別や年齢によってその値は異なります。

なお、「等価線量*係数」もありますので、単に「線量係数」と言った場合、どちらを指しているか注意する必要があります。本書巻頭の「人体の被ばくに関する線量」もご参照ください。

職業被ばく ……国際放射線防護委員会（ICRP）*では、個人の被ばくを、医療被ばく*、職業被ばく、公衆被ばく*の 3 種類に分類しています。放射性物質や放射線を発生する装置を扱う業務に就く人が、

そうした業務で受ける被ばくを「職業被ばく」と言います。

日本では、職業被ばくの制限については、「電離放射線障害防止規則」で定められています。例えば、実効線量＊が5年間で100ミリシーベルトを超えず、かつ1年につき50ミリシーベルトを超えてはならない、という具合です。なお、2011年3月11日の福島第一原発事故を受けて、2012年6月には「東日本大震災により生じた放射性物質により汚染された土壌等を除染するための業務等に係る電離放射線障害防止規則」という規則も定められています。そこでは、「事業者は、特定線量下業務従事者の受ける実効線量が5年間につき100ミリシーベルトを超えず、かつ、1年間につき50ミリシーベルトを超えないようにしなければならない」とされています。

正当化の原則 ……国際放射線防護委員会（ICRP）＊では、放射線防護＊にあたって、「正当化」「防護の最適化＊」「線量限度＊の適用」の三つの原則を掲げています。このうち、「正当化」の原則とは、放射線の被ばくを伴う行為については、どんな行為であっても、それを行うことによってプラスの利益が生じるのでなければ、採用してはならないという原則です。放射線への被ばくを伴う行為は、それを行うことについて「正当化（justification）」が必要であるという考え方です。

生物学的半減期（せいぶつがくてきはんげんき）……放射性物質が体内に取り込まれた場合、物理学的半減期＊に従って減少するだけでなく、尿や糞便中への排泄（はいせつ）を介して、体内量が減っていきます。この排泄によって体内量が半分になるまでの時間を「生物学的半減期」と呼びます。セシウム137を例にとると、物理学的半減期による減衰（げんすい）だけであれば30年経ってようやく半分ですが、生物学的半減期が約110日であるため、2年もすると体の中からなくなってしまいます。子供は代謝（たいしゃ）が速く生物学的半減期が短いため、セシウムの場合、数ヶ月で体内から消失します。

線量限度 ……国際放射線防護委員会（ICRP）＊では、個人が受ける放射線被ばくの限度を「線量限度」と呼んでいます。日本では、ICRP 1990年勧告に基づいて、職業被ばく＊と公衆被ばく＊において、放射線業務従事者については5年間で100ミリシーベルトを、1年につき50ミリシーベルトを超えず、公衆については平常時の原子力施設等の運転・使用では年間1ミリシーベルトを超えてはならないと定めています。ただし、この線量限度には、自然放射線や医療行為による被ばくは含まれません。

組織加重係数（かじゅうけいすう）……人体が放射線に被ばくした場合、被ばくする部位や臓器によって、その影響は異なります。人体の組織や臓器ごとの影響の受けやすさを「放射線感受性」と言います。そこで、被ばくした吸収線量＊から人体全体への影響を測る実効線量＊を算出する際、組織や臓器ごとの線量に対して、この組織加重係

数を掛け合わせます。例えば、国際放射線防護委員会（ICRP）*の2007年勧告では、組織加重係数は、生殖腺（0.08）、胃（0.12）、甲状腺（0.04）となっています。

た行

直線しきい値なし（LNT）モデル……低線量*の被ばくでは、放射線による発がんがどの程度生じるのか、はっきりと特定するのが困難です。疫学研究によれば、実効線量*がおよそ100ミリシーベルト（mSv）以上の場合、被ばくする線量が増加するほど、それに比例して、がんの発生率も多くなることが指摘されています。他方で、100 mSvより低い線量では、放射線以外の発がん要因*と競合するため、発がんの原因として放射線だけを特別に認めることができなくなっています。

そこで、低線量の被ばくにおける発がんのリスク*をどのように見積もるかということが問題となります。「直線しきい値なしモデル」とは、Linear Non-Threshold Modelを翻訳した言葉です。「リニア（Linear）」は「線形」、「スレショールド（Threshold）」は「閾値」とも訳されます。

先に述べたように100 mSv以上の線量では、被ばくした線量と発がんの間に比例関係を認めることができます。この比例関係は、グラフにすると直線として描かれます。例えば、横軸を被ばくした放射線量、縦軸をその線量における発がん率とすれば、100 mSv以上の領域では、グラフは右肩上がりになります。しかし、100 mSv以下の領域では、発がん率がはっきりと分かっていません。これをどう考えるかというわけです。

ここで考えるべきポイントがいくつかあります。一つは「しきい値」が存在するかしないかという問題です。つまり、「この線量以上では発がん率が上がる」という「しきい値」があるかどうかということです。仮に「しきい値はある」と考えた場合、しきい値未満の線量なら発がんのリスクは考慮しないで大丈夫と言えそうです。逆に「しきい値はない」と考えた場合、それでは低線量でのリスクをどう見積もるかという議論になります。

そこで、一つの考え方としては、100 mSv以上で分かっている被ばく線量と発がん率の比例関係（直線の形）を、そのまま100 mSv未満の領域にも延長してみるというものです。これを「直線しきい値なし（LNT）モデル」と呼びます。

このモデルの考え方について、いたずらに人を不安にさせるものだという批判もありますが、他方で、確たる影響が分からない点については、もし影響があったとしてもその被害が少なく済むようにリスクを推定するという慎重な考え方でもあります。この点については、専門家によっても意見が分かれています。

国際放射線防護委員会（ICRP）*では、ICRPがこのLNTモデルを採用することについて異論が出ることを承知の上で、適用することを提案しています。

低線量被ばく……低線量被ばくとは、文字通り「低い放射線量による被ばく」の

ことです。「低い」とは、「高い」ものに対する相対的な形容ですので、注意が必要です。この表現は、主に放射線の人体への影響について考える際に使われます。例えば、広島・長崎の原爆被爆者に関する半世紀以上にわたる調査（LSS＊）から、ガンマ線で100〜200ミリグレイ以上を被ばくすると、発がん率が増えることが分かっています。しかし、これより低い線量では、放射線の影響によってがんが増えているのかどうか、はっきりしていません。

こうした事情があるため、低線量被ばくをめぐって、どのような健康へのリスク＊があるのか、それをどのように見積もったらよいのかという問題が生じており、専門家の間でも意見が分かれています。別の項目で解説した「直線しきい値なし（LNT）モデル＊」は、低線量被ばくにおけるリスクを見積もるためのモデルの一つです。

本書巻頭の「100 mSvの意味について」をご参照ください。

 等価線量 ……放射線が人体に当たった場合、放射線被ばくによる人体への影響は、放射線の種類や放射線が当たった部位によって違います。

「等価線量」とは、人体の一部、局所に対して被ばくした放射線量のことです。

等価線量は、ある部位に被ばくした放射線の吸収線量＊と放射線の種類による影響（放射線加重係数）を考慮して算定されます。例えば、X線やガンマ線では放射線加重係数は1ですが、アルファ線では、人体への影響の度合いが他の放射線に比べて大きいため、20として計算するといった具合です。単位はシーベルト（Sv）＊で表します。

例えば、甲状腺にどのくらい被ばくしたかという場合、「甲状腺等価線量」という言い方をします。

これに対して、人体の全身について放射線の影響を考える場合は、「実効線量＊」という考え方を使います。「等価線量」とは、英語の equivalent dose を翻訳した言葉です。

な行

 内部被ばく ……人体の被ばくは、「外部被ばく＊」と「内部被ばく」の2種類に分類されます。飲食や呼吸によって体内に取り込まれた放射性物質によって生じるのが内部被ばくです。体内に取り込まれた放射性物質は、代謝や排泄によって体外に排出されます。「生物学的半減期」「預託実効線量」の項目もご覧ください。

は行

 バイスタンダー効果 ……「バイスタンダー（bystander）」とは、英語で「傍らに（by）」「立っている人（stander）」、つまり「傍観者」「見物人」という意味の言葉です。生物に放射線が当たった場合、放射線を直接浴びた細胞には影響が出ます。しかし、それだけではなく、直に放射線が当たっていない周囲の細胞、つまり「バイスタンダー細胞」にも放射線の

影響が見られます。このことを「バイスタンダー効果」と呼びます。

発がんの要因（放射線以外の）……発がんの要因には様々なものがあります。紫外線やたばこ、アルコール飲料、多様な発がん物質、ある種の細菌やウイルスなど。これらの要因によるがんと、放射線によって生じるがんを見分けることはできません。低線量の被ばく*の場合、放射線以外の要因の寄与が相対的に大きくなるため、放射線が本当にがんを惹き起こすかどうか、科学的に証明することは難しくなります。

物理学的半減期……放射性物質*が放射性壊変*によってその原子数が半分に減るまでにかかる時間を「物理学的半減期」と呼びます。単に「半減期」とも言います。

　例えば、放射性ヨウ素131（I-131）の物理学的半減期は約8日、放射性セシウム137（Cs-137）は約30年です。これは、生物の体内に取り込まれた放射性物質が、排出されて半減するまでの時間を指す「生物学的半減期*」とは別のものです。生物学的半減期の値が年齢や腎機能等によって個人ごとに異なるのに対し、物理学的半減期はそれぞれの放射性核種に固有の値が決まっています。

ベクレル（becquerel, Bq）……ある物質の放射能*の強さ、つまり原子核が単位時間（1秒間）にいくつ壊変（崩壊）するかを表す単位です。フランスの物理学者アンリ・ベクレルの名前にちなんで「ベクレル（becquerel）」と呼びます。単位記号は「Bq」で、その千分の一は「mBq」、その千倍は「kBq」と表記します。

　放射線*は、放射性物質*の原子核が壊変する際に放出されます。1秒間に1個の原子核が壊変することを「1ベクレル」と定義していますから、例えば、放射性セシウム137が1秒間に100個壊変することを100ベクレルと記します。このとき、ベータ線は100個出ますが、ガンマ線は85個しか出ません。他にX線が7個出ます。放射線の種別を問わなければ、合計して192個の放射線が出ます。このように、「壊変数（ベクレル）」と「出てくる放射線の数」は、同じ場合もありますが、多くの場合違いますので、注意が必要です。この放射性セシウム137が1キログラムの土壌に含まれている場合、この土壌中の放射能は100 Bq/kgと表されます。

　このように、ベクレルは放射性物質が具える放射能の強さを表す単位です。言うなれば、放射線を発する側の話です。これに対して、グレイ*やシーベルト*は、放射線を受ける側についてその量を測る単位です。その違いについては、それぞれの項目をご参照ください。

防護の最適化……放射線防護*のためには、被ばくする線量を小さくすることが重要です。ただし、放射線の被ばくをできるだけ小さく、あるいは最小化するためには、様々な防護対策が必要になります。被ばく線量を低減することは重要ですが、対策を過度に行おうとすると、得られる

メリット（便益）とそれに要する費用とが見合わなくなってしまいます。そこで、放射線防護の「最適化（optimisation）」という考え方が重要になります。対策にかかる費用とそれによって得られるメリットを総合的に考えて、放射線防護を行うという発想です。そのため、社会的・経済的な要因を考慮した上で、合理的に達成可能な限り（被ばく線量を）低くする（ALARA*）には、どのような防護を実施する必要があるかを意思決定する必要があります。

放射性壊変……放射性物質*とは、放射線*を放出する性質のある物質のことです。放射性物質は、物質を構成する原子の原子核から放射線を放出することで変化します。原子核から放射線が放出されて、原子が変化することを「放射性壊変」と言います。「放射性崩壊」と呼ぶ場合もあります。「壊変数（ベクレル）」と「出てくる放射線の数」については、「ベクレル（Bq）」の項目をご参照ください。

放射性物質……物質のなかでも放射線*を放出するものを「放射性物質」と言います。なぜ物質から放射線が出るのか、その仕組みを簡単に見ておきましょう。

まず、物質の構成を知る必要があります。私たちの身の回りにある物質（大きく言えば宇宙全体）や、私たち自身は、すべて「原子」が組み合わさってできています。原子は、さらにいくつかの部分からできています。大雑把に言いますと、原子核を中心として、そのまわりを電子が回っています。

この原子核の種類によって、「水素」や「酸素」や「ヨウ素」や「セシウム」といった原子の種類が決まっています。宇宙に存在している物質は、こうした原子が組み合わさってできています。例えば、私たちにも馴染み深い「水」は、二つの水素原子と一つの酸素原子が結合したものです。

さて、こうした原子のなかに、原子核から放射線を出すものがあります。放射線とは一種のエネルギーをもった粒子の流れなのですが、これを放出することで原子核自体が変化して、別の物質になるのです。これを「放射性壊変*」と言います。こうした性質をもつ物質を「放射性物質」と呼びます（「放射性核種」と言うこともあります）。

放射線……放射性物質*から放出される電磁波あるいは電子などの粒子線を「放射線」と言います。

放射線にはいくつかの種類があります。アルファ線、ベータ線、ガンマ線、X線、中性子線です。それぞれ正体やその性質が違います（次頁の表）。

放射線は、種類によって違った性質を示します。放射線の性質を決める要因の一つに「透過能力」があります。放射線が物質をどのくらい突き抜けるかということです。

この能力の違いは、放射線が、ある物質を透過する際、その物質に対してどのくらいエネルギーを与えやすいか（吸収されやすいか）ということによります。

349

放射線の種類	説明	所在・用途	透過能力
アルファ線	運動エネルギー※をもったヘリウム原子核の流れ ウラン、ラジウム、ラドンなどから放出される。	大気、土壌、ラドン温泉 化学分析装置、火災報知器	紙1枚程度で遮蔽できる
ベータ線	運動エネルギーをもった電子の流れ トリチウム、炭素、カリウムなどから放出される	水、穀物、肉 時計の蛍光塗料、診断	薄い金属片程度で遮蔽できる
ガンマ線	電磁波 壊変の際、原子核から放出される	土壌、岩石、コンクリート 非破壊検査、治療	遮蔽には分厚い鉛板が必要
X線	電磁波 壊変の際、原子から放出される	X線発生装置 レントゲン撮影、CT	遮蔽には分厚い鉛板が必要
中性子線	運動エネルギーをもった中性子の流れ 核反応や壊変の際に放出される	宇宙線、粒子加速器、核分裂 微量元素の測定、原子力発電	水や水を十分含むもの（コンクリートなど）が遮蔽能力は高い

※この表で言う「運動エネルギー」は、その粒子が他の粒子にぶつかった時、ぶつかられた粒子がイオンとなり、そのイオンもまた他の粒子をイオン化するような相当に大きなエネルギーを言います。

物質に対してエネルギーを与えやすい放射線ほど、物質の中を通過する間にエネルギーを失って、止まってしまいます。つまり、あまり透過しません。逆に、通過する物質にエネルギーを与えづらい放射線は、遠くまで透過します。

例えば、アルファ線は、ヘリウム原子核の流れであり、他の放射線に比べてたいへん大きいので、短い距離の間に物質を構成する原子と衝突する機会が何度もあり、衝突の都度エネルギーを失っていきます。

放射線の種類や、どのくらい物質に透過するかということは、人体への影響の大きさにも関係しています。

放射線源……放射線＊を発生するものを「放射線源」、または単に「線源」と言います。放射線源は、大きく物質と装置に分けることができます。物質とは、例えば、セシウム134やセシウム137などの放射性同位体（放射性同位元素）のことです。装置としては、物質の性質を調べる加速器や、がんの放射線治療に使う放射性発生装置などがあります。また、原子炉も放射線源の一種です。

放射線防護……放射線＊は、土壌や大気などに自然に存在する他、その発見以来、医療や発電など様々な用途で利用されています。メリットがある一方で、人間にとっては、放射線に被ばくすることで、

発がんなど、健康に悪影響が出るリスクもあります。そこで、より安全に、よりリスクが少ない状態で放射線を扱うために、「放射線防護」という考え方が提唱されてきました。この放射線防護の考え方をテーマとする国際放射線防護委員会(ICRP)*は、専門家からなる民間組織です。

ICRPは、放射線防護の目的を次のように述べています。

①利益をもたらすことが明らかな行為で、放射線被ばくを伴う場合、この行為を不当に制限することなく人の安全を確保すること。

②個人の確定的影響*の発生を防止すること。

③確率的影響*の発生を減少させること。

ICRPでは、以上の目的を達成するために必要な知見を(国連科学委員会UNSCEAR*などから)博捜し検討しています。その結果を勧告や提言として「ICRP 2007年勧告」などの形で公開しています。また、ICRPでは、放射線防護の三つの基本原則として、「正当化*」「防護の最適化*」「線量限度*の適用」を挙げています。

放射能……ある物質が放射線*を放出する現象、あるいは性質を「放射能」と言います。「放射能」の「能」とは、「能力」の「能」と同じ意味の言葉です。また、放射能は、放射性物質*の強さ(放射線を放出する能力)も表して、「ベクレル(Bq)*」という単位で測られます。1秒間に1個の原子核が壊変*することを「1ベクレル(Bq)」と表します。

ホールボディカウンタ ⇒ WBC

ま・や・ら・わ行

預託実効線量……放射線の人体への影響は、外部被ばく*と内部被ばく*の2種類に分けることができます。「預託実効線量」とは、内部被ばくを推定する際に使われる考え方です。内部被ばくとは、飲食物や呼吸によって体内に取り込まれた放射性物質による被ばくです。取り込まれた放射性物質は、代謝や排泄によって減衰しますが、ものによっては体内に留まり続けます。そこで、こうした影響を考えるために、放射性物質を摂取してから、成人なら50年間、子供なら70歳になるまでに受ける線量を計算します。つまり、向こう50年分、あるいは70歳になるまでに受ける線量を、最初の1年で全部受けた(預託=預かった)と考えるわけです。このように考えることで、外部被ばくと内部被ばくを合計した1年間あたりの線量として管理することが可能となります。

リスク／リスク評価……「リスク(risk)」とは、もともと「危険性」「危険率」など、将来、何らかの危険が生じる可能性を意味する言葉です。「必ずこうなる」と確定的に言えないような現象について、それでもどう対処したらよいかを、あらかじめ想定したり、対策を施すために、リス

クという考え方が採られるわけです。また、リスクという言葉は様々に使われ、病気が発生する「発生リスク」や、死亡に関わる「死亡リスク」といった使い方もします。

　放射線の分野で使うリスクは、[事象の発生の確率]×[事象の大きさ]で表されます。例えば、放射線の人体への影響について「リスク」が大きいとか小さいとか言う場合、「体に何らかの影響が発生する確率」と「症状の重症度」の積となります。例えば、がんの発生確率が小さい場合でも、現代の医療水準では、がんは死に到ることを完全に避けることはできないので、リスクが大きいと見られます。

　例えば、低線量の被ばく*では、その結果がんがどの程度発生するかは、確率的にしか言えません。しかし、確率がどの程度かを算定してみることはできます。ただし、個人単位ではなく、たくさんの人を対象にしたデータを基にして、その全体としてどうかというふうに考えます。

　仮に日本人の死因の30％ががんだとした場合、特別な放射線被ばくがなくても1,000人いれば300人ががんで亡くなると推定できます。他方で、「1シーベルト（1,000ミリシーベルト）あたりがんによる死亡率が5％上乗せされる」と仮定した場合、この1,000人が100ミリシーベルト（0.1シーベルト）の被ばくをすると、5人が被ばくによるがんで死亡すると推定されます。つまり、被ばくがない場合は1,000人中300人ががんで亡くなるところ、100ミリシーベルトを浴びることで305人になるという推定です。

　ただし、この計算にはいくつかの仮定が使われていることにもご注意ください。例えば、1シーベルトあたりのがんによる死亡率を使って、その十分の一である100ミリシーベルトの場合を計算しています。しかし、ここには「被ばくする線量に比例して発がん率が増加する」という仮定が置かれています。ですから、100ミリシーベルト被ばくすると、必ずこうなるという計算ではないことに注意する必要があります。

　つまり、本当はどうなるか分からない。しかし、分からないと言っても始まらないし、それでは放射線防護*のための対処ができない。そこで、仮にではあるけれど、「もしこういう前提で考えると、その結果どんなリスクがありそうか」ということを見積もるのです。こうした推定を「リスク評価」と言います。

全質問／回答一覧

q-1｜11/3/23｜福島第一原発事故で、たとえば屋内退避勧告エリアで「まったく健康に問題ありません」といわれています。ですが「念のため外出は控え、肌は覆ってマス［…］

q-2｜11/3/23｜通常に外出しても何日も続けたら、最悪どういうことになる恐れがありますか。

q-3｜11/3/23｜日本の避難・屋内退避は 30 km までですが、米国政府が自国民に福島原発から 80 km 以内から避難または屋内退避を指示したことについて、米国政府は福島原発［…］

q-4｜11/3/23｜これ以上放射能が漏れ続けると、東京も避難勧告や屋内退避命令が出たりするのでしょうか。

q-5｜11/3/23｜原発の避難区域や屋内退避など半径何 km というのは、なぜ円形なのでしょうか。

q-6｜11/3/23｜福島第 1 原発から約 29 km 地点の屋内退避者ですが、やはり避難した方がよいのでしょうか。

q-7｜11/3/25｜福島第一原子力発電所から、半径 20-30 km まで屋内退避になりましたが、今度もっと範囲が広がる可能性はありますか。

q-8｜11/3/23｜福島県に住む友人が避難所で健康には影響がないと言われたそうですが、色々な情報があり、混乱しています。正しい情報はどこで入手すれば良いですか。

q-9｜11/3/23｜甲状腺は放射線の影響を受けやすいと聞いたのですが本当ですか。

q-10｜11/3/23｜今回の事故による放射線と、医療用レントゲンや CT スキャンによる放射線は違いますか。

q-11｜11/3/23｜今回の事故による放射性ヨウ素はただちに身体に影響の出るレベルではないといわれていますが、「ただちに」とは将来的には影響が出るということなので［…］

q-12｜11/3/23｜厚労省がある地域の水道水を飲まないよう、要請しましたが、他の地域は大丈夫ですか。

q-13｜11/3/23｜放射性ヨウ素と比べて半減期がとても長い放射性セシウムを摂取した場合、どんな影響がありますか。

q-14｜11/3/23｜放射性ヨウ素は甲状腺にたまり続けて放射線を出し続けるのでしょうか。

q-15｜11/3/29｜福島県、茨城県の食べ物は放射線の影響で食べない方がいいとのことですが、本当ですか。

q-16｜11/3/23｜放射性ヨウ素など海水中の放射性物質は人体に影響はありますか。

q-17｜11/3/23｜セシウム 137 やヨウ素 131 は自然界に存在しますか。

q-18｜11/3/23｜母乳から放射性ヨウ素が見つかったのは水道水が原因ですか。

q-19｜11/3/23｜水道水に放射性セシウムが入っていた場合、体外に排出されず、内部被ばくの原因になりますが少量なら危険はないのでしょうか。

q-20｜11/3/23｜水道水を沸騰させても放射性ヨウ素の濃度は変わりませんか。

q-21｜11/3/23｜なぜホウレンソウだけから基準値を超える放射性ヨウ素、放射性セシウムが検出されたのでしょうか。

q-22｜11/3/23｜自分の住んでいる地域の放射性ヨウ素は 0.27 Bq/kg と発表されましたが、近くにある地域の値では 180 Bq/kg となっていました。なぜこんなにも地域によって［…］

q-23｜11/3/23｜ホウレンソウから基準値以上の放射性ヨウ素やセシウムを検出したそうですが、食べても問題ないけど、市場には出さないのは何故ですか。

q-24｜11/3/29｜放射性物質暫定基準値の考え方が分かりません。

q-25｜11/4/6｜水に含まれた放射性物質をフィルターで取り除くことは可能でしょうか。

q-26｜11/3/23｜土砂降りの雨と小雨では、どちらが

ウェブサイト「専門家が答える暮らしの放射線 Q&A」（http://radi-info.com）に掲載された質問／回答（全 1,870 件）を質問番号順に一覧にしたものです。冒頭の「q-***」は http://radi-info.com/q-***/ という URL に掲出されたことを示し、続く日付は回答掲載日を表します。タイトルは、最小限の誤字修正のほかはオリジナルのままとし、長い場合は後半を省略しております。なお、本書に収録した質問には、末尾に☞のあとに本書での質問番号を（改題したものにはさらに※を）付してあります。

353

放射性ヨウ素131の濃度が高いですか。
q-27｜11/3/23｜木造住宅に住んでいる場合、放射線から子どもを守ることは出来ませんか。
q-28｜11/3/23｜放射性ヨウ素が半減期を迎えるまで水道水を保管していたら大丈夫になるのでしょうか。
q-29｜11/3/23｜40歳以上については、放射性ヨウ素での被曝による甲状腺ガン等の発生率が増加しないため安定ヨウ素は必要ないとのことですが、本当でしょうか。
q-30｜11/3/23｜被ばくの予防について教えてください。
q-31｜11/3/23｜「シーベルト」とはどういう単位ですか。
q-32｜11/3/23｜放射能が少し関東地方にも漏れていると聞きました。放射能のことを考えると、長袖を着ていた方が良いのでしょうか。
q-33｜11/3/23｜放射線を受けると必ずガンになるのですか。
q-34｜11/3/23｜風評被害と言われているが、原乳には実際放射能が検出されたのではないか。
q-35｜11/3/23｜通常、じゃがいもなどは、出荷してから芽が出ないように放射線を照射してから出荷されています。今回、茨城県産のホウレンソウ・福島県産の牛乳から放［…］
q-36｜11/3/23｜家庭菜園で育てた野菜はもう食べられないのでしょうか。
q-37｜11/3/23｜放射能汚染された生鮮品は、仮に口に入ったとしても人体に全く影響のない数値とのことですが、妊婦や子どもにも問題ないのでしょうか。
q-38｜11/3/23｜食品から厚生労働省が通知した飲食物摂取制限に関する暫定規制値を超えたものが見つかりましたが、これは今後も続きますか。
q-39｜11/3/23｜関東から関西に疎開してきました。もう関東へ戻れますか。
q-40｜11/3/23｜スクリーニング検査で異常があった場合、どのくらいのレベルまで除染するのですか。
q-41｜11/3/23｜放射能検出の水を妊婦が口にすると赤ちゃんに影響はありますか。
q-42｜11/3/23｜放射能検出の水を直接飲料しなくても料理などでは影響はあるのでしょうか。
q-43｜11/3/23｜関東の水道水は、放射能汚染で危険と判断されるレベルはどのくらいなのでしょうか。
q-44｜11/3/23｜東京で今売っている野菜や食品は大丈夫なのでしょうか。
q-45｜11/3/23｜妊娠3ヶ月になる妊婦ですが、赤ちゃんに影響は出てくるのでしょうか。
q-46｜11/3/23｜洋服についた放射性物質は洗えば落ちますか。
q-47｜11/3/25｜実家が福島原発の立ち入り禁止区域にあるのですが、最低でも帰ることが出来るようになるのは何日後になるでしょうか。
q-48｜11/3/25｜福島第一原子力発電所から50キロの距離に住んでいます。このまま住んでいて大丈夫でしょうか。
q-49｜11/3/25｜福島第一原子力発電所の放射能をテレビでは安心と言っていますが、本当でしょうか。
q-50｜11/3/25｜ヨウ素剤はどこで買えるのでしょうか？ どのくらいの量・期間摂取すればいいのか？ヨウ素剤の副作用はないのか？
q-51｜11/3/25｜市販のマスクでも放射性物質の吸引防止に本当に効果があるのか？
q-52｜11/3/25｜都内に住んでいますが、自分が被ばくしたかを知りたい場合にはどうすればよいのか？
q-53｜11/3/25｜空気清浄機は、放射性物質の集塵に効果があるのでしょうか？
q-54｜11/3/25｜汚染された土地はどうするのでしょうか？ 地表面の土を取り除けば使えるようになるのでしょうか？
q-55｜11/3/25｜生後約2ヶ月の赤ちゃんに今まで水道水で作ったミルクを与えていましたが、危険なのでしょうか。
q-56｜11/3/30｜発電所から10km以内の場所に車を置いているが、取りに行くことは可能ですか。車の中まで放射線汚染はされるのでしょうか。
q-57｜11/3/30｜食品の暫定基準について。若い男性とお年寄りでは、一食で摂取する食品の量が全然違うと思うのですが、同じ基準で大丈夫なのでしょうか。
q-58｜11/3/30｜活性炭を使用した簡易型の浄水器を使用した場合、放射性ヨウ素の低減は可能ですか？同じハロゲン族の塩素は吸着できるので、ヨウ素にも一定の効果があ［…］
q-59｜11/3/30｜東京都健康安全研究センターが観測してくださっている都内の降下物の放射能の値ですが、21日~23日の間、10,000ベクレルを超える塵・雨が降下したとあ［…］
q-60｜11/3/30｜茨城県在住で8ヶ月の娘がいます。原発の事故後、外出を控えていますが、お散歩等も控えた方がよいのでしょうか。
q-61｜11/3/30｜食器洗剤、キッチンブリーチなど、直接食器等に触れるもので、メーカーが使用している原料の水が、摂取制限のある水道水でも問題はありませんか。使用［…］
q-62｜11/3/30｜妊娠を希望しているものです。放

射能を少しでも浴びることにより妊娠しづらい体になったり影響などはあるのでしょうか。

q-63｜11/3/30｜埼玉県在住のものですが、お布団や洗濯物を外に干すのはやめたほうがよいのでしょうか。またもし少しでも放射能のつくのを抑えて外干ししたい場合は何［…］

q-64｜11/3/30｜今後、福島県沖や茨城県沖の海産物は、生物濃縮により食べられなくなったりしますか。

q-65｜11/3/30｜野菜等は洗浄すれば、放射性物質を落とすことができると聞きましたが、効果はどの程度あるものでしょうか。（例えば、洗浄前を100とした時、洗浄後は［…］

q-66｜11/3/30｜もし、私が放射性物質を摂取して内臓被ばくした場合、私の近くにいる人たちも、私の体内にある放射性物質のお陰で被ばくするのでしょうか。また、その物質［…］

q-67｜11/4/1｜井戸水と水道水で放射能汚染に違いがありますか。

q-68｜11/4/1｜テレビでの放射線量発表時「何ミリシーベルトの放射線を確認しました」という報道がありますが、時間軸をいわないのはなぜですか。時間軸はとても大事［…］

q-69｜11/4/1｜報道されている水道水の値を 100 Bq/kg とすると 1 年間 1 L を毎日摂取すると約 803 μSv になると思います。成人が自然被曝するのが 2400 μSv とすると、上限は年［…］

q-70｜11/4/1｜さいたま市内でサッカー少年団の活動を行っておりますが、小学生のスポーツ活動時の放射線許容量は現在の報道されている許容量と違いがありますか。

q-71｜11/4/1｜福島にある工務店にお願いをして自宅を建てる計画があります。その工務店では、福島第一原発から 6、70 km 程度に位置する資材置き場にて 1、2 年程度天日［…］

q-72｜11/4/1｜宮城県産の水や作物から放射能汚染は確認されていますか。福島の隣県なのに報道に名前があがりませんが、実際どうなのでしょう。

q-73｜11/4/1｜放射線や放射性物質を含む水・食料の、ヒト以外の動物（体重や種などの違いが色々ありますが）への影響はどの程度でしょう。）

q-74｜11/4/1｜原発の近くに家があり、車を置いて県外に避難したのですが、放射性物質を浴びてしまってると思うのですが、自宅に戻れるようになったらその車をどのよ［…］

q-75｜11/4/1｜3/29 のニュースで、ついに原発付近土壌でプルトニウムが検出されました。すでに東京に飛散している可能性はあるでしょうか。

q-76｜11/4/1｜妊婦や幼児が水道水放射能汚染地区で歯の治療する際、口内の傷口などから放射能汚染水が入り、体内被曝の可能性がわずかでも生じるのではと心配です

q-77｜11/4/1｜福島第一原発から約 60 km 地点に居住しています。屋内退避圏内より高い放射線量が観測されていて心配です。現在大気中放射線濃度は約 3 μSv/hr、もしこの［…］☞質問 12 ※

q-78｜11/4/1｜放射性物質の化学的毒性はどのようなもので、どの程度の影響が考えられるでしょうか。

q-79｜11/4/1｜放射性ヨウ素を吸引若しくは経口にて体内に取り入れた場合、甲状腺に蓄積されるとされていますが、蓄積された放射性ヨウ素は半減期を経てもなお、蓄積［…］☞質問 58 ※

q-80｜11/4/1｜今回の放射性物質からの放射線は、自然界にある放射性物質からのものと同じと考えていいのでしょうか。それから、この事態が数年（2~3 年）続いたとし［…］

q-81｜11/4/1｜放射性ヨウ素は水道水の中でどのような形で含まれているのでしょうか。うちの電気ポットは下からお湯をくみ出すタイプなのですが、くみ出されたお湯の［…］

q-82｜11/4/4｜障害があり年に CT を 2 回、X 線を 5 回近く毎年受けている子供は通常の子供に比べて気をつける事はありますか。

q-83｜11/4/4｜洗濯廃水で付着した放射性物質の種類により気を付けるポイントは有りませんか。

q-84｜11/4/4｜被ばくの疑いのある方を受け入れる場合についての質問

q-85｜11/4/4｜汚染された水道水の風呂に傷だらけの体で何度か入りました。大丈夫でしょうか

q-86｜11/4/4｜福島原発の 60 km ぐらい離れたところに住んでいるのですが洗濯物を外に干しても大丈夫ですか。

q-87｜11/4/4｜食品に関する放射性物質暫定基準値の考え方についての質問

q-88｜11/4/4｜4 月から小学校で給食が始まります。栃木や茨城産の牛乳を飲んでも大丈夫なのでしょうか。

q-89｜11/4/4｜現在すでに甲状腺の病気にかかっている人が放射線を浴びた場合の健康被害について

q-90｜11/4/4｜妊婦や幼児が水道水放射能汚染地区で歯の治療する際、口内の傷口などから放射能汚染水が入り、体内被曝の可能性がわずかでも生じるのではと心配です。

q-91｜11/4/4｜放射線の中型犬への影響について

q-92｜11/4/4｜プルトニウムが漏れた海で育った魚

介類を食べると危険ですか。
q-93｜11/4/4｜国からの非難命令について
q-94｜11/4/4｜内部被ばくに関わる線量換算係数の基準体重はどこに設定されているのでしょうか。
q-95｜11/4/4｜基準値を超えた水道水を使ったプールで幼児や小学生が泳ぐことは危険ですか。
q-96｜11/4/4｜原発などから出ている放射線の種類は分かっているのでしょうか。
q-97｜11/4/4｜サーフィンをしていますが、いつになったら海に入れますか。
q-98｜11/4/4｜放射性物質の半減期について
q-99｜11/4/4｜土壌の放射線濃度の値について
q-100｜11/4/4｜子供の散歩について
q-101｜11/4/4｜放射性物質の流出についての疑問
q-102｜11/4/4｜水道水にストロンチウム90が含まれる可能性はありますか
q-103｜11/4/4｜放射性ヨウ素は気体ですか、固体粒子ですか
q-104｜11/4/4｜幼児の外出について
q-105｜11/4/4｜山菜への影響はありますか
q-106｜11/4/4｜タバコを一日に一箱吸うと一年間でレントゲン300回分被ばくすると書いた記事を見ましたが、本当ですか。
q-107｜11/4/4｜日本の水道水の放射線濃度は国際基準よりも30倍緩い暫定基準が設定されているとは、本当ですか。
q-108｜11/4/4｜現在の状態とメルトダウンした状態とでは、どのようなダメージの差がありますか。
q-109｜11/4/4｜今回の原発事故でヨウ素131が飛散していますが、これは核燃料物質に多く含まれているのですか。
q-110｜11/4/5｜関東以北で作られた車は放射性物質の影響を受けますか
q-111｜11/4/5｜避難勧告が出ている地域では生殖機能への影響がありますか
q-112｜11/4/5｜関東方面から送られてくる荷物には放射能が付着していますか
q-113｜11/4/5｜一定量を超えた放射線を受けた場合、がんの再発はありますか
q-114｜11/4/5｜屋内退避は一般家庭では効果はあまりないのでしょうか
q-115｜11/4/5｜内部被ばくの考え方について
q-116｜11/4/5｜妊娠中です。母親の被ばく量と胎児の被ばく量はどのくらい違いますか
q-117｜11/4/6｜今回の原発事故で放出された放射性物質の全ての種類とそれらに対する健康影響が知りたいです。特に、原発周辺地域への影響が知りたいです。
q-118｜11/4/6｜現在家を建築途中です。原発事故が起きて初めての雨が降り、木材が雨に濡れました。この家で過ごしても大丈夫でしょうか。毎日風が筒抜けですがビニー［…］
q-119｜11/4/6｜千葉でサーフィン中に海水が口の中に入ることがあります。この場合、人体に大きな影響はあるのでしょうか。
q-120｜11/4/7｜放射能汚染水が流れて、海の生物は大丈夫ですか。
q-121｜11/4/7｜田村市に住んでいるのですが、子供達が歩いて登校しても問題ありませんか。
q-122｜11/4/7｜相模湾でサーフィンをしても大丈夫ですか。
q-123｜11/4/7｜妻が7月に出産予定です。今後、飛散量が増えて乳児に影響は出ますか。
q-124｜11/4/7｜汚染水の我々の健康への影響が知りたいです。
q-125｜11/4/7｜自然界に存在する放射性物質と存在しない放射性物質では、人体への影響に違いはあるのでしょうか。
q-126｜11/4/7｜がんにはならないと言って、万が一これでがんになった場合、責任取っていただきます。
q-127｜11/4/7｜安心だから必要以上に心配するな、と言っているようですが、根拠がいまいち分かりません。
q-128｜11/4/7｜茨城県大洗海岸から千葉までサーフィンをしていますが大丈夫ですか。
q-129｜11/4/7｜高濃度汚染水を海に放出しますが、千葉の海への影響は？
q-130｜11/4/7｜プルトニウムはどのような形で飛散してきたのですか。
q-131｜11/4/7｜水を沸騰させた時の答えに食い違いがあるようですが。
q-132｜11/4/7｜新学期が始まり、子供達への対応は。
q-133｜11/4/7｜郡山市在住ですが、外で運動しても大丈夫ですか。
q-134｜11/4/7｜放射性物質の成分構成の変化は判らないのでしょうか。
q-135｜11/4/7｜原発から25kmのところに住んでいます。今避難している札幌から戻ろうかと思うのですが、いかがでしょうか。
q-136｜11/4/7｜セシウム137の自然界に存在する割合はどれくらいですか。
q-137｜11/4/7｜空間放射線はどこから照射されて

いるのですか。
q-138｜11/4/7｜発ガン率への影響、年齢によって何倍程度の違いがあるのですか。
q-139｜11/4/7｜浄水器の使用を再開しても平気ですか。
q-140｜11/4/7｜放射性物質の飛散が止まっているとはどういうことですか。
q-141｜11/4/7｜大気浮遊塵中の核反応生成物とは何ですか。
q-142｜11/4/7｜食品の国際的な基準はどうなっているのですか。
q-143｜11/4/7｜女の子より男の子の方ががんになりやすいというのは本当ですか。
q-144｜11/4/7｜発表データの評価・表現についての質問。
q-145｜11/4/7｜一度体内に取り込まれた放射性物質は、もう二度と排出されないのでしょうか。
q-146｜11/4/8｜テレビでは「直ちに影響は及ぼさない」などと同じことしか言わず不安です。
q-147｜11/4/8｜ドイツのホームページで放射能予測を見ると日本全土が覆われていますが、人体に影響はないのでしょうか。
q-148｜11/4/8｜チェルノブイリ事故時の子供の甲状腺がんについてデータがあれば知りたいです。
q-149｜11/5/10｜屋外に置いてある木材は雨が降った場合、汚染されてしまうのでしょうか。
q-150｜11/4/8｜コンブ、魚介類は食べて大丈夫でしょうか。
q-151｜11/4/8｜回答の内容が「安全です」ということを中心にしていると思います。リスクもあるはず。☞質問 13
q-152｜11/4/8｜関東へ原発の近くから来た犬を預かることについて不安な要因はございますか。
q-153｜11/4/8｜郡山市在住の者ですが、外で運動しても大丈夫ですか。
q-154｜11/4/8｜質問するにあたり、事前に登録は必要なかったでしょうか。
q-155｜11/4/8｜空気清浄機のフィルターの交換期間を短くするべきでしょうか。
q-156｜11/4/8｜プルトニウムの拡散状況はどうなっているのでしょうか。
q-157｜11/4/11｜農地に堆積したセシウム 137 について教えてください。
q-158｜11/4/11｜ドイツやノルウェーの気象サービスの予想について。
q-159｜11/4/11｜水が汚染されたら蛍は見られなくなりますか。

q-160｜11/4/11｜放射線の濃度が高い水を電気ポットで沸かすと電子部品などに影響は出ますか。
q-161｜11/4/11｜半減期についての質問。
q-162｜11/4/11｜今回の事故とチェルノブイリ事故を比較する方法を教えてください。
q-163｜11/4/11｜宮城県の方針に不安感を持ちます。
q-164｜11/4/11｜今回の事故で放出された放射性物質の全ての種類と健康影響について知りたいです。
q-165｜11/4/11｜原発敷地内からプルトニウムが検出されました。半減期が長いとか毒性が強いとかプルトニウムが他の放射性物質より格段に危険と言われますが、その正確［…］
q-166｜11/4/11｜北西方向 30 km 以上の地点でもかなりの被曝量と思われますが、2 日ほど前の twitter では国が避難命令を出してくれず留まらざるをえない状態というのが推［…］
q-167｜11/4/11｜内部被ばくに関わる線量換算係数［mSv/Bq］の基準体重はどれくらいに設定されていると考えられているんでしょうか。小柄な日本人でも同じ数値を使っても［…］
q-168｜11/4/11｜今回の原発事故で、ヨウ素 131 が飛散していますが、これは核燃料物質に多く含まれているのでしょうか。このような事故の場合、他にどのような物質の放射線［…］
q-169｜11/4/11｜プルトニウムの影響は、半径何 km くらいまでと考えられますか。
q-170｜11/4/15｜横浜在住です。保育園児に登園時、レインコートとマスクの着用をさせることはやりすぎでしょうか。
q-171｜11/4/15｜プルトニウムやストロンチウムについて教えてください。
q-172｜11/4/15｜ドアノブやベランダの手すりなどに積もった放射性物質は水で流す等の対処をした方が良いですか。
q-173｜11/4/15｜今後妊娠を予定している場合は、被ばく量を考えて行動すべきでしょうか。
q-174｜11/4/15｜放射線の値が下がってきた現在、むしろ積極的に換気をした方が良いのでしょうか。
q-175｜11/4/15｜野菜を中性洗剤で洗うと水だけで洗うより放射性物質の量は減るのですか。
q-176｜11/4/15｜孫にヨウ化カリウムを服用させる際、予め医師に相談すべきですか。
q-177｜11/4/15｜空気清浄機について再度教えてください。
q-178｜11/4/15｜ストロンチウム 90 について教えてください。
q-179｜11/4/15｜横浜市在住ですが、水道水につい

て教えてください。
q-180｜11/4/15｜数値が高い飯舘村にとどまると、元気な赤ちゃんを産めませんか。☞質問39
q-181｜11/4/15｜神奈川県在住です。現時点で外気と内気の放射性物質の濃度に差はあるのでしょうか。
q-182｜11/4/15｜寿司など魚介類が好きで食べていますが、精子に影響はありませんか。
q-183｜11/4/15｜10年後にはどのような病気がどの程度増えますか。
q-184｜11/4/15｜自分の行動について、過剰反応かどうかを教えてください。
q-185｜11/4/15｜4月8日の回答についての質問
q-186｜11/4/15｜東京在住ですが、洗濯物を外に干しても大丈夫ですか
q-187｜11/4/15｜出来るだけ内部被ばくをしないようにするためには。
q-188｜11/4/18｜車を拭いたワックスシートを捨てたゴミ箱は汚染されたのでしょうか。
q-189｜11/4/18｜豊富な知識を持たない人が大半なんです。きちんと説明をしてください。
q-190｜11/4/18｜ヨウ素を吸収するという活性炭はかえって危険ですか。
q-191｜11/4/18｜甲状腺に入っている放射性ヨウ素はガイガーカウンターで調べられますか。
q-192｜11/4/18｜燃料プールが冷やせなくなったらどうなりますか。
q-193｜11/4/18｜昔台湾で建物の放射能が問題になったと聞いたことがあります。
q-194｜11/4/18｜線量限度について。
q-195｜11/4/18｜南相馬市の仮設住宅に行く予定ですが、放射線は大丈夫ですか。
q-196｜11/4/18｜放射性降下物が風で舞い上がった時の空中での濃度について。
q-197｜11/4/18｜野菜や魚介類などの放射線量について。
q-198｜11/4/18｜福島から200km離れたところに住んでいますが、健康被害はありませんか。
q-199｜11/4/18｜45km圏内に住んでいますが、洗濯物は干して大丈夫ですか。
q-200｜11/4/18｜庭の吹き溜まりなどは線量が高いのでしょうか。
q-201｜11/4/18｜木造家屋だと、対処しても被ばくを防ぐことはできないのでしょうか。
q-202｜11/4/18｜放射性物質を取り込まないための対策を教えてください。
q-203｜11/4/18｜ベータ崩壊の影響について教えてください。

q-204｜11/4/18｜事故レベルが上がったことでの弊害はあるのですか。
q-205｜11/4/18｜埼玉県北部に住んでいますが、関西方面へ避難する必要はありますか。
q-206｜11/4/18｜プルトニウムの飛来範囲について教えてください。
q-207｜11/4/18｜放射線の人体影響について教えてください。
q-208｜11/4/18｜被災地のガレキから放射能が飛散する可能性はありますか。
q-209｜11/4/20｜東京の水道水で身体を洗っても害はありませんか。
q-210｜11/4/20｜東京での雨でセシウム137が降ったそうですが、川崎や逗子でも同じくらいの量が検出されたのですか。
q-211｜11/4/20｜外を歩く際、必ずマスクを装着しなくてはいけませんか。
q-212｜11/4/20｜土壌改良のためにはどんな技術、対策がありますか。
q-213｜11/4/20｜降下量よりも今まで蓄積された量の方が深刻なのではないですか。
q-214｜11/4/20｜福島県の家財等のゴミ焼却についての見解について。
q-215｜11/4/20｜子供の鼻血が止まらないのは放射線障害ですか。
q-216｜11/4/20｜放射性物質を取り込まないための対策を教えてください。
q-217｜11/4/20｜ベータ崩壊の影響について教えてください。
q-218｜11/4/20｜事故レベルが上がるということについて。
q-219｜11/4/20｜埼玉県北部に住んでいますが、関西へ避難した方が良いのですか。
q-220｜11/4/20｜プルトニウムの飛来範囲について。
q-221｜11/4/20｜放射線の人体への影響について。
q-222｜11/4/20｜ガレキに付着した放射性物質について
q-223｜11/4/22｜液状化現象で出てきた土が乾いて砂塵が酷いです。この状況でも政府が発表している放射線レベルを信じても大丈夫ですか。
q-224｜11/4/22｜ストロンチウムがあまり報道されていないのが心配です。
q-225｜11/4/22｜窓ガラスだけでなく、障子も閉めなければなりませんか。
q-226｜11/4/22｜元素名だけでなく、化合物についてお聞きします。
q-227｜11/4/22｜砂場で遊ぶ幼児への影響はありま

せんか。
q-228｜11/4/22｜山梨県在住です。妊娠を希望している場合は外作業は止めた方が良いですか。
q-229｜11/4/25｜地表近くの放射能の影響について教えてください。
q-230｜11/4/25｜先日の回答について。
q-231｜11/4/25｜潮干狩りで獲れた貝は食べても大丈夫ですか。
q-232｜11/4/25｜ストロンチウムの影響について。
q-233｜11/4/25｜海流がぶつかる房総半島は汚染水が溜まりやすいのでは。
q-234｜11/4/25｜数値に関しての疑問。
q-235｜11/4/25｜放射能に対する無知で差別が拡大するのは悲しいです。
q-236｜11/4/25｜九十九里海岸でのサーフィンは大丈夫ですか。
q-237｜11/4/25｜出荷制限と今後の動きについての疑問。
q-238｜11/4/25｜最近子供がよく鼻血を出します。放射能の影響ですか。
q-239｜11/4/25｜九十九里海岸周辺の海は何か影響ありますか。
q-240｜11/4/25｜情報がありすぎてどう取捨選択したら良いか分かりません。
q-241｜11/4/25｜なぜコンクリート建物への避難が良いのですか。
q-242｜11/4/25｜汲み置きした水はより安全に飲用できるのですか。
q-243｜11/4/25｜テレビで言われていたことへの疑問。
q-244｜11/4/25｜あるホームページを見ると、私の出身地まで管理区域に入るのですが。
q-245｜11/4/25｜家を建築中ですが、原発近くの工場から運ばれてくる部品などの汚染は大丈夫ですか。
q-246｜11/4/25｜大丈夫です、なんて非科学的なことが風評、デマにつながりませんか。
q-247｜11/4/25｜半減期という意味は、生体内と環境中では違うのですか。
q-248｜11/4/25｜普段できない口内炎が出来たのですが、放射能の影響ですか。
q-249｜11/4/25｜犬などの小動物への放射線の影響はどの程度なのでしょうか。
q-250｜11/4/25｜校庭に放射性物質が蓄積しているのではないかと心配です。
q-251｜11/4/25｜放射線量が気になり犬の散歩に行けません。
q-252｜11/4/25｜今の状況だと、窓を開けっぱなしにしても大丈夫ですか。
q-253｜11/4/25｜水爆実験等が盛んに行われていた年代の方が空気中の放射線量は高かったとは本当ですか。
q-254｜11/4/25｜家電製品が汚染されるということはあるのでしょうか。
q-255｜11/4/25｜回答が間違っているのではないでしょうか。
q-256｜11/4/25｜具体的にガンマ線はどの様なことが人体への問題なのですか。
q-257｜11/4/25｜子供の遊ばせ方について、親たちの意見が割れ、ぎくしゃくしてきました。
q-258｜11/4/25｜エアコンをつけていたら外にいるのと同じ環境になってしまうのでしょうか。
q-259｜11/4/25｜校庭で１時間の体育の授業をした時の内部被ばくはどのくらいですか。
q-260｜11/4/25｜水を凍らせた場合、放射性ヨウ素はどうなりますか。
q-261｜11/4/25｜井戸水への影響はどうなのでしょう。
q-262｜11/4/25｜数値の違いについて。
q-263｜11/4/25｜以前参加した講演内容についての疑問。
q-264｜11/4/25｜魚介類の放射性物質について教えてください。
q-265｜11/4/25｜原発から半径20キロの家で備蓄していた米は食べられますか。
q-266｜11/4/25｜先日降った雨はあたると危険なものですか。
q-267｜11/4/25｜東京では普段通りの生活でも良いとのことですが、今現在も変わりませんか。
q-268｜11/4/25｜放射線の影響で精子に問題が出たりしますか。
q-269｜11/4/25｜子供たちの稲作活動で育てている稲に影響はありますか。
q-270｜11/4/25｜食物に関して、全く問題ないと言い切れる理由を教えてください。
q-271｜11/4/26｜土壌汚染について教えてください。
q-272｜11/4/26｜今の状況で、幼児の泥遊びはどの程度危険ですか。
q-273｜11/4/26｜塗装業で一日中外におり、雨に当たっての作業もありますが身体に影響はありますか。
q-274｜11/4/26｜アルファ線についての質問。
q-275｜11/4/26｜東北でリンゴ園を営む友人の畑は大丈夫ですか。
q-276｜11/4/26｜エアコンを付けっぱなしにすることは、一日中外にいるのと変わらないのですか。

q-277 | 11/4/26 | 東京都在住ですが、窓の目張りや空気清浄機の購入等をした方が良いですか。
q-278 | 11/4/28 | 歩いて登校しても大丈夫かどうか不安です。
q-279 | 11/4/28 | 福島県相馬市に住んでいます。マスクは必ず着けていますが、それ以外にした方が良いことはありますか。
q-280 | 11/4/28 | 肺に影響をおよぼすとの見解があるようですが、どうなのでしょうか。
q-281 | 11/4/28 | 研究者の方が防護をせずに原発前で調査を行っていましたが、大丈夫ですか。
q-282 | 11/4/28 | 母乳から放射性物質が検出された件についての質問。
q-283 | 11/4/28 | 関東在住の高校生が屋外で授業や部活等の運動をしている時に雨が降ってきたらどうしたら良いですか。
q-284 | 11/4/28 | 屋外プールについて。☞質問 19
q-285 | 11/4/28 | ヨウ素の半減期についての疑問。
q-286 | 11/4/28 | 今まで飛散した放射性物質が校庭に堆積していないか不安です。
q-287 | 11/4/28 | これから魚介類は食べられないのでしょうか。
q-288 | 11/4/28 | ベランダや屋根、車の表面なども放射線量が大気中と比べて高いのでしょうか。
q-289 | 11/4/28 | 被ばくした際、修復機能が働いて浴びる前と同等の状態にもどるのにはどれくらいの時間がかかりますか。
q-290 | 11/4/28 | 野菜に付着した放射性ヨウ素等についての疑問。
q-291 | 11/4/28 | 肺に入った放射線源を排出するのに米のとぎ汁が有効とは本当ですか。
q-292 | 11/4/28 | ヨウ素は気化しやすいと聞きましたが、どのような条件でするのですか。
q-293 | 11/4/28 | ベータ線は体内被ばく、ガンマ線は体外被ばくに影響すると考えて良いのでしょうか。
q-294 | 11/4/28 | 被ばく許容量の考え方について。☞質問 61 ※
q-295 | 11/4/28 | 放射線に関する健康相談対応について。
q-296 | 11/4/28 | モニタリングについて。
q-297 | 11/4/28 | 医療被ばくと原発被ばくについて教えてください。
q-298 | 11/5/10 | 放射線が物に与える影響を教えてください。
q-299 | 11/5/10 | 母乳を出す母親が水道水を摂取する状態が1年以上続いたとして、子供に健康被害は出ないのでしょうか。

q-300 | 11/5/10 | 定時下降物とは何ですか。
q-301 | 11/5/10 | 赤ちゃんの沐浴には活性炭を入れてあげてください、との情報は正しいのでしょうか。
q-302 | 11/5/10 | 建築途中の放射能の影響が心配です。
q-303 | 11/5/10 | 掃除機のフィルターをマスクをせずに掃除したのですが、放射性物質の影響はありますか。
q-304 | 11/5/10 | 池の整備をすることになりました。今までの放射性物質が溜まっているのではと心配です。
q-305 | 11/5/10 | 原発より40キロ圏内に住んでいますが、山菜等への影響を教えてください。
q-306 | 11/5/10 | 郡山に住んでいます。被ばくを考えて自主避難すべきですか。☞質問 40
q-307 | 11/5/10 | 千葉の海でのサーフィンは大丈夫ですか。
q-308 | 11/5/10 | 家畜の被ばくについて教えてください。
q-309 | 11/5/10 | 家の中に溜まった放射性物質を取り除くのに、掃除機ではかえって撒き散らすと聞いたのですが。
q-310 | 11/5/10 | 放射線量についての質問。
q-311 | 11/5/10 | 放射性ヨウ素の甲状腺への吸収率について教えてください。
q-312 | 11/5/10 | 大雨の中、引越しをしました。
q-313 | 11/5/10 | 東京都台東区で、現在建築中のマンションに住む予定ですが、被ばくはしませんか。
q-314 | 11/5/10 | 変換係数についての質問
q-315 | 11/5/10 | 今後放射線量が下がらない場合、福島県民はこの平常値より高い放射線量のままずっと生活するのですか。
q-316 | 11/5/10 | 連休は西日本で過ごす方が良いですか。
q-317 | 11/5/11 | 研究者の方々がマスクなしに原発の正門前で調査を行っている記事を見ましたが、健康被害はないのですか。
q-318 | 11/5/11 | 今後、母乳育児をしても構わないかどうか教えてください。
q-319 | 11/5/11 | 校庭で運動をしている時に雨が降ってきたらどうしたら良いですか。
q-320 | 11/5/11 | 子供のお散歩や食事、どのような点に注意をはらって生活すれば良いですか。
q-321 | 11/5/11 | 学校の屋外プールに入っても大丈夫ですか。
q-322 | 11/5/11 | 被災地の動物のシャンプーについて。

q-323｜11/5/11｜野菜や魚についての疑問。
q-324｜11/5/11｜被ばくによるガンのリスクについての疑問。
q-325｜11/5/11｜被ばくについて教えてください。
q-326｜11/5/11｜一部のジャーナリストや識者より過剰とも思えるプルトニウムに関する警告をしていますが、私は納得がいきません。
q-327｜11/5/11｜気象庁気象研究所から出ているレポートについての質問。
q-328｜11/5/11｜放射線によるガンのリスクについての質問。
q-329｜11/5/11｜文科省、教育委員会共に「特段の制約はなし」との判断ですが、本当に信じても大丈夫ですか。
q-330｜11/5/11｜家の外壁や窓等に付着しているであろう放射性物質を取り除きたいと思うのですが、どのような方法がありますか。
q-331｜11/5/11｜「ただちに影響」がなくても、この先何かあるのではないかと心配です。
q-332｜11/5/11｜納屋にある精米機で精米しても大丈夫ですか。
q-333｜11/5/11｜宅配の飲用水についての質問。
q-334｜11/5/11｜掃除機のフィルターについての質問。
q-335｜11/5/11｜ある質問の中で、積算した危険レベルについて等の言及がなく、安心できません。
q-336｜11/5/11｜子供を作ることは少し延期した方が良いのでしょうか。
q-337｜11/5/11｜放射線量が高い時に出産をしたので、子供への影響が心配です。
q-338｜11/5/11｜励ましのお言葉を頂戴いたしました。ありがとうございます。
q-339｜11/5/11｜観測されるごく微量のセシウムは過去の核実験で発生したセシウムなのではありませんか。
q-340｜11/5/12｜病院にて、キャップをはずしたまま置いておいた注射針で注射をしたら被ばくしますか。
q-341｜11/5/12｜南相馬市に住んでいます。屋内退避は解除されましたが、子供が生活しても大丈夫ですか。
q-342｜11/5/12｜放射線についての講演会で聞いたことについて。
q-343｜11/5/12｜放射線量「平常時の◯倍」の考え方について。
q-344｜11/5/12｜八景島近辺に潮干狩りに出かけようと思いますが、採ったアサリは食べても大丈夫ですか。
q-345｜11/5/12｜野菜を洗う時間についての質問。
q-346｜11/5/12｜放射線の数値についての質問。
q-347｜11/5/12｜竹や、表面の皮を剥いた杉を原発より50キロ圏内から仕入れていますが、影響はありませんか。
q-348｜11/5/12｜福島から関東の範囲はもう住めないのですか。
q-349｜11/5/12｜リアルタイムで放射線などの状況をチェックできるサイトはありますか。
q-350｜11/5/12｜6ヶ月の娘を連れて帰省するか迷っています。
q-351｜11/5/12｜3月に生まれた子供に母乳を飲ませ続けても大丈夫ですか。
q-352｜11/5/12｜線源が2次元に広がっている場合、地表からの距離と線量との関係はどうなりますか。
q-353｜11/5/12｜関東の魚介類は詳しい調査や発表があるまで食べない方が良いですか。
q-354｜11/5/12｜ドライクリーニングについての疑問。
q-355｜11/5/12｜食品に付いた放射性物質は、茹でるとかなり落ちるという話を聞きました。
q-356｜11/5/12｜学校のグラウンドの土壌の測定などした方が良いですか。
q-357｜11/5/12｜プランターで育ったイチゴを食べても大丈夫ですか。
q-358｜11/5/12｜健康被害が心配で子供の入園を遅らせています。
q-359｜11/5/12｜以前に県産の小松菜から放射性物質が検出されましたが、今はもう食べても大丈夫でしょうか。
q-360｜11/5/12｜母乳への影響が心配です。
q-361｜11/5/17｜被ばくした蚊に刺されたらどうなりますか。
q-362｜11/5/17｜気圧配置や台風になった場合、放射性物質の拡散はどのように変化しますか。
q-363｜11/5/17｜娘の通っている学校の校庭の放射性物質が気になります。
q-364｜11/5/17｜被ばくをしたら、した分、発ガン確立は上がるのですよね。
q-365｜11/5/17｜被ばくをした場合のガンの増加割合についての疑問。
q-366｜11/5/17｜日本だけ何故こんなに暫定基準値が高いのですか。
q-367｜11/5/17｜甲状腺機能低下症で治療を受けていますが、普通の生活を送っても大丈夫ですか。
q-368｜11/5/17｜汚染数値を公表しない理由等理解

できません。
q-369｜11/5/17｜地産地消をおこなう保育園について。
q-370｜11/5/17｜親として子供への影響がやはり気になります。
q-371｜11/5/17｜放射線量の平均基準についての疑問。
q-372｜11/5/17｜公園の土壌汚染が心配です。
q-373｜11/5/17｜具体的数値が示されていないのが心配です。
q-374｜11/5/17｜子供が頻繁に鼻血を出します。☞質問10
q-375｜11/5/17｜良かれと思っていた部屋干しが心配になってきました。
q-376｜11/5/17｜衣服についた放射性物質で家の中を汚染したのではないかと心配です。
q-377｜11/5/17｜無用な被ばくを避けるのはどのくらいの期間を見ればよいのですか。
q-378｜11/5/18｜池の水についての質問
q-379｜11/5/18｜車のシートに雨水が染み込んでしまったので心配です。
q-380｜11/5/18｜郵便物の被ばくについて。
q-381｜11/5/18｜2歳半になる子供を疎開させるか悩んでいます。
q-382｜11/5/18｜学校で栽培している野菜を食べても影響はありませんか。
q-383｜11/5/18｜普段通りの生活をして良いのか気になり、外出を控えています。
q-384｜11/5/18｜幼稚園の行事でイモ掘りがありますが、大丈夫ですか。
q-385｜11/5/18｜様々な放射性物質についての計測は細かくされていますか。
q-386｜11/5/18｜雑草のある場所で遊ばせても平気ですか。
q-387｜11/5/20｜4月21日日本分析センター内の地面でヨウ素が48000ベクレル/m²、セシウム134、137がそれぞれ53000ベクレル/m²検出されたとホームページに出ています［…］
q-388｜11/5/20｜福島第一原子力発電所へ協力会社の作業員として6月に行く予定です。私は、会社で実施している定期健康診断で白血球数が2900/μLといつも基準値より［…］
q-389｜11/5/20｜家庭や学校・幼稚園等での野菜・花の栽培に関して、放射性物質の影響が心配です。（埼玉県中部・原発より約200 km強の場所に住んでいます）1：子ども［…］
q-390｜11/5/20｜横浜市北部に在住です。原発事故後の3月15日昼間に、強風が吹く中で屋外で友人とランチを食べました。翌日あたりから喉がイガイガし、咳と痰が出［…］
q-391｜11/5/20｜福島県いわき市在住で、福島第一原発より36 kmの地点に住んでいます。いわき市の環境放射能の数値は、福島市や郡山市よりも低く、ここ最近は、原発より［…］
q-392｜11/5/20｜雨で洗い流されるということをよく聞きますが、我が家の目の前には大きな雨水調整池があります。千葉県のホットスポットと噂されている地域で、放射［…］
q-393｜11/5/20｜ホームページを見て、本当に大丈夫なのかと疑ってしまうこともあります。川崎市に在住ですがガイガーカウンターで測定すると川崎市も0.16マイクロシ［…］
q-394｜11/5/20｜砂遊びや泥遊びを毎日のようにやっていますが、健康に影響しますか。
q-395｜11/5/20｜数値が高いことを知らずに、マスクをせず外遊びをしました。
q-396｜11/5/20｜家庭菜園で出来た野菜は食べないほうが良いですか。
q-397｜11/5/20｜放射性物質にもアレルギーの症状がでることはありますか。
q-398｜11/5/20｜なぜ静岡に近い足柄市で問題が起きたのですか。
q-399｜11/5/20｜放射性物質を浴びた牛を食べても問題になりませんか。
q-400｜11/5/20｜茨城県南部在住です。「被ばくした人から他人が被ばくすることはない」ということについて、「内部被ばく」の点で正確に理解するためおしえていただき［…］
q-401｜11/5/20｜内部被ばくに関しての質問です。口から入ったものは、ある程度排出されるというのは理解できるのですが、吸引して肺に入ってしまったものは、どうなる［…］
q-402｜11/5/23｜後発性ガンの発現率についての質問。
q-403｜11/5/23｜細胞の修復能力と発現率についての質問。
q-404｜11/5/24｜これまでにどのくらい被ばくしたかを検査する方法はありますか。
q-405｜11/5/24｜将来は出産を希望しているので、とても心配です。
q-406｜11/5/24｜計画的避難区域の家畜は出荷前に検査されますか。
q-407｜11/5/24｜甲状腺の持病を持つご主人をお持ちの方の質問。

q-408｜11/5/24｜被ばくによる発ガンのリスクについての疑問。
q-409｜11/5/24｜放射性物質の付着した食材を数種類、同時に食べたら、結果的に基準値を超えるのではありませんか。
q-410｜11/5/30｜妊娠前の被ばくはどれくらいの影響がありますか。
q-411｜11/5/24｜放射線が気になりますが、周囲では誰も口にしないので一人悩んでいます。
q-412｜11/5/24｜リフォーム中の家についての質問。
q-413｜11/5/24｜計算式についての質問。
q-414｜11/5/24｜ベビーカーの遮へい方法についての質問。
q-415｜11/5/24｜放射能の測定をしたいのですが、機材もなく、良い方法はありますか。
q-416｜11/5/24｜竹・丸太についての質問。
q-417｜11/5/24｜茶葉はセシウムを吸収しやすいのでしょうか。
q-418｜11/5/25｜福島やその近県の家畜を他県に移送すると聞きました。福島や近県の家畜は、相当量の放射性物質を摂取してしまっていると思います。そのような家畜を［…］
q-419｜11/5/25｜神奈川県横浜市在住です。福島の原発の1号機がメルトダウンしたとのことですが、これによる新たな放射線の拡散はあるのでしょうか。家の換気、洗濯［…］
q-420｜11/5/25｜東京都多摩地域在住です。我が家には、面倒をみている外猫がおります。本日5月13日現在、他の家に入れてもらっていない限り、外猫はずっと外で過ご［…］
q-421｜11/5/25｜福島県郡山市の中心部在住です。一般に建物内は比較的安全だと言われているようですが先日知人から放射線測定器を借りる事が出来たので測定した所、［…］
q-422｜11/5/25｜東京都大田区に住んでいます。1月に出産し、完母で育てています。乳児がいることから、放射線に対して、毎日びくびくして生活をし、精神的におかし［…］
q-423｜11/5/25｜千葉県北西部に住んでいます。小学校高学年の娘がおります。最近になって、住む地域が福島の白河やいわきと同じ位の放射線量と聞いて驚いております［…］
q-424｜11/5/25｜都内在住です。学校の校庭での怪我が心配です。先月、新学期が始まって間もなく、体育の授業で転倒し膝を擦りむき、授業中だったためそのままで我［…］☞質問20※
q-425｜11/5/25｜東京都在住です。最近妊娠が判明しました。現在6週目くらいだと思います。原発事故による被曝が心配で中絶を考えてしまいます。今日はメルトダウン［…］
q-426｜11/5/30｜神奈川県もかなりセシウムで汚染されているのでしょうか。
q-427｜11/5/30｜根拠のない安全ですという言葉よりデータに基づいた少しの不安情報の方が安心できるようになりました。
q-428｜11/5/30｜横浜まで飛んできた放射性物質は微量といわれているのに、なぜ基準値以上のセシウムが検出されたのですか。
q-429｜11/5/30｜キャンプが趣味です。
q-430｜11/5/30｜東京在住ですが、子供の外遊びは控えたほうが良いですか。
q-431｜11/5/30｜屋外で行われる運動会は大丈夫でしょうか。
q-432｜11/5/30｜胸部エックス線や心電図をとっても大丈夫ですか。
q-433｜11/5/30｜家の空気口を開いたままにしてしまったのですが、大丈夫ですか。
q-434｜11/5/30｜天然ブリを買いましたが、食べても良いですか。
q-435｜11/5/30｜WSPEEDIのデータの精度はどのくらいですか。
q-436｜11/5/30｜日本分析センターの公表数字と文部科学省の公表数字に差があるのは何が原因ですか。
q-437｜11/5/30｜放射性物質の摂取量について。
q-438｜11/5/30｜セシウムについて。
q-439｜11/5/30｜木造住宅の線量について。
q-440｜11/5/30｜小学校低学年の娘が心配です。
q-441｜11/5/30｜2つ質問があります。
q-442｜11/5/30｜志望校の決定について。
q-443｜11/5/30｜値の考え方について。
q-444｜11/5/30｜学校の屋上にある屋外プールの安全性について。
q-445｜11/5/30｜妊娠初期について、3つの質問。
q-446｜11/6/2｜子供の水泳教室について。
q-447｜11/6/2｜4つ質問があります。
q-448｜11/6/2｜放射線量を出来るだけ減らすよう何かアクションをした方が良いですか。
q-449｜11/6/2｜このまま不妊治療を続けても大丈夫ですか。
q-450｜11/6/2｜放射性プルーム・ホットスポットの影響について。
q-451｜11/6/2｜原発30 km圏内に住んでいますが、洗濯物を外に干しても大丈夫ですか。
q-452｜11/6/2｜横浜在住ですが、今までにどのく

らいの被ばくをしていますか。
q-453｜11/6/2｜新居に越すのが不安です。
q-454｜11/6/2｜事態収束までにどのようなことに注意して過ごせば良いですか。
q-455｜11/6/2｜学校のプールについて
q-456｜11/6/2｜造園資材の取り扱いについて。
q-457｜11/6/3｜食材の放射線影響についての質問。
q-458｜11/6/3｜小雨が降る中で泥遊びをしました。
q-459｜11/6/3｜自宅屋上の掃除についての質問。
q-460｜11/6/3｜小さな傷のある手で掃除をしました。
q-461｜11/6/6｜放射線量が高い地域があるようで不安です。
q-462｜11/6/6｜観測地点の高さについての疑問。
q-463｜11/6/6｜避難をしなくても大丈夫ですか。
q-464｜11/6/6｜学校のプールを中止するかどうかのアンケートが来ました。
q-465｜11/6/6｜夫が仕事で使っているキャリーバッグが心配です。
q-466｜11/6/6｜ホットスポットがあるらしいですが、深谷市は大丈夫ですか。
q-467｜11/6/6｜人工放射線と自然放射線の人体への影響についての考え方。
q-468｜11/6/6｜放射線量計測地点が地面から 20 m ほどとのことですが、問題ないのですか。
q-469｜11/6/6｜今後の生活が不安です。
q-470｜11/6/6｜建設中の家について、放射線の影響が心配です。
q-471｜11/6/6｜年間合計被ばくを考える時に食物からの影響はどのくらいになりますか。
q-472｜11/6/6｜今までの被ばく量が分かるような検査はありますか。
q-473｜11/6/7｜赤ちゃんの将来を考えて一時的でも移動を考えたほうが良いですか。
q-474｜11/6/7｜洗濯物は屋外と屋内どちらに干した方が良いですか。
q-475｜11/6/7｜ICRP について教えてください。
q-476｜11/6/7｜食物中の放射性物質の許容濃度の考え方についての質問。
q-477｜11/6/7｜仙台に住んでいますが、洗濯物は外に干しても良いですか。
q-478｜11/6/7｜東京で雨に濡れても影響はありませんか。
q-479｜11/6/7｜福島市在住で妊娠を希望しています。
q-480｜11/6/7｜天然水への影響について。
q-481｜11/6/7｜雨に濡れてしまった材木について。

q-482｜11/6/7｜伊豆半島をメインにダイビングをしています。
q-483｜11/6/7｜地下の放射線量は高くなってしまうのですか。
q-484｜11/6/7｜農作業中の被ばく量を計算するには。
q-485｜11/6/7｜船橋への放射線の影響はどれくらいですか。
q-486｜11/6/7｜飼っている犬についての質問。
q-487｜11/6/7｜食物摂取からの放射線影響について。
q-488｜11/6/7｜この回答は誤解を招くと思います。
q-489｜11/6/7｜子供のことを考えて夏も窓を開けない方が良いですか。
q-490｜11/6/7｜家の周辺状況からみた安全性。
q-491｜11/6/7｜どの程度まで砂埃を避ける行動をしたら良いですか。
q-492｜11/6/7｜今後、妊娠を望んでも良いのでしょうか。
q-493｜11/6/7｜いわき市に住んでいますが、健康被害が心配です。
q-494｜11/6/7｜自治体の測定地より遠い所に住んでいる場合、何を判断材料にしたら良いですか。
q-495｜11/6/7｜室内に広げられたウェットスーツについて。
q-496｜11/6/7｜洗濯物を干しても大丈夫ですか。
q-497｜11/6/7｜雨が溜まったプールの清掃を子供がしても大丈夫ですか。
q-498｜11/6/7｜毎日が不安でたまりません。
q-499｜11/6/7｜千葉県松戸市での生活上の注意点を教えてください。
q-500｜11/6/7｜地面から近いところに洗濯物を干していますが影響はあるでしょうか。
q-501｜11/6/7｜お茶に関しての心配事。
q-502｜11/6/7｜タバコは人工放射線には当たらないのですか。
q-503｜11/6/7｜西日本の養殖魚を子供に食べさせましたが大丈夫ですか。
q-504｜11/6/7｜保育園の土壌が心配です。
q-505｜11/6/7｜野ざらしで生産されている花は危険ではありませんか。
q-506｜11/6/7｜地表の放射線量が多くなってきていると聞いて心配です。
q-507｜11/6/7｜放射線量に関して。
q-508｜11/6/7｜的外れな回答だと思うのですが。
q-509｜11/6/7｜子供に砂遊びをさせて大丈夫ですか。

q-510｜11/6/7｜ベランダで栽培した草を猫が食べていますが大丈夫ですか。
q-511｜11/6/7｜シラスを食べたのですが、怖くなりました。
q-512｜11/6/7｜エアコンの風を当てて洗濯物を乾かしました。
q-513｜11/6/7｜除染活動について。
q-514｜11/6/7｜切り傷から被ばくしたのではないかと心配です。
q-515｜11/6/7｜いわき市に住んでいますが、健康被害があるのか心配です。
q-516｜11/6/7｜ベラルーシの放射線量は何マイクロシーベルトだったのでしょうか。
q-517｜11/6/7｜風による放射性物質の濃度
q-518｜11/6/14｜風が当たった食べ物を口にしてしまいました。☞質問2
q-519｜11/6/14｜放射性物質濃度の高い日に着ていた衣類についての質問。
q-520｜11/6/14｜避難する必要があるでしょうか。
q-521｜11/6/14｜毎日グラウンドでサッカーをしている部員たちに影響はありますか。
q-522｜11/6/14｜q-473に対してのご意見。
q-523｜11/6/14｜子供への身体影響について。
q-524｜11/6/14｜実際のところ、今までと同じ生活をして影響はあるのでしょうか。
q-525｜11/6/14｜屋外でのプールの授業があり心配です。
q-526｜11/6/14｜洗濯物を外に干しても大丈夫ですか。
q-527｜11/6/14｜ホットスポットで雨に濡れて心配です。
q-528｜11/6/14｜国産のミネラルウォーターについて。
q-529｜11/6/14｜放射線の種類について。☞質問55※
q-530｜11/6/14｜福島市の飲料水について。
q-531｜11/6/14｜木は放射性物質を内部に取り込みますか。
q-532｜11/6/14｜郡山市より栃木市に避難したものです。プールの授業が始まることにより、心配していろいろ調べています。4月28日、人体への影響のカテゴリの埼玉県の［…］
q-533｜11/6/15｜このサイトのような楽観視した情報は避難出来ない人を安心させてるだけではないですか。
q-534｜11/6/15｜放射能雨に濡れるとその後の寿命に関係するとネットにあったのですが。

q-535｜11/6/16｜内部被ばくを計算したいと思います。
q-536｜11/6/16｜被ばくすると発がん、白血病のリスクが増加すると聞きます。☞質問63※
q-537｜11/6/16｜ペットの被ばくについての質問。
q-538｜11/6/16｜低線量長期量被ばくの疫学データについての質問。
q-539｜11/6/16｜砂埃が洗濯物に付いた場合の被ばくについての質問。
q-540｜11/6/16｜除染方法と効果について教えてください。
q-541｜11/6/16｜男性が被ばくしている場合の妊娠に関する情報。
q-542｜11/6/16｜当サイトに対する提案をいただきました。
q-543｜11/6/16｜グラウンドでの運動についての質問。
q-544｜11/6/16｜数値が分からないだけに過剰に心配がつのり大きく大事をとってしまいます。
q-545｜11/6/16｜プールに関しての質問を読んで安心しました。
q-546｜11/6/16｜子供の外遊びについての質問。
q-547｜11/6/16｜子供の被ばくについて心配です。
q-548｜11/6/16｜10年後に見られても問題のない自信のある回答なのですか。
q-549｜11/6/28｜池の周りの放射線量についての疑問。
q-550｜11/6/28｜神奈川県相模原市付近の放射能汚染はどのようですか。
q-551｜11/6/28｜数値の解釈について疑問があります。
q-552｜11/6/28｜年齢別のリスク計算を教えてください。
q-553｜11/8/23｜潮干狩りで採ったあさりは安全ですか。
q-554｜11/6/28｜雨水を受ける排水口の放射線量についての質問。☞質問11
q-555｜11/6/28｜幼稚園でのじゃがいも堀りについて心配です。
q-556｜11/6/28｜砂場での滞在時間はどれくらいが妥当と思われますか。
q-557｜11/6/28｜庭の芝生、家庭菜園の野菜が心配です。
q-558｜11/6/28｜本当にこのまま除染等の対策は必要ないですか。
q-559｜11/6/28｜周りに畑が多いので、土壌汚染が心配です。

q-560｜11/6/28｜粉塵が目に入りずっと痛みが治まりません。
q-561｜11/6/28｜自然放射線と原発から放出された放射線は人体への作用に違いがありますか。
q-562｜11/6/28｜外部被ばくと内部被ばく、自然放射線と人工放射線について教えてください。☞質問52
q-563｜11/6/28｜自分で雨どいを分解して掃除するのは危険ですか。
q-564｜11/6/28｜子供は内部被ばくしては絶対にいけないと思いますが、いかがですか。
q-565｜11/6/28｜単に安全ばかりを言うのは危険だと思うのですが。
q-566｜11/6/28｜ドライクリーニングで放射能がうつることがあるのですか。
q-567｜11/6/28｜q-370 の回答についての質問
q-568｜11/6/28｜今年は海水浴は行かないほうが良いですか
q-569｜11/6/28｜自宅の除染を考えていますが、周囲の環境を考えると無駄なような気がしてきました。
q-570｜11/6/28｜公園の沼でオタマジャクシを採ってきた息子について。
q-571｜11/6/28｜子供がいるので、放射能の影響が心配です。
q-572｜11/6/28｜10年後にはガンになる可能性があるということですか。
q-573｜11/6/28｜来年、再来年収穫された米への放射線の影響はどうなのでしょう。
q-574｜11/6/28｜呼吸で取り込んでしまった放射性物質はどれくらいでしょうか。
q-575｜11/6/28｜外に出しっぱなしにしていたベビーカーについて
q-576｜11/6/28｜今回の事故で甲状腺ガンは増えるのですか。
q-577｜11/6/28｜低いレベルの放射能を浴びることによって、それらが蓄積し、影響が出ることはありますか。
q-578｜11/6/28｜不安で仕方ありません。
q-579｜11/6/28｜健康被害の最悪のシナリオを教えてください。
q-580｜11/6/28｜本当にプールや砂遊びはやらせない方がいいのですか。
q-581｜11/6/28｜ストロンチウムについての質問。
q-582｜11/6/28｜放射線量の測定方法についての質問。
q-583｜11/6/28｜マンションの最上階は放射線の影響が大きいですか。
q-584｜11/6/28｜草むらなどはアスファルトより放射線量が高いと聞きました。
q-585｜11/6/28｜静岡のお茶からセシウムが検出されたことで不安です。
q-586｜11/6/28｜何をもって安全としているのか不安ばかりです。
q-587｜11/6/28｜自宅になってる梅の実の利用について。
q-588｜11/6/28｜ネットで低線量被ばくによる影響が話題になっていますが、どうなのでしょう。
q-589｜11/6/29｜このサイトへのご意見
q-590｜11/6/29｜回答者について、所属と氏名を教えてください。
q-591｜11/6/29｜4歳の息子の身体の不調について。
q-592｜11/6/29｜50年にもわたり50ミリシーベルトも被ばくするなんて怖いです。
q-593｜11/6/29｜ヨウ化セシウムは放射性物質として危険なのですか。
q-594｜11/6/29｜高い放射性物質の汚泥が混ざったセメントについて
q-595｜11/6/29｜屋外プールの心配。
q-596｜11/6/29｜庭の芝について。
q-597｜11/6/29｜雨に含まれる放射性物質について。
q-598｜11/6/29｜家庭菜園について。
q-599｜11/6/29｜冷蔵庫が汚染されてしまったのではないでしょうか。
q-600｜11/6/29｜放射線量について教えてください。
q-601｜11/6/29｜タケノコの煮付けを食べてしまったのですが。
q-602｜11/6/29｜年齢による放射線の影響についての質問。
q-603｜11/6/29｜低いところの放射線量は平常時と同じという可能性はありませんか。
q-604｜11/6/29｜本当のことを知りたいです。
q-605｜11/6/29｜汚泥を車で輸送した場合の被ばく量について。
q-606｜11/6/29｜放射能を取り込みやすい、取り込みにくい食品について。
q-607｜11/6/29｜チェルノブイリと比べセシウムの拡散が多かったようですが。
q-608｜11/6/29｜標高の高い地区の放射線量について。
q-609｜11/6/29｜日々の生活についてのアドバイスをください。
q-610｜11/6/29｜自分で放射線量を測れないので、どのくらい被ばくしているか分からず不安です。
q-611｜11/6/29｜東京都労働産業局が発表している

資料についての質問。
q-612｜11/6/29｜目に見えない恐怖があります。
q-613｜11/6/29｜子供に甲状腺ガンの検査を受けさせたいのですが。
q-614｜11/6/29｜「実効線量」と「預託実効線量」の関係がわかりません。
q-615｜11/7/7｜小さい子どももいて、一つとても心配なことがあり、どうか教えて下さい。3月15日東京でも線量が上がった日に羽田から飛行機に乗りました。行き先は［…］☞質問3 ※
q-616｜11/7/13｜庭になっている枇杷は食べても平気ですか。
q-617｜11/7/13｜東京で一番濃度が高かった日に一日外にて吸い込んだであろう放射性物質が今体内で出し続ける放射能はどのくらいですか。
q-618｜11/7/13｜内部被ばくによって母乳からセシウムが出ている気がしてなりません。
q-619｜11/7/13｜今後、妊娠しても平気ですか。
q-620｜11/7/13｜セシウムについて調べています。
q-621｜11/7/13｜前回質問したストロンチウムについて、さらに質問。
q-622｜11/7/13｜将来子供がガンになってしまうのではないかと不安です。
q-623｜11/7/13｜庭で今まで通り草むしりをしても大丈夫ですか。
q-624｜11/7/13｜0歳児が海に入るということはガンのリスクを高めるということですか。
q-625｜11/7/13｜雨の中にセシウム134も含まれていたのでしょうか。
q-626｜11/7/13｜もう少し詳しく回答してください。
q-627｜11/7/13｜単位について。
q-628｜11/7/13｜秋田県産のアカモクについての質問。
q-629｜11/7/13｜屋外プールについての質問。
q-630｜11/7/13｜指しゃぶりをする子供が心配です。
q-631｜11/7/13｜このまま家に住み続けても大丈夫ですか。
q-632｜11/7/13｜毎日床を拭き掃除しないと除染効果はないですか。
q-633｜11/7/13｜子供への水道水の使用に関しての質問。
q-634｜11/7/13｜内部被ばくについての質問。
q-635｜11/7/13｜子供の外遊びについての質問。
q-636｜11/7/15｜サイト掲載時に配慮していただきたい。
q-637｜11/7/15｜除染の必要がない場合、どんなことに注意すれば良いですか。

q-638｜11/7/15｜家の中の放射線量を減らす対処を教えてください。
q-639｜11/7/15｜鼻血と放射能の関係について。
q-640｜11/7/15｜「通常通りで構わない」との回答に不安を覚えます。
q-641｜11/7/15｜娘を転ばせてしまいました。
q-642｜11/7/15｜数値の意味を教えてください。
q-643｜11/7/15｜宮城県在住ですが、放射線が気になります。
q-644｜11/7/15｜子供の受けた放射線の累積値が知りたいです。
q-645｜11/7/15｜除染した幼稚園の表土の放射線量の変化について。
q-646｜11/7/15｜ガイガーカウンターの購入について。
q-647｜11/7/15｜避難について。
q-648｜11/7/15｜6月8日に棟上した家について。
q-649｜11/7/15｜放射性物質の影響が心配です。
q-650｜11/7/15｜ネットで怖いコメントを見つけました。
q-651｜11/7/15｜生まれてくる子供の物を外に干しても大丈夫ですか。
q-652｜11/7/15｜今後の身体への影響について。
q-653｜11/7/15｜チェルノブイリのかけはしというホームページを見ました。
q-654｜11/7/15｜出荷停止になった日にホウレンソウを食べてしまいました。
q-655｜11/7/15｜乳幼児を持つ母親からの質問。
q-656｜11/7/15｜内部被ばくによって子供の寿命はどのくらいになりますか。
q-657｜11/7/15｜子供たちの身体への影響について。
q-658｜11/7/15｜庭になる作物について。
q-659｜11/7/15｜数値の訂正について。
q-660｜11/7/15｜学校のプールについて。
q-661｜11/7/15｜大丈夫、という回答は安心材料にはなりません。
q-662｜11/7/15｜このまま住み続けても大丈夫ですか。
q-663｜11/7/15｜サッカーの練習をしても大丈夫ですか。
q-664｜11/7/15｜ICRPで出される指標についての質問。☞質問70
q-665｜11/7/15｜3歳になる子供のことで質問です。
q-666｜11/7/15｜窓を開けるより、クーラーを使った方が赤ちゃんには良いですか。
q-667｜11/7/15｜放射能の数値の変動がありませんが、今のような生活でも問題ないですか。

q番号	日付	質問
q-668	11/7/15	放射線測定で表示される数値の違いについて。
q-669	11/7/15	子供をプールへ参加させるか迷っています。
q-670	11/7/15	1 kcpm というのは、どのくらいの値なのですか。
q-671	11/7/15	簡易のガイガーカウンターで計測することで安全であるかどうか判断できるのですか。
q-672	11/7/15	子供が肌を出すような服装でも問題ありませんか。
q-673	11/7/15	情報がバラバラで判断がつきません。
q-674	11/7/15	セシウムがあればガンマ線も放射されていると理解して良いですか。
q-675	11/7/15	学校給食で使われる食材についての質問。
q-676	11/7/20	核爆発をしたら、今の生活状況はどのように変化させれば良いですか。
q-677	11/7/20	自宅の植え込みについて。
q-678	11/7/20	乳児を抱える親として被ばくが心配です、
q-679	11/7/20	ベクレルからシーベルトへの計算が式を見てもよく分かりません。
q-680	11/7/20	何も対策をせずに過ごしているが、今後身体に影響は出るのか。
q-681	11/7/20	最近の数値は横ばいですが、通常値まで下がるにはどのくらいかかりますか。
q-682	11/7/20	本当に安全ならテレビで安全な理由を説明してください。☞質問27
q-683	11/7/20	自宅にある鉢植えの処分の検討。
q-684	11/7/20	質問した回答が見つかりません。
q-685	11/7/20	セシウムは水に溶けますか
q-686	11/7/20	同位体セシウム134と137の内訳は50:50と考えて良いですか。
q-687	11/7/20	「水素イオン水」で土壌改良に取り組む地域があると聞きました。
q-688	11/7/20	数値から見る健康被害について。
q-689	11/7/20	娘の被ばくが心配です。
q-690	11/7/20	この数字は自然放射線も含んだ数値なのですか。
q-691	11/7/20	靴を洗う時にも放射性物質は付いているのですか。
q-692	11/7/20	食品の検査がどの程度行われているのかわかり辛いです。
q-693	11/7/20	事故後に決められた暫定規定値を信用しても大丈夫ですか。
q-694	11/7/20	被ばくを避けるための対処法が知りたい。
q-695	11/7/20	雨による放射線の身体影響について。☞質問28
q-696	11/7/20	傷口からの内部被ばくが心配です。
q-697	11/7/20	水道水についての質問。
q-698	11/7/20	高校生の子どもへのアドバイスが欲しい。
q-699	11/7/22	100 mSv も SPEEDI の値のように今後50年の体内被ばく量も含めたものですか。
q-700	11/7/22	専門家によってアドバイスがことなるので、手探り状態です。
q-701	11/7/22	赤ちゃんを基準として被ばく量が知りたい。
q-702	11/7/22	累積の放射線量を知りたい。
q-703	11/8/1	枯葉の上は放射線量が高いと聞いて不安です。
q-704	11/8/1	都内で近距離でも全く放射線量が違うことはあるのですか。
q-705	11/8/1	庭の芝生は全て剥がした方が良いですか。
q-706	11/8/1	今後のからだへの影響について。
q-707	11/8/1	このまま住み続けても大丈夫ですか。
q-708	11/8/1	都が発表している放射線量は全く違うではありませんか。
q-709	11/8/1	東京は立ち入り禁止にすべきではありませんか。
q-710	11/8/1	室内にいれば少しでも被ばくを避けることが出来ますか。
q-711	11/8/1	室外機に積もった土ぼこりが室内に降り注ぐようなことはありますか。
q-712	11/8/1	検査をしたいのですがどのような方法が一番良いですか。
q-713	11/8/1	近所で行われる「稲刈り」や「野焼き」が気になります。
q-714	11/8/1	被ばくや被災地への気持ちで気が滅入っています。
q-715	11/8/1	放射線測定について、信用できません。
q-716	11/8/1	回答者が匿名なのは何故。責任の所在は誰ですか。
q-717	11/8/1	今後、日本で暮らすにあたり線量計は必需品ですか。
q-718	11/8/1	ペットの被ばくについて。
q-719	11/8/1	いつまでマスクは必要ですか。
q-720	11/8/1	ボランティア活動に参加しましたが、被ばくが心配です。

q-721｜11/8/1｜放射能を吸入した場合、ほんの少しでも身体に影響はでるのですか。
q-722｜11/8/1｜宇宙放射線について触れたほうが良いのではないですか。
q-723｜11/8/1｜家庭用ゴミ焼却灰からセシウムが検出されましたが、どのようなゴミに付着していたと思われますか。
q-724｜11/8/1｜手洗い程度の気配りでも健康被害はないですか。
q-725｜11/8/1｜放射能汚泥から作られたセメントによる健康被害はどの程度ですか。
q-726｜11/8/1｜家の換気について。
q-727｜11/8/1｜笹巻きを食べた子供への影響。
q-728｜11/8/1｜家庭菜園で採れた野菜は食べても大丈夫ですか。
q-729｜11/8/1｜福島の果物の摂取についての質問。
q-730｜11/8/1｜自家用車の処分について。
q-731｜11/8/1｜このまま時間をかければ、元のように戻るのですか。
q-732｜11/8/1｜アイドルのブログでの発言について。
q-733｜11/8/1｜海産物摂取で危険なことはありますか。
q-734｜11/8/1｜過去の核実験による放射能放出と今回の事故を比べて。
q-735｜11/8/2｜魚での生物濃縮が心配です。
q-736｜11/8/2｜空間線量からのセシウムの土壌汚染をしていますが、それについての疑問。
q-737｜11/8/2｜たとえ「不検出」となっていても、セシウムは水に溶けているだけであって、体内に取り込まれているのですか。
q-738｜11/8/2｜放射線についての論文等、何が真実なのですか。
q-739｜11/8/2｜洗濯物の扱いについて。
q-740｜11/8/2｜内部被ばくの実効線量を逆算することは可能ですか。
q-741｜11/8/2｜これから避難するべきですか。
q-742｜11/8/2｜子供の内部被ばくが心配です。
q-743｜11/8/2｜ヨウ素の実効線量とセシウムの実効線量についての質問。☞質問57
q-744｜11/8/2｜シーベルトからベクレルへの換算方法が分かりません。
q-745｜11/8/2｜子供の内部被ばくが心配です。
q-746｜11/8/2｜庭の除染を素人が行うのは危険ですか。
q-747｜11/8/23｜このまま住み続けていて影響はありませんか。
q-748｜11/8/23｜牛乳・乳製品は安全ですか。
q-749｜11/8/23｜1年間でどのくらい被曝しますか。
q-750｜11/8/23｜過去の核実験による空気中の放射線量と今回の事故による線量を比較して。
q-751｜11/8/24｜幼児を旅行に連れて行っても大丈夫ですか。
q-752｜11/8/24｜庭の夏みかんを食べても大丈夫ですか。
q-753｜11/8/24｜外仕事で気をつけることを教えてください。
q-754｜11/8/24｜子供のレントゲン、CT撮影について。
q-755｜11/8/24｜海水浴をしても大丈夫ですか。
q-756｜11/8/24｜浄水装置による放射性物質の除去について。
q-757｜11/8/24｜野菜に取り込まれた放射性物質について。
q-758｜11/8/24｜南風の影響で放射線量は上がりますか。
q-759｜11/8/24｜Bq/kg から Bq/m² への変換方法について。
q-760｜11/8/24｜水溜りを触ってしまったが大丈夫でしょうか。
q-761｜11/8/24｜薪ストーブを使っても大丈夫ですか。
q-762｜11/8/24｜子供を臨海学校に行かせても大丈夫でしょうか。
q-763｜11/8/24｜子供の内部被ばくについて。
q-764｜11/8/24｜普通に生活しても健康影響はありませんか。
q-765｜11/8/24｜子どもが土を口に入れてしまいました。
q-766｜11/8/24｜授乳中なので子供への影響が心配です。
q-767｜11/8/24｜乳幼児にサツマイモを食べさせましたが、内部被ばくが心配です。
q-768｜11/8/24｜地面のくぼみ・溝の清掃について。
q-769｜11/8/24｜植物と土壌の除染効果について。
q-770｜11/8/24｜庭の対策について心配しています。
q-771｜11/8/25｜乳幼児の生活に不安があります。
q-772｜11/8/25｜エアコンの使用や洗濯物を干しても大丈夫ですか。
q-773｜11/8/25｜免疫力が弱くなっているときの放射線の影響が心配です。
q-774｜11/8/25｜乳幼児の甲状腺のヨード量について。
q-775｜11/8/25｜サーフィンをしても大丈夫ですか。

q-776｜11/8/26｜箱に入れて屋外に置いていた食べ物を食べても大丈夫ですか。
q-777｜11/8/26｜放射線で傷ついた DNA の修復について。
q-778｜11/8/26｜本当に普通に生活してもいいのでしょうか。
q-779｜11/8/26｜窓を開けても大丈夫ですか。
q-780｜11/8/27｜放射性物質を含む水の近くに置いた自転車等を利用しても大丈夫ですか。
q-781｜11/9/2｜ホットスポット付近で生活すると健康影響はありますか。
q-782｜11/9/2｜屋内の放射線量が低くなる理由は何ですか。
q-783｜11/9/2｜他の家に比べて、屋内の放射線量が高くなっています。
q-784｜11/9/2｜乳幼児への影響が心配です。引越しをしたほうがよいのでしょうか。
q-785｜11/9/3｜新生児に対する将来の放射線影響が心配です。
q-786｜11/9/4｜集会場の線量が高いです。避難した方がいいのでしょうか？
q-787｜11/9/4｜靴・傘・箒・自転車そして食べ物の汚染は大丈夫ですか。
q-788｜11/9/4｜ストロンチウムは微量でも取り入れたら危険ですか。
q-789｜11/9/4｜森の中は放射能が濃縮していて住み続けるのは危険ですか。
q-790｜11/9/4｜ヨウ素による子供への被ばくは大丈夫ですか。
q-791｜11/9/4｜放射線の単位について教えてください。
q-792｜11/9/4｜キュリーとマイクロシーベルトの換算について教えてください。
q-793｜11/9/4｜家の中の放射線量が高いです。少しでも線量が下がる方法を教えてください。
q-794｜11/9/4｜東京近郊において、子供へ甲状腺や白血病の検査を受けさせた方がいいでしょうか。☞質問 14
q-795｜11/9/4｜原発事故当時における胎児への放射性ヨウ素の影響は大丈夫でしょうか。
q-796｜11/9/4｜汚染された食品を食べると、どのくらいで影響が現れるのでしょうか。
q-797｜11/9/4｜プルトニウムを取り込んだ場合の、身体への影響はありますか。
q-798｜11/9/4｜家の中の放射線量は、心配のない値でしょうか。
q-799｜11/9/4｜福島県郡山市の放射線量はどのように推移していくのですか。
q-800｜11/9/6｜建屋隅の草取りや汚泥取りを行う際の留意点はありますか。
q-801｜11/9/6｜那須塩原市に引っ越してきました。今のところ避難は必要ないのでしょうか。
q-802｜11/9/6｜バックグラウンドの放射線量の考え方について
q-803｜11/9/6｜私が住む町に売られている農作物は大丈夫ですか。
q-804｜11/9/6｜私には 3 歳の長男がいます。被ばくの可能性について教えてください。
q-805｜11/9/12｜仙台に赤ちゃんと一緒に里帰りしてもいいですか。
q-806｜11/11/20｜3 月 12 日に雨に当たってしまいましたが、問題はないでしょうか。
q-807｜11/9/12｜枕元のプランターから被ばくの可能性はありますか。
q-808｜11/9/12｜洗い方で放射性物質の除去率は違ってきますか。
q-809｜11/9/12｜換気扇を回しても大丈夫ですか。
q-810｜11/9/12｜雨への対策について教えてください。
q-811｜11/9/12｜100 mSv 以下は健康被害がないという話と、1 mSv 以上は危険だという話との差について。
q-812｜11/9/12｜子どもの生活について心配です。
q-813｜11/9/12｜新生児の被ばくについて教えてください。
q-814｜11/9/12｜家庭菜園の野菜を食べても大丈夫ですか。
q-815｜11/9/12｜砂に含まれる放射性物質について。
q-816｜11/9/12｜鉄筋コンクリートのマンション室内の放射線量について。
q-817｜11/9/12｜被ばくの影響でのどに症状は出ますか。
q-818｜11/9/12｜子どもを外出させても大丈夫ですか。
q-819｜11/9/12｜胎児や乳幼児への影響はあるのでしょうか。
q-820｜11/9/13｜千葉県在住です。ホットスポット近辺に住み続けても大丈夫でしょうか。
q-821｜11/9/13｜東日本の野菜の安全性について。
q-822｜11/9/13｜横浜市在住です。雨に濡れた布団に放射性物質は含まれていますか。
q-823｜11/9/13｜近隣国の核実験について。
q-824｜11/9/13｜取手市在住です。乳幼児の生活について教えてください。

q-825｜11/9/13｜室内の放射線量を測定すると数値が安定しません。
q-826｜11/9/13｜郡山市に乳幼児を住まわせる場合の生活環境について。
q-827｜11/9/13｜落ち葉に付着した放射性物質について。
q-828｜11/9/13｜保管庫に置いていた 22 年度産のお米を食べても大丈夫でしょうか。
q-829｜11/9/13｜食品や土壌など、全体のうちどの程度のものが検査されているのでしょうか。
q-830｜11/9/13｜子どもの場合、飛行機に何時間までなら乗っても安全でしょうか。宇宙放射線による被ばくが心配です。
q-831｜11/9/13｜キャンプ中に釣った魚を食べましたが大丈夫でしょうか。
q-832｜11/9/14｜福島県産の茗荷を食べても大丈夫ですか。
q-833｜11/9/14｜汚染された食品を食べた場合、どのくらいたつと影響が出るのでしょうか。
q-834｜11/9/14｜ガスランタン用のマントルに含まれるトリウムでの内部被ばくについて。
q-835｜11/9/14｜子どもが側溝に落ちました。被ばくによる影響はあるのでしょうか。
q-836｜11/9/14｜体内に取り込まれた放射性物質を排出するのに有効な食品はなんですか。
q-837｜11/9/14｜庭の除染について教えてください。
q-838｜11/9/14｜宇都宮市内在住です。子どもの内部被ばくが心配です。
q-839｜11/9/14｜ベータ線の計測について。
q-840｜11/9/14｜松戸市在住です。原発事故以前の被ばく量に近づける方法を教えてください。
q-841｜11/9/14｜苗場スキー場の放射線量について。
q-842｜11/9/14｜横浜市在住です。隣家の野焼きで子どもに影響が出ますか。
q-843｜11/9/16｜本当のことを教えてください。回答者はどのような生活をしていますか。
q-844｜11/9/16｜原発まで行った車の除染は必要でしょうか。
q-845｜11/9/16｜裸足で、芝生の園庭で遊んでも大丈夫ですか。
q-846｜11/9/16｜原発から放出された放射性物質について。
q-847｜11/9/16｜信用できません。
q-848｜11/9/16｜子どものがん保険は必要でしょうか。
q-849｜11/9/16｜自宅内の放射線量が高くなっている理由はなんでしょうか。

q-850｜11/9/16｜いわき市の放射線量について。
q-851｜11/9/16｜茨城県に引越しますが、1 歳の子供がいて心配です。
q-852｜11/9/16｜子どもが土を口の中に入れてしまいました。
q-853｜11/9/26｜放射性汚泥を原料にした土壌改良剤による線量増加が心配です。
q-854｜11/9/26｜家の中の放射線量が外より高いのではないかと心配です。
q-855｜11/9/26｜首都圏の土壌調査の結果について。このまま生活して大丈夫でしょうか。
q-856｜11/9/26｜放射性物質に汚染されたがれきについて教えてください。
q-857｜11/9/28｜茨城県在住です。普段の生活を続けてもよいのでしょうか。
q-858｜11/9/28｜西日本の食品を取り寄せないといけませんか。
q-859｜11/9/28｜関東地方にプルトニウムやストロンチウムは飛来しているのでしょうか。
q-860｜11/9/28｜人工放射線と自然放射線は違うものですか。☞質問 53
q-861｜11/9/28｜スポーツをするときの注意事項を教えてください。
q-862｜11/9/28｜傷口に放射性物質が留まり、悪い影響が出るのではないかと心配です。
q-863｜11/9/28｜掲載されている回答について、矛盾していませんか。
q-864｜11/9/28｜質問をしたのですが、回答がありません。
q-865｜11/9/28｜埼玉県在住です。子どもを外遊びさせても本当に大丈夫なのでしょうか。
q-866｜11/9/28｜除染方法について教えてください。
q-867｜11/9/28｜仙台に引越します。子どもの被ばく量はどの程度になるのでしょうか。
q-868｜11/9/28｜引越し作業中に被ばくしてしまったのではないか心配です。
q-869｜11/9/28｜γ線は何 m くらい飛ぶのでしょうか。
q-870｜11/10/25｜食品の汚染について質問です。
q-871｜11/10/25｜散歩中、私とペットの受けた被ばく線量はどのくらいですか。
q-872｜11/10/25｜布団は毎日干しても大丈夫ですか。
q-873｜11/10/25｜庭で草刈りをすると家の中への影響はありますか。
q-874｜11/10/25｜先ほどの草刈りの質問の続きです。

q-875｜11/10/25｜郡山在住です。避難を考えなくてはならないでしょうか。
q-876｜11/10/25｜東京都の定期降下物のデータについて教えてください。
q-877｜11/10/25｜子供に対する放射性物質の影響を知りたいのですが。
q-878｜11/10/25｜海外の汚染地帯からの食品は輸入しているのですか。
q-879｜11/10/25｜事故前と事故後の被ばく線量限度について教えてください。
q-880｜11/10/25｜幼児は地上からの放射線をどれくらい受けるのでしょうか。
q-881｜11/10/25｜空間線量率に関する基準値について。
q-882｜11/10/25｜被ばくと赤痢は関係ありますか。
q-883｜11/10/25｜米の規制値について。
q-884｜11/10/25｜マンションの電圧調整室の計測結果について。
q-885｜11/10/25｜胎児への影響が心配です。
q-886｜11/10/25｜豪雨で浸水しました。影響はあるのでしょうか。
q-887｜11/10/25｜新築の住宅内の線量について。
q-888｜11/10/25｜3月15日のWSPEEDI予測値を検証してください。
q-889｜11/10/25｜牛乳・母乳の汚染が心配です。
q-890｜11/10/25｜子どもに牛乳を飲ませても大丈夫でしょうか。
q-891｜11/10/25｜換気システムのフィルターを掃除した際に子どもが埃を吸った可能性があります。また3月15日に外出しましたが、大丈夫だったのでしょうか。
q-892｜11/10/25｜植物や昆虫などに触れても大丈夫ですか。
q-893｜11/10/25｜乳幼児と里帰りをしても大丈夫でしょうか。
q-894｜11/10/25｜10ヶ月の子供がいます。放射性物質が付着した可能性のある絨毯について教えてください。
q-895｜11/10/27｜掛け布団は一度使用後、自宅保管すべきでしょうか。
q-896｜11/10/27｜セシウムと結びついた土埃を吸い込んでも大丈夫ですか。
q-897｜11/10/27｜室内の除染について教えてください。
q-898｜11/10/27｜屋外作業で気をつけるべきことを教えてください。
q-899｜11/10/27｜放射線測定器の測定値のばらつきはどの程度でしょうか。
q-900｜11/10/27｜回答している「専門家」がどのような人なのかわかりません。
q-901｜11/10/27｜庭の芝について質問です。
q-902｜11/10/27｜食品等の基準値について、本当にこれで大丈夫なのでしょうか。
q-903｜11/11/2｜茨城県東海村に赤ちゃんを連れて帰省しても問題はないでしょうか。
q-904｜11/11/2｜3月21日における雨の影響はありますか。
q-905｜11/11/2｜群馬県の放射線量について教えてください。
q-906｜11/11/2｜今後山でハイキングしても問題はないでしょうか。
q-907｜11/11/2｜運動会で裸でやるの、服を着てやるのではどのくらい差がありますか。
q-908｜11/11/2｜ホットスポットである松戸市で子供を生んでも将来影響はないでしょうか。
q-909｜11/11/2｜高い放射線量の土壌の処理方法について教えてください。
q-910｜11/11/2｜出荷制限のかかった野菜に対する放射性ヨウ素の沈着量について教えてください。
q-911｜11/11/2｜福島県須賀川市で竹やぶ作業をしても問題はないでしょうか。
q-912｜11/11/2｜子供の砂遊びや運動会練習を原発事故以前と同じようにしても問題はないでしょうか。
q-913｜11/11/2｜洗濯物を外に干しても大丈夫でしょうか。
q-914｜11/11/8｜茨城県稲敷市への子供と里帰りしても問題はないでしょうか。
q-915｜11/11/8｜海外在住、東京都豊島区池袋に乳児を連れての帰宅について
q-916｜11/11/8｜私の母乳は子供に影響を与えているでしょうか。
q-917｜11/11/8｜チェルノブイリ事故により、影響を受けたヨーロッパ地域の被ばく線量について教えてください。
q-918｜11/11/8｜息子の尿検査からセシウム137が検出されました。
q-919｜11/11/8｜現在の放射性物質の状況について教えてください。
q-920｜11/11/8｜いわき市で1歳児の子供がいます。外出させても大丈夫でしょうか。
q-921｜11/11/8｜室内飼いの犬が散歩後、足についた放射性物質を家中にまきちらしてしまったのですが問題はないでしょうか。
q-922｜11/11/9｜子どもが池に落ちました。健康へ

の影響はありますでしょうか。
q-923｜11/11/9｜家庭菜園の野菜を食べても大丈夫でしょうか。
q-924｜11/11/9｜自宅のベランダと雨どいの放射線量について教えてください。
q-925｜11/11/9｜母乳育児の乳児がいます。子どもの生活について教えてください。
q-926｜11/11/9｜放射性物質が沈着した土地に家を建てて住むことに不安があります。
q-927｜11/11/10｜マンションの屋上に堆積した放射性物質から悪影響を受けているのではないかと心配しています。
q-928｜11/11/10｜宮城県や茨城県から送られてきた衣類や寝具から、放射線の影響はあるのでしょうか。
q-929｜11/11/10｜cpmとSvの換算表を教えてください。また、自動車内の空間線量測定をしていないのは何故ですか。
q-930｜11/11/10｜茨城県在住ですが、疎開や移住をしたほうがよいのか悩んでいます。
q-931｜11/11/10｜関東圏で放射性物質の降下量が多くなった時期に使用されていた車に乗っても健康に影響ありませんか。
q-932｜11/11/10｜完全母乳育児の乳児がいますが、危機感なく生活してきたことを後悔しています。放射性物質、被ばくについて注意点はありますか。
q-933｜11/11/10｜福島市から送られてきたぬいぐるみに放射性物質が付着していることはありえますか。
q-934｜11/11/10｜定時降下物の測定誤差について教えてください。
q-935｜11/11/10｜衣類に付着した放射性物質は、洗濯でどの程度落ちますか。
q-936｜11/11/10｜放射線量を少しでも減らす方法を教えてください。
q-937｜11/11/10｜近所で野焼きが行われていますが、身体に影響はありますか。
q-938｜11/11/10｜妊娠・出産について教えてください。
q-939｜11/11/10｜稲わらを燃やした煙に大量のセシウムが含まれているのではないかと心配しています。
q-940｜11/11/10｜茨城県の実家に乳児を連れて帰省しても大丈夫でしょうか。
q-941｜11/11/10｜舞い上がり等による放射性物質の再浮遊に伴う、吸入摂取の内部ひばくについて。
q-942｜11/11/10｜母乳検査をすべきでしょうか。☞

質問17
q-943｜11/11/10｜福島県からの郵便物による放射線の影響を心配しています。
q-944｜11/11/10｜検査で放射性医薬品を過剰投与されました。
q-945｜11/11/10｜乳幼児が癌になるリスクについて教えてください。☞質問5
q-946｜11/11/10｜お茶に含まれる放射性物質について。
q-947｜11/11/10｜真実かどうか教えてください。
q-948｜11/11/10｜乳幼児への影響を心配しています。
q-949｜11/11/10｜何故ECRRの考え方を排除するのでしょうか。☞質問71
q-950｜11/11/10｜警戒区域から持ち出された物や車に付着した放射性物質の影響について教えてください。
q-951｜11/11/10｜自宅の放射線量を測定しましたが、大丈夫でしょうか。
q-952｜11/11/10｜お茶に含まれるセシウムからの被ばく量について教えてください。☞質問29
q-953｜11/11/10｜ある専門家のブログに掲載されている内容について。
q-954｜11/11/10｜森から飛んでくる放射線の影響について教えてください。
q-955｜11/11/10｜内部被ばくについて、検査や相談のできる機関を教えてください。
q-956｜11/11/10｜ホットスポットに関する専門家間の見解の相違について。
q-957｜11/11/14｜放射性物質が含まれた雨は子どもの鼻血に関係あるのでしょうか。
q-958｜11/11/14｜乳児のヨウ素からの内部及び外部被ばく線量を教えて下さい。☞質問7
q-959｜11/11/15｜9月頃に問い合わせをした者です。回答はまだいただけないでしょうか。
q-960｜11/11/16｜高い放射線量の中古車の近くで作業しました。問題ないでしょうか。
q-961｜11/11/16｜子どもがホットスポットで宿泊しますが大丈夫でしょうか。
q-962｜11/11/16｜雨上がりに1歳児を外歩きさせましたが、大丈夫でしょうか、
q-963｜11/11/16｜プルトニウムが首都圏まで飛散している可能性はあるのでしょうか。☞質問30
q-964｜11/11/16｜けがをしたままの子供を干潟で遊ばせてしまいました。
q-965｜11/11/16｜放射性物質が含まれた雨で車の内部が濡れてしまいました。

373

q-966 | 11/11/16 | 子どもをホットスポットかもしれない場所で遊ばせてしまいました。
q-967 | 11/11/16 | 子どもの甲状腺がんの検査をするべきでしょうか。
q-968 | 11/11/16 | 震災後、外出したり、ヨウ素を含んだ水を飲んだりしました。子どもの内部被ばくを心配しています。
q-969 | 11/11/16 | 家屋内の放射線量について教えてください。
q-970 | 11/11/16 | 放射性雲による被ばく量の評価について教えてください。
q-971 | 11/11/16 | 報道規制はあるのでしょうか。
q-972 | 11/11/16 | 腎不全患者の「生物学的半減期」について
q-973 | 11/11/16 | 本当に大丈夫なのでしょうか。
q-974 | 11/11/16 | 11月の茨城への里帰り
q-975 | 11/11/16 | 子供の尿検査結果
q-976 | 11/11/16 | 感謝の言葉です!
q-977 | 11/11/16 | 新築物件について
q-978 | 11/11/16 | 新築マンション
q-979 | 11/11/16 | 家の中を掃除しても線量が減りません。素人の除線の方法では限界があるのでしょうか。
q-980 | 11/11/16 | 食の放射能汚染について
q-981 | 11/11/16 | 被曝によるガンの増加率について
q-982 | 11/11/16 | 山林土壌の除染についてお尋ね
q-983 | 11/11/16 | 3月21日の雨
q-984 | 11/11/17 | 胎児の被曝について☞質問16
q-985 | 11/11/17 | 長野、群馬県境の放射線量について
q-986 | 11/11/17 | 福島市で子育てすることについて
q-987 | 11/11/17 | 将来への不安
q-988 | 11/11/17 | 食物について
q-989 | 11/11/17 | 3歳児、首都圏で3月15日の被ばくはどの程度でしょうか?☞質問1
q-990 | 11/11/17 | 枯葉などの野焼きについて
q-991 | 11/11/17 | 林内雨の影響について
q-992 | 11/11/17 | 放射能による影響について
q-993 | 11/11/17 | 都内の地下一階に住んでおりベランダにはマンション屋上からの雨水が流れてきています。除染、転居等をすべきでしょうか。
q-994 | 11/11/17 | 放射性セシウムの人体への影響について
q-995 | 11/11/17 | 2歳の娘が砂まみれのパンを食べてしまいました。体への放射線の影響は大丈夫でしょうか。
q-996 | 11/11/17 | 屋外に出してあったものは大丈夫でしょうか?
q-997 | 11/11/17 | 放射性物質の再浮遊について
q-998 | 11/11/17 | 人工的な放射性物質と自然にある物質とでは、体内に取り込んだ時の影響は人工的な方が危険度が増すのですか?
q-999 | 11/11/17 | 放射性物質のイオン結合について
q-1000 | 11/11/17 | ヨウ素131とセシウム134・137だけを測定している検査(国や自治体)が多い様に思うのですが、他の放射線核種を調べずに安全だといえる理由を教えてくだ[…]
q-1001 | 11/11/17 | 舞い上がりの内部被ばくについて
q-1002 | 11/11/17 | 建物の除染と被ばくについて
q-1003 | 11/11/17 | 台風による被ばく
q-1004 | 11/11/17 | 子供にアスファルト片を食べさせてしまいました。アスファルトは、それ自体から放射線を出しているのでしょうか? 子供たちは体の中で一生内部被ばくする[…]
q-1005 | 11/11/17 | 4年間、またはそれ以上の東京在住での体への影響は
q-1006 | 11/11/17 | 屋内の空間線量
q-1007 | 11/11/17 | 3月15日
q-1008 | 11/11/17 | 福島県内の放射能に対する生活留意点について
q-1009 | 11/11/17 | GM管のγ線検出率はどのくらいでしょうか
q-1010 | 11/11/17 | 雨に濡れたコートを着続けても大丈夫でしょうか。
q-1011 | 11/11/17 | 福島第一原子力発電所へ復旧作業に行くことになりそうです。作業以外の日常生活において、同居家族に影響はあるのでしょうか。
q-1012 | 11/11/19 | 焼却される煙に放射性物質は含まれていますか。
q-1013 | 11/11/19 | 10 mSvの小児白血病に関する見解が違っていませんか。
q-1014 | 11/11/19 | 放射性廃棄物に囲まれた生活にうんざりしています。
q-1015 | 11/11/19 | 3月21日に雨と一緒に落ちてきた放射性物質によって、何年か後に白血病になる恐れはあるのでしょうか。
q-1016 | 11/11/19 | 日本へ里帰りしますが、日本の食材は問題ないでしょうか。
q-1017 | 11/11/20 | 原発事故当時、子供への甲状腺の影響について教えてください。
q-1018 | 11/11/20 | 乳幼児への放射線ヨウ素の影響について
q-1019 | 11/11/20 | 過去の質問(radi-info.com/

q-614／）におけるヨウ素131の預託実効線量換算係数の記載について教えてください。
q-1020｜11/11/20｜放射線影響に関するテレビやネットの情報について、一体何を信用すればいいでしょうか。
q-1021｜11/11/20｜落葉樹に囲まれた場所では除染をするべきでしょうか。
q-1022｜11/11/20｜小児白血病について教えてください。
q-1023｜11/11/20｜保育園の放射線量について、どの程度だと危険なのでしょうか。
q-1024｜11/11/21｜今回の原発事故で、心配すべきは将来のガンだけでしょうか。
q-1025｜11/11/21｜放射線の数値と除染の方法について教えてください。
q-1026｜11/11/21｜息子の症状について教えてください。
q-1027｜11/11/21｜汚染された屋根の原因と対処法を教えて下さい。
q-1028｜11/11/21｜千葉県柏市で子供を育てても問題はないですか。
q-1029｜11/11/21｜部屋を喚起した場合、最も最初に除染すべき場所を教えてください。
q-1030｜11/11/21｜以前回答に書かれていることについて質問です。
q-1031｜11/11/22｜4年間、またはそれ以上の東京在住での体への影響はありますか。
q-1032｜11/11/22｜GM管のγ線検出率はどのくらいでしょうか。
q-1033｜11/11/22｜福島県内の放射能に対する生活留意点について教えてください。
q-1034｜11/11/22｜屋内の放射線量の方が高いのはどうしてですか。
q-1035｜11/11/22｜3月15日に子供と外出していました。数年後、子供に影響はないでしょうか。
q-1036｜11/11/21｜腐葉土を手で触れてしまいました。身体には影響はありますか。
q-1037｜11/11/23｜幼稚園で芋掘りをします。子供の健康に影響はないでしょうか。
q-1038｜11/11/23｜放射線量を測定したところ、特に麦わらが高かったです。これはなぜでしょうか。
q-1039｜11/11/23｜3月の被ばくによる子供への身体の影響について教えてください。
q-1040｜11/11/23｜念願のマイホームを購入しましたが、柏市への引っ越しをすごく悩んでいます。
q-1041｜11/11/23｜木製家具についた放射能は、水拭きすれば除染できるものなのでしょうか。

q-1042｜11/11/23｜海産物を食べたことにより、健康へのリスクはありますか。
q-1043｜11/11/30｜近所で落ち葉たきをしていました。乳幼児への影響が心配です。
q-1044｜11/11/30｜ストロンチウムについて教えてください。
q-1045｜11/12/1｜尿検査の結果、セシウムが検出されました。3月の原発事故由来のものでしょうか。
q-1046｜11/12/1｜5ヶ月の乳幼児について、日々の生活で被ばくしているのではないかと心配しています。
q-1047｜11/12/1｜室内の掃除や井戸水について不安があります。無理なくできる対策を教えてください。
q-1048｜11/12/1｜栃木の実家に子供を連れて帰省しても大丈夫でしょうか。
q-1049｜11/12/1｜焚き火をしました。健康への影響はあるのでしょうか。
q-1050｜11/12/1｜放射性物質が室内に入ったり、身体に付着したのではないかと心配しています。
q-1051｜11/12/1｜茨城県の苗木屋から苗木を購入しても問題ないでしょうか。
q-1052｜11/12/1｜プルトニウムやストロンチウムによる健康被害についてどう考えていますか。
q-1053｜11/12/1｜「…ベクレル」という言葉をよく聞きますが、どのような量なのか想像できません。
☞質問56
q-1054｜11/12/1｜避難の目安を教えてください。
q-1055｜11/12/1｜セシウムの毒性について教えてください。
q-1056｜11/12/1｜庭で子供を遊ばせても大丈夫でしょうか。
q-1057｜11/12/1｜子供の内部被ばくについて心配しています。これから気をつけていくことはありますか。
q-1058｜11/12/2｜マンションの植え込みの土
q-1059｜11/12/2｜農作物の安全と除染について
q-1060｜11/12/2｜暫定基準値
q-1061｜11/12/2｜庭
q-1062｜11/12/2｜郡山市内に駐車している車両について
q-1063｜11/12/2｜雨
q-1064｜11/12/2｜横浜でストロンチウムが検出された件について
q-1065｜11/12/2｜ストロンチウムについて
q-1066｜11/12/2｜幼児の芋掘りについて
q-1067｜11/12/2｜牛乳のストロンチウム測定につ

いて
q-1068｜11/12/2｜2歳の子供が土を食べてしまいました。
q-1069｜11/12/2｜庭の水道の溜ますの土砂
q-1070｜11/12/2｜先日実家に帰った時、父が作った栗きんとんを2歳の息子と一緒に食べてしまいました。
q-1071｜11/12/2｜横浜でストロンチウム検出
q-1072｜11/12/2｜世田谷区で高い放射線量
q-1073｜11/12/2｜2012年の里帰りについて
q-1074｜11/12/2｜放射線量の子供の影響について
q-1075｜11/12/2｜牛乳の安全性
q-1076｜11/12/2｜水晶の放射線影響につきまして
q-1077｜11/12/2｜群馬県の放射性物質について
q-1078｜11/12/2｜テレビやサイトの情報
q-1079｜11/12/2｜土壌表面の汚染の考え方
q-1080｜11/12/2｜子供の尿検査結果について
q-1081｜11/12/2｜土壌から検出されたセシウムについての対応
q-1082｜11/12/2｜雪山の放射線リスクについて
q-1083｜11/12/2｜傷口から放射性物質をとりこむでしょうか？
q-1084｜11/12/2｜珪藻土の壁について
q-1085｜11/12/2｜保育園庭の砂場の放射線量削減について
q-1086｜11/12/2｜除染の目安
q-1087｜11/12/2｜福島県外のホットスポットにいた子供の検査について
q-1088｜11/12/2｜福島県産「苗の出荷基準はあるのでしょうか？」
q-1089｜11/12/2｜雨に打たれた子供の被ばくの影響の件
q-1090｜11/12/2｜ヨウ素と幼児の甲状腺がんの発症率について☞質問15
q-1091｜11/12/2｜部屋の除染について
q-1092｜11/12/2｜雨樋の放射線
q-1093｜11/12/2｜幼児アトピーへの影響
q-1094｜11/12/2｜土まみれのパンを2歳の子が食べてしまいました。
q-1095｜11/12/2｜長期滞在は控えたほうがよい地域なのでしょうか。この放射能量はいつになったら下がるのでしょうか。
q-1096｜11/12/2｜放射線の人体への影響
q-1097｜11/12/2｜放射性物質と子どもの手荒れ
q-1098｜11/12/2｜子供たちによる公園掃除の安全性について
q-1099｜11/12/2｜除染について

q-1100｜11/12/2｜牛乳について
q-1101｜11/12/2｜家庭菜園で採れた野菜は健康に影響はありますか。
q-1102｜11/12/12｜原発周辺の年間被ばく線量の評価方法について教えてください。
q-1103｜11/12/12｜内部被ばく線量を求める際の線量換算係数について教えて下さい。
q-1104｜11/12/13｜福島県から送られた食器棚を使用しても大丈夫でしょうか。
q-1105｜11/12/13｜尿中セシウム分析で、どのくらいの数値が出るといけないのかわかりません。
q-1106｜11/12/13｜庭の除染について教えてください。
q-1107｜11/12/13｜うがいの有無で、どのくらい内部被ばくのリスクが変わるのでしょうか。
q-1108｜11/12/13｜ホットスポットといわれる地域に住んでいました。早めに断乳すべきでしょうか。
q-1109｜11/12/13｜子供の外遊びについて教えてください。
q-1110｜11/12/13｜基準値を超えるものを食べてしまいました。乳児への影響を心配しています。
q-1111｜11/12/13｜放射性物質について、どのくらいの重さに相当するのか教えてください。
q-1112｜11/12/13｜子どもをつれて三郷市へ引越しても大丈夫でしょうか。
q-1113｜11/12/13｜現在の放射線量率は震災前と比較してどのくらい高いのでしょうか。
q-1114｜11/12/13｜焚き火や野焼きについて。
q-1115｜11/12/13｜ビタミンC等の摂取に放射線防護効果はあるのでしょうか。
q-1116｜11/12/13｜雨の日に外出したり洗濯物を干したりしましたが、影響はありますでしょうか。
q-1117｜11/12/13｜砂埃に付着した放射性物質について。
q-1118｜11/12/13｜近所の小学校の雨どいや校庭の放射線量が高く、心配しています。
q-1119｜11/12/13｜樹木に付着した放射性物質からの影響を心配しています。
q-1120｜11/12/13｜もともと甲状腺の病気があると、放射線の影響を受けやすいのでしょうか。☞質問50
q-1121｜11/12/13｜露天風呂に入りました。子どもの被ばくが心配です。
q-1122｜11/12/13｜小学生の子供がいます。部屋の除染等について教えてください。
q-1123｜11/12/13｜土壌の表面をひっくり返すことで、放射線量を下げることができるのでしょうか。
q-1124｜11/12/13｜世田谷の民家で発見されたラジ

ウムと、セシウムとでは、人体への影響は異なるのでしょうか。
q-1125｜11/12/13｜将来の妊娠や出産に影響がないか心配しています。
q-1126｜11/12/13｜取り除いた土や除染について教えてください。
q-1127｜11/12/13｜雨の中、子どもがプールで遊んでしまいました。
q-1128｜11/12/20｜近所からの焚き火の煙が気になります。
q-1129｜11/12/20｜屋外で栽培していた洋蘭や植木を室内に取り込んでも大丈夫でしょうか。
q-1130｜11/12/20｜土壌入替え後の学校で外遊びをした場合の被ばくについて教えてください。
q-1131｜11/12/20｜たき火の健康被害について教えてください。
q-1132｜11/12/20｜「1 mSv、100 mSvの被ばく」について。☞質問67
q-1133｜11/12/20｜室内の除染は必要でしょうか。
q-1134｜11/12/20｜雨に濡れたバッグや財布を使っていました。健康への影響はあるのでしょうか。
q-1135｜11/12/20｜靴下に付着した放射性物質による影響を教えてください。
q-1136｜11/12/22｜関東からの避難は必要でしょうか。
q-1137｜11/12/22｜汚染牛の皮から作られた皮革製品に放射性物質は含まれているのでしょうか。
q-1138｜11/12/22｜「最大の安全率」という考え方について教えてください。
q-1139｜11/12/22｜小学生の子どもの部屋の除染について、また子供への影響について教えてください。
q-1140｜11/12/22｜放射線は少しでも危険なのでしょうか。
q-1141｜11/12/22｜放射性物質を含む汚泥について教えてください。
q-1142｜11/12/22｜庭をコンクリートで覆うかどうか迷っています。
q-1143｜11/12/22｜放射性セシウムが細胞内で壊変した場合の挙動を教えてください。
q-1144｜11/12/22｜雨に濡れたバイクに乗り続けましたが、被ばくしたでしょうか。
q-1145｜11/12/22｜福島第一原発近くで働く家族が帰宅するときに気をつけることはありますか。☞質問41
q-1146｜11/12/22｜放射性物質の検出された粉ミルクについて教えてください。
q-1147｜11/12/26｜低線量放射線による子供に対する影響はあるでしょうか。
q-1148｜11/12/26｜これからの放射線による身体の影響が心配です。
q-1149｜11/12/26｜低線量放射線の被ばくによる健康影響について教えてください。
q-1150｜11/12/27｜土壌についたセシウムは舞い上がることはありませんか。
q-1151｜11/12/27｜福島県のとある山の中にお墓参りに行きますが、健康影響はないでしょうか。
q-1152｜11/12/27｜鶏卵の経口摂取による健康影響はないでしょうか。
q-1153｜11/12/31｜東京都江戸川区に住んでいます。放射性物質による健康影響はあるでしょうか。
q-1154｜12/1/2｜3月中旬に通信販売で中古の服を購入しましたが、洗濯機による衣服からの放射性物質の除去率はどのくらいでしょうか。
q-1155｜12/1/2｜先日世田谷のスーパー近くで高い放射能のラジウムが検出されました。そのスーパーの食品に影響はあるのでしょうか。
q-1156｜12/1/2｜濡れた上着からのガンマ線は空間線量と同じと考えていいのでしょうか。
q-1157｜12/1/2｜福島県の実家に家具などの一時保管をお願いしようと思うのですが、放射能の付着が心配で悩んでいます。
q-1158｜12/1/2｜蛇口の中やホースの中にセシウムが入り込んだりすることはあるのでしょうか。
q-1159｜12/1/2｜放射能の雨に濡れたものを長い間使っていましたが、身体への影響はあるのでしょうか。
q-1160｜12/1/2｜宮城県に住んでいます。内部被ばくと外部被ばくから受ける身体の影響について教えてください。
q-1161｜12/1/2｜福島の商品を購入しましたが、それを使用することにより身体への影響はあるのでしょうか。
q-1162｜12/1/2｜放射性廃棄物（エアフィルタ等）の処分及び交換作業の際のアドバイスをお願いします。
q-1163｜12/1/2｜3月21-22日の雨が眼に入ってしまいましたが、これによる身体への影響はあるのでしょうか。
q-1164｜12/1/2｜スギ花粉症ですが、来年のスギ花粉から放射性物質を体へ取り込む量はどれくらいでしょうか。
q-1165｜12/1/2｜3月15日に茨城県で4歳の子供が受けた外部及び内部被ばく線量を教えてください。
q-1166｜12/1/2｜福島県産のお米を妊婦が食べると

胎児への影響はありますか。
q-1167｜12/1/2｜汚染腐葉土で作った野菜による身体への影響はあるのでしょうか。
q-1168｜12/1/2｜経口摂取による内部被ばく線量の計算方法について教えてください。
q-1169｜12/1/2｜3月15日及び21日における雨により、身体への影響はあるのでしょうか。
q-1170｜12/1/2｜市の放射線量測定結果の値が急に変化していますが、それはなぜでしょうか。
q-1171｜12/1/2｜自宅庭の雨どいの放射線量が高いですが、特に子供への影響はないでしょうか。
q-1172｜12/1/2｜自宅周辺で放射能汚染した砂埃が舞っていて不安です。
q-1173｜12/1/2｜茨城県の海でサーフィンをしても問題はないでしょうか。
q-1174｜12/1/2｜宮城県でのボランティア作業による身体への影響はあるのでしょうか。
q-1175｜12/1/2｜3月15日の子供の被ばく線量について教えてください。
q-1176｜12/1/2｜洗濯機脇の埃からの被ばくにより、身体への影響はあるのでしょうか。
q-1177｜12/1/3｜地震で壊れた家の中の放射性物質について
q-1178｜12/1/3｜ホットスポットにおける雨の影響について教えてください。
q-1179｜12/1/3｜「Das leise Sterben（静かな死）」という記事の内容は正しいのでしょうか。☞質問74
q-1180｜12/1/3｜3月21日からの生活について
q-1181｜12/1/3｜家の周りの除染方法について教えてください。
q-1182｜12/1/3｜雨に濡れた衣服を着続けたことにより身体への影響はあるのでしょうか。
q-1183｜12/1/3｜セシウム等を体内へ取り込んだ場合の健康への影響はあるのでしょうか。
q-1184｜12/1/3｜放射性物質による人体への影響について教えてください。
q-1185｜12/1/3｜乳幼児のCTスキャンによる身体への影響について教えてください。
q-1186｜12/1/5｜小学校の芝生の養生シートから放射性セシウムが検出されたことに関連して教えてください。
q-1187｜12/1/5｜大阪府が震災瓦礫の受入を検討していますが、健康影響が心配です。
q-1188｜12/1/5｜通勤中・勤務中の被ばくで胎児への影響はありますか。
q-1189｜12/1/5｜自然放射線量の高い地域の作物は、放射性物質を多く含むのでしょうか。

q-1190｜12/1/5｜乳幼児がいます。普通の生活を送って大丈夫でしょうか。
q-1191｜12/1/5｜水道水の放射能測定について教えてください。
q-1192｜12/1/5｜乳幼児を砂場で遊ばせても大丈夫でしょうか。
q-1193｜12/1/5｜子どもが雨どい下の水たまりの水を舐めてしまいました。☞質問8
q-1194｜12/1/5｜乳幼児の被ばくについて教えてください。
q-1195｜12/1/5｜車のエアコンのフィルターを通過したセシウムによる健康影響について教えてください。
q-1196｜12/1/5｜ハウス栽培のバジルを食べましたが、大丈夫でしょうか。
q-1197｜12/1/6｜排水口の放射性物質からの子供に対する影響について教えてください。
q-1198｜12/1/6｜今年度の落葉を使って腐葉土を作っても大丈夫でしょうか。
q-1199｜12/1/10｜横浜市でストロンチウムが検出されましたが、洗濯物の外干しについて教えてください。
q-1200｜12/1/10｜神奈川県在住です。普段どおりの生活をしていましたが、子どもの被ばくを心配しています。
q-1201｜12/1/10｜ホットスポットとされる地域への引越しを予定しています。
q-1202｜12/1/10｜落ち葉などを焼却する際に放射性物質が周囲に拡散することは考えられますか。
q-1203｜12/1/10｜正しい除染方法なのでしょうか。
q-1204｜12/1/10｜どうして1ｍ程度離れただけで計測器の値が低下するのでしょうか。
q-1205｜12/1/10｜野菜を雨水で洗ってしまいましたが、内部被ばくしていないか不安です。
q-1206｜12/1/10｜母親が海産物を摂取したことで、授乳中の子どもへの影響はあるのでしょうか。
q-1207｜12/1/10｜実家の庭のみかんの安全性について教えてください。
q-1208｜12/1/10｜人の除染方法について教えてください。☞質問42 ※
q-1209｜12/1/10｜赤ちゃんの被ばく線量について教えてください。
q-1210｜12/1/10｜庭の除染方法について教えてください。
q-1211｜12/1/10｜被ばく線量の大小におけるリスクについて教えてください。
q-1212｜12/1/10｜高層マンションと放射線量の関

q-1213｜12/1/10｜庭の芝生の除染方法について教えてください。
q-1214｜12/1/10｜公園でのピクニックの際における放射性物質からの身体の影響はあるのでしょうか。
q-1215｜12/1/10｜処理場における焼却の際、煙突から放出される粉塵中には放射性物質は含まれていますか。
q-1216｜12/1/10｜庭の除染方法を教えてください。また庭にいつづけた場合、身体への影響はあるのでしょうか。
q-1217｜12/1/10｜セシウムの摂取量と排泄量の関係ならびに尿中への移行率について教えてください。
q-1218｜12/1/10｜被ばく線量についていろいろと教えてください。
q-1219｜12/1/11｜セシウムの生物学的半減期について教えてください。☞質問59
q-1220｜12/1/11｜雨に濡れた件で相談しましたが、将来が心配で仕方ありません。
q-1221｜12/1/11｜原発から30 kmの知人から子供服をもらうことになりましたが、そのまま使って大丈夫でしょうか。
q-1222｜12/1/11｜田んぼの修復作業をした際に泥や埃が口に入りました。内部被ばくが気になります。
q-1223｜12/1/11｜いわき市のお米の安全性について教えてください。
q-1224｜12/1/11｜鉢植えを室内に入れてよいのか迷っています。
q-1225｜12/1/11｜食器やまな板に使われる木材や土などが汚染されていることは考えられますか。
q-1226｜12/1/11｜福島県から購入した衣服について教えてください。
q-1227｜12/1/11｜ホットスポットとされる地域に住んでいますが引越しをすべきか悩んでいます。
q-1228｜12/1/11｜子どもが砂場の砂を口に入れてしまいました。☞質問9
q-1229｜12/1/11｜現在の日常生活はどのような感じなのでしょうか。
q-1230｜12/1/11｜井戸水を飲料水等として使用しているのですが、このまま使い続けても問題ないのでしょうか。
q-1231｜12/1/11｜来年警戒区域が解除されますが、私達家族が帰った場合子供達にどのような影響が出ますか。
q-1232｜12/1/11｜息子に健康影響はありますでしょうか。
q-1233｜12/1/11｜自宅内及び自宅外の放射線量の数値は、子供の健康に影響は与えるのでしょうか。
q-1234｜12/1/11｜放射性セシウムによる精子への影響について教えてください。☞質問44
q-1235｜12/1/11｜放射性物質が沈着した土埃の吸引（内部被曝）を避けるためのマスク要求される仕様（除去性能）等について教えてください。
q-1236｜12/1/12｜避難すべきか悩んでいます。
q-1237｜12/1/12｜内部被ばくについて教えてください。
q-1238｜12/1/12｜放射性物質の母乳への移行が心配です。
q-1239｜12/1/12｜ベランダにダンボールを放置していました。
q-1240｜12/1/12｜「100 mSv以下では明らかながんの増加は認められない」ということについて。
q-1241｜12/1/12｜体調不良が出てから調査が行われ、汚染が発見されるということはありえますか。
q-1242｜12/1/12｜天然の放射性物質と人工的な放射性物質とでは、危険度が異なるのではないでしょうか。
q-1243｜12/1/12｜異なる見解のHPについて、どう考えますか。
q-1244｜12/1/12｜食品の暫定基準値は、他の食品のことも考慮しているのでしょうか。
q-1245｜12/1/12｜社会科見学で行田浄水場に行っても大丈夫でしょうか。
q-1246｜12/1/12｜回答掲載について教えてください。
q-1247｜12/1/13｜群馬在住です。子どもの被ばくを心配しています。
q-1248｜12/1/13｜子どもが公園の池で遊んでしまいましたが、どの程度被ばくしたのでしょうか。
q-1249｜12/1/13｜新生児について、気をつけることなどを教えてください。
q-1250｜12/1/13｜金沢市の放射線量が高く不安に思います。
q-1251｜12/1/13｜森の中に住んでいますが、影響はありますでしょうか。
q-1252｜12/1/13｜自宅の線量について教えてください。
q-1253｜12/1/13｜汚染された花粉などについて教えてください。
q-1254｜12/1/13｜広島の原爆との違いなどについて教えてください。☞質問38
q-1255｜12/1/13｜除染をしましたが放射線量が下がりません。
q-1256｜12/1/13｜被ばくしてしまったかもしれな

いペットと乳幼児を一緒に生活させても大丈夫なのでしょうか。
q-1257｜12/1/13｜新生児を連れて福島県に帰省しようと思っていますが、大丈夫でしょうか。
q-1258｜12/1/13｜被ばくと病気について教えてください。
q-1259｜12/1/13｜放射性物質を含む土壌について、どの程度が安全と言えますか。
q-1260｜12/1/13｜じゅうたんを燃やしましたが、被ばくをした可能性はありますか。
q-1261｜12/1/13｜粉ミルクからセシウムが検出された件について教えてください。
q-1262｜12/1/13｜3歳の息子への影響について教えてください。
q-1263｜12/1/13｜ストロンチウムの人体に対する影響についての見解を教えてください。
q-1264｜12/1/17｜高速バスで被災地へ向かう途中に高い放射線量の場所を通りました。
q-1265｜12/1/17｜子どもを森の中で遊ばせても大丈夫でしょうか。
q-1266｜12/1/17｜放射性物質を含む雨に濡れてしまいました。脳への影響はあるのでしょうか。
q-1267｜12/1/17｜放射線の確率的影響のうち、癌以外の健康影響について教えてください。☞質問54
q-1268｜12/1/17｜原発事故処理に関わった方の死因について教えてください。
q-1269｜12/1/17｜貴サイトで安全と思われる土壌に含まれる放射性物質は何ベクレルか、また、その根拠を教えて下さい。
q-1270｜12/1/17｜東京都町田市の保育園内外の放射線量について、健康被害がないことは理解できているのですが、どのように説明すればいいのか迷っています。
q-1271｜12/1/17｜子供が私の靴を舐めてしまいました。子供への健康影響はあるのでしょうか。
q-1272｜12/1/17｜影響がはっきり分からないものを、はっきり安全とか言わないでください。☞質問79
q-1273｜12/1/17｜福島から飛来してくるプルトニウムの含有比について教えてください。
q-1274｜12/1/17｜専門機関の検査をすぐにでも受けたほうがよいでしょうか。
q-1275｜12/1/18｜福島市に新築住宅を建てていいのか正直迷っています。
q-1276｜12/1/18｜新築アパートに住み始めましたが、健康に影響はあるでしょうか。
q-1277｜12/1/18｜山梨県で生産された学習机に放射性物質が付着していないかと心配しています。
q-1278｜12/1/18｜牛肉にセシウムが含まれている可能性について教えて下さい。
q-1279｜12/1/18｜粉ミルクから放射性物質が検出されましたが、本当に大丈夫なのでしょうか。
q-1280｜12/1/18｜東京都の土壌の放射能レベルについて教えて下さい。
q-1281｜12/1/18｜井戸水を使っていますが、検査は必要でしょうか。
q-1282｜12/1/18｜東京での被ばく線量が1時間当たり1mSvを超えるという話を聞いたのですが本当でしょうか。
q-1283｜12/1/18｜今後子どもを作るのを避けたほうがよいのでしょうか。
q-1284｜12/1/18｜海洋投棄された放射性物質による汚染は調査されているのでしょうか。
q-1285｜12/1/19｜セシウムは筋肉に溜まり続けるのでしょうか。
q-1286｜12/1/19｜専門家とは誰のことでしょうか。
q-1287｜12/1/19｜薪ストーブを使用していますが、大丈夫なのでしょうか。
q-1288｜12/1/19｜東京の書店から購入した本屋箱に放射性物質が付着している可能性はありますか。
q-1289｜12/1/19｜室外よりも室内のほうが高い計測値になり不安に思っています。
q-1290｜12/1/19｜トルマリンから出る放射線について教えて下さい。
q-1291｜12/1/20｜掃除をした際に傷口から放射性物質が入ったかもしれません。
q-1292｜12/1/20｜24時間換気をつけていますが、家の中に放射性物質が入った可能性はありますか。
q-1293｜12/1/20｜乳幼児を連れてホットスポットとされる地域に引越しても大丈夫でしょうか。
q-1294｜12/1/20｜木材を加工した食器を利用しても安全ですか。
q-1295｜12/1/20｜被ばく量検査を受けましたが、このまま生活を続けて大丈夫なのでしょうか。
q-1296｜12/1/20｜被ばく量検査を受けましたが、このまま生活を続けて大丈夫なのでしょうか（その2）。
q-1297｜12/1/20｜励ましのお言葉を頂戴致しました。ありがとうございます。
q-1298｜12/1/23｜マンション室内の放射線量について心配しています。
q-1299｜12/1/23｜降下物の総量について教えて下さい。
q-1300｜12/1/23｜空気清浄機や24時間換気のフィルターに、放射性物質が堆積しているかもしれない

と不安です。
q-1301｜12/1/23｜放射線による成人病のリスクや、放射性物質の体内許容量について教えて下さい。
q-1302｜12/1/23｜外出時に雨に濡れた子どもの健康影響が心配です。☞質問4
q-1303｜12/1/23｜乳幼児の離乳食について教えて下さい。健康被害はどの程度と考えられますか。
q-1304｜12/1/23｜矛盾ではないのでしょうか。
q-1305｜12/1/23｜体内に摂取された放射性物質について教えて下さい。
q-1306｜12/1/23｜子どもがたき火をしました。内部被ばくしたのではないかと心配しています。
q-1307｜12/1/23｜放射線測定器や携帯電話にトリウムが含まれていると聞きました。
q-1308｜12/1/23｜震災前に製造された食品の箱に放射性物質が付着していたのではないかと心配しています。
q-1309｜12/1/23｜お米の安全の確認はどうしたらいいでしょうか。
q-1310｜12/1/23｜0歳児がいます。薪ストーブの灰による被ばくをどのように考えたらよいでしょうか。☞質問22
q-1311｜12/1/23｜放射性物質が検出されたスギ花粉について心配しています。
q-1312｜12/1/23｜外置きのワゴンに売っていたぬいぐるみで子どもに遊ばせてしまいました。
q-1313｜12/1/23｜セシウムは水に溶けますか？
q-1314｜12/1/23｜井戸水について教えて下さい。
q-1315｜12/1/23｜セシウム以外の放射性物質はどうなのでしょうか。
q-1316｜12/1/23｜セシウムが検出された粉ミルクについて教えてください。
q-1317｜12/1/24｜この計測方法で正確な値が出るのでしょうか。
q-1318｜12/1/24｜家の除染について教えて下さい。
q-1319｜12/1/24｜食品の検査方法について教えて下さい。
q-1320｜12/1/24｜プランターの土で作った野菜
q-1321｜12/1/24｜チェルノブイリ事故後の健康被害は、東京でも起こりえますか？
q-1322｜12/1/24｜3月15日の子どもの内部被ばくについて
q-1323｜12/1/24｜福島市在住一歳と四歳の母です。地震がおきてすぐ続く余震・夫が仕事で留守がちの為近所の祖母の家へ子供達と避難しました。その間新築の自宅の24時間［…］
q-1324｜12/1/24｜放射能で汚染された汚泥の処理について
q-1325｜12/1/24｜公園の砂場
q-1326｜12/1/24｜土壌汚染について
q-1327｜12/1/24｜公表されたBqから134と137をどのような割合で捉えれば良いのでしょうか。
q-1328｜12/1/24｜一関市の放射線量
q-1329｜12/1/24｜御影石のキッチンカウンターからの健康被害と食品への影響
q-1330｜12/1/24｜ホットスポットの三郷市に子供と3月21日以降住んでいて不安です。
q-1331｜12/1/24｜内部被ばくの影響について
q-1332｜12/1/24｜尿中からセシウムが検出されました
q-1333｜12/1/24｜柏への芋ほり遠足
q-1334｜12/1/24｜子供たちが心配で引越した方がよいのか悩んでいます。
q-1335｜12/1/24｜放射能汚染されていると思う泥水をなめました
q-1336｜12/1/24｜玄関傍の高濃度の雨どいについて
q-1337｜12/1/24｜現在の放射性廃棄物の処理の現状に関して
q-1338｜12/1/24｜尿検査の結果が出ました
q-1339｜12/1/24｜大阪の放射線量
q-1340｜12/1/24｜飛行機搭乗における被曝について
q-1341｜12/1/24｜横浜で検出されたストロンチウムについて。
q-1342｜12/1/24｜10/27付けで私の質問にご回答いただきましたが、質問の一部に記載ミスがありました。すなわち、拙宅近辺の放射線量の単位を「マイクロシーベルト［…］
q-1343｜12/1/25｜清掃のボランティアに参加しましたが、体への影響はどの程度でしょうか。
q-1344｜12/1/25｜干し野菜や干し椎茸などの乾物について教えて下さい。
q-1345｜12/1/25｜東京在住です。このまま住み続けてもいいのか不安です。
q-1346｜12/1/25｜魚を食べたいのですが、放射性物質の影響が不安です。
q-1347｜12/1/25｜新築マンション購入の契約をしましたが、放射性物質を含んだコンクリートについて不安に思っています。
q-1348｜12/1/25｜セシウムの人体への影響について教えて下さい。☞質問78※
q-1349｜12/1/25｜回答される方々について教えてください。

q-1350 | 12/1/26 | 衣類への放射性物質の沈着について教えて下さい。
q-1351 | 12/1/26 | 原乳を処理する過程でセシウムの濃度が高くなることはありえますか。☞質問 21
q-1352 | 12/1/26 | 来訪者が室内に放射性物質を持ち込んだのではないか心配しています。
q-1353 | 12/1/26 | 引越し作業中に雨に濡れましたが、影響を心配しています。
q-1354 | 12/1/26 | セシウムが検出された粉ミルクによる新生児への影響を心配しています。
q-1355 | 12/1/26 | スーツケースやベビーカーが雨に濡れました。放射性物質の付着を心配しています。
q-1356 | 12/1/26 | ビンに入った薬に放射線の影響はありますか。
q-1357 | 12/1/26 | 首都圏の汚染について教えて下さい。
q-1358 | 12/1/26 | セシウムが検出された粉ミルクを子どもに飲ませてしまったかも知れません。
q-1359 | 12/1/26 | 自宅の放射線量についてどう評価すべきか教えて下さい。
q-1360 | 12/1/26 | 回答者の氏名と所属を公開してください。☞質問 68
q-1361 | 12/1/27 | ホットスポットとされる地域在住で、乳児がいます。本当に普通の生活をしても問題ないのでしょうか。
q-1362 | 12/1/27 | 身の回りの放射性物質について教えて下さい。
q-1363 | 12/1/27 | 親の体内に少しでも放射性物質があれば、産まれてくる子どもに影響が出るのでしょうか。
q-1364 | 12/1/27 | $Bq/cm^2 → Bq/kg$ への変換はできますか。
q-1365 | 12/1/27 | 公園の水路や池で子どもを遊ばせました。影響を心配しています。
q-1366 | 12/1/27 | 土壌は空間に比べて何倍も汚染されているのでしょうか。
q-1367 | 12/1/27 | 側溝で子どもたちが泥遊びをしていました。身体への影響を心配しています。
q-1368 | 12/1/27 | ホットスポットとされる地域在住です。子どもの被ばくを心配しています。
q-1369 | 12/1/27 | 庭の散水用に雨水を貯水していますが、取り扱いについて教えて下さい。
q-1370 | 12/1/27 | 土壌に含まれる放射性物質が、新築住宅の基礎を通過して室内に入り込むことはありますか。
q-1371 | 12/1/27 | 薬に対する放射線の影響を教えて下さい。

q-1372 | 12/1/27 | 室内の放射線量が下がりません。
q-1373 | 12/1/27 | 納豆による健康被害は考えられますか。
q-1374 | 12/1/27 | 訂正をして下さい。
q-1375 | 12/1/27 | 雨に濡れて皮膚が赤くなったり発疹ができたりしました。
q-1376 | 12/1/27 | 福島へボランティアに行こうと考えていますが、被ばくについて教えて下さい。
q-1377 | 12/1/27 | 雨に濡れた自転車は汚染されているのでしょうか。
q-1378 | 12/1/27 | このままオムツを使用していて大丈夫でしょうか。
q-1379 | 12/1/27 | セシウムの沸点などについて教えて下さい。
q-1380 | 12/1/27 | 換気扇を切り忘れていました。妊娠中だったので内部被ばくが心配です。
q-1381 | 12/1/27 | 「1 mSv」について教えて下さい。☞質問 77 ※
q-1382 | 12/2/2 | 砂利を敷いてもらいましたが、放射性物質の付着を心配しています。
q-1383 | 12/2/2 | 福島県の知人からお酒をもらいましたが大丈夫でしょうか。
q-1384 | 12/2/2 | ベランダに出していた植物を室内に入れても大丈夫ですか。
q-1385 | 12/2/2 | 雨に濡れたジャケットをそのまま着ていました。健康への影響を心配しています。
q-1386 | 12/2/2 | ホットスポットとされる地域在住です。生後2ヶ月の子どもについて教えてください。
q-1387 | 12/2/2 | 隣家の雨どいが壊れて裏庭に雨水が流れ込んでいます。
q-1388 | 12/2/2 | 宮城から古米を送ってもらいましたが、食べても大丈夫でしょうか。
q-1389 | 12/2/2 | 自宅周辺の放射線量について教えてください。
q-1390 | 12/2/2 | 放射性物質の影響について教えてください。
q-1391 | 12/2/2 | 授乳中の子どもへの影響を心配しています。
q-1392 | 12/2/2 | お米を無洗米モードで精米したのですが、効果はありますか。
q-1393 | 12/2/2 | 換気扇の吸気パイプ内に入り込んだ放射性物質について心配しています。
q-1394 | 12/2/2 | 避難すべきかどうか悩んでいます。
q-1395 | 12/2/2 | 沖縄の海水の放射能濃度について教えてください。
q-1396 | 12/2/3 | セシウムとカリウムの身体に対する影響の違いについて教えてください。

q-1397｜12/2/3｜住宅を建設予定です。アドバイスをお願いします。
q-1398｜12/2/3｜薪・木炭の出荷について教えてください。
q-1399｜12/2/3｜福島の人からマザーバッグを譲ってもらいましたが、どのくらい放射性物質が付着しているのでしょうか。
q-1400｜12/2/3｜何故、匿名での回答なのでしょうか。
q-1401｜12/2/6｜ベランダに溜まっていた雨水に素手で触れてしまいました。
q-1402｜12/2/6｜東京で生活することに不安があります。
q-1403｜12/2/6｜福島県内で製造された鉄棒について教えてください。
q-1404｜12/2/6｜モニタリングポストの数値が上がった理由について教えてください。
q-1405｜12/2/6｜ネットオークションで購入した品物の除染について教えてください。
q-1406｜12/2/6｜飛行機搭乗中、放射性物質による影響は考えられるでしょうか。
q-1407｜12/2/6｜測定器について教えてください。
q-1408｜12/2/6｜茨城県で製造された赤ちゃん向けのウェットティッシュによる影響を心配しています。
q-1409｜12/2/6｜24時間換気のマンションに住んでいます。乳幼児の被ばくを心配しています。☞質問23
q-1410｜12/2/8｜放射線の人体への影響について教えてください。
q-1411｜12/2/8｜ラジウム鉱石のペンダントについて教えてください。
q-1412｜12/2/8｜プロテインについて教えてください。
q-1413｜12/2/8｜衣類の除染について教えてください。
q-1414｜12/2/8｜子どもの尿検査をしました。健康に影響はありますでしょうか。
q-1415｜12/2/8｜野菜からのヨウ素の摂取による健康への影響を心配しています。
q-1416｜12/2/8｜内部被ばくを防ぐためのサプリメント服用について教えてください。
q-1417｜12/2/8｜妊娠・不妊治療を受けるにあたって、夫の内部被ばくを心配しています。
q-1418｜12/2/8｜トリチウムが水道水に含まれている可能性はあるのでしょうか。
q-1419｜12/2/8｜木造アパート内を測定しました。乳幼児が住んでいますが、この数値は大丈夫なのでしょうか。
q-1420｜12/2/8｜建築物のコンクリートや木材などの放射線を測定したいと考えています。
q-1421｜12/2/8｜食べ物に含まれるカリウムについて教えてください。
q-1422｜12/2/8｜屋外で布団を干す場合の注意点を教えてください。
q-1423｜12/2/9｜電気器具から出ている電磁波にも、放射線と同じ影響があるのでしょうか。
q-1424｜12/2/9｜ガンの治療中です。不安があります。
q-1425｜12/2/9｜被ばく限度について教えてください。
q-1426｜12/2/15｜冷蔵庫の前で放射線測定器が高い値を示します。
q-1427｜12/2/15｜テレビ番組の内容について教えてください。☞質問72 ※
q-1428｜12/2/20｜放射性物質の含まれるお茶を飲んだ場合の影響について教えてください。
q-1429｜12/2/20｜土壌のセシウムが濃縮し、年々作物のセシウム濃度が上昇するというのは本当でしょうか。
q-1430｜12/2/20｜掃除機のゴミから放射性物質が検出されたことについて、人体にどのような影響があるのでしょうか。☞質問32
q-1431｜12/2/20｜除染ボランティアに参加しようと考えています。☞質問43
q-1432｜12/2/20｜乳幼児を連れて外出しました。影響を教えてください。
q-1433｜12/2/20｜放射性物質を含む雨が降った日に子どもと露天風呂に入りました。
q-1434｜12/2/20｜胃のX線透視検査や蛍光眼底造影検査と放射線について教えてください。
q-1435｜12/2/20｜放射線量の高い地域で製造された製品の放射線量について教えてください。
q-1436｜12/2/20｜マンションの高層階に住んでいます。室内の放射線量について教えてください。
q-1437｜12/2/20｜24時間換気を止めても室内の放射線量が下がりません。
q-1438｜12/2/20｜木材を扱う工場からの煙による影響を心配しています。
q-1439｜12/2/27｜車のエアフィルターなどに放射能物質がつくと車内の放射線量率は上昇し、健康に影響は出てしまうのでしょうか。
q-1440｜12/2/29｜きのこや海産物を離乳食として食べさせることに不安があります。
q-1441｜12/2/29｜定時降下物環境放射能測定結果

について教えてください。
q-1442｜12/2/29｜車の窓拭きについて教えてください。
q-1443｜12/2/29｜ワカメや貝のモニタリングに関する情報を教えてください。
q-1444｜12/2/29｜家族が出張で宮城県に行きます。被ばく等について教えてください。
q-1445｜12/2/29｜洗濯機内にセシウムが付着するのではないかと心配しています。
q-1446｜12/2/29｜ホットスポットとされる地域在住です。身体への影響を教えてください。
q-1447｜12/2/29｜薬に放射性物質が混入している可能性について教えてください。
q-1448｜12/2/29｜基準値以下の木材で建てた家に住んで影響はないのでしょうか。
q-1449｜12/2/29｜食品に含まれる放射性物質について、検出下限値ぎりぎりのものを食べても大丈夫でしょうか。
q-1450｜12/3/14｜子どもの内部被ばくについて教えてください。
q-1451｜12/3/14｜フルボ酸の除染効果について教えてください。
q-1452｜12/3/14｜放射性セシウムとカリウムの置換について教えてください。
q-1453｜12/3/14｜定量下限値とは何ですか。
q-1454｜12/3/14｜放射線量の高い箇所について、自分で除染しても大丈夫でしょうか。
q-1455｜12/3/14｜放射性物質を含む雨に濡れたことへの不安が消えません。
q-1456｜12/3/14｜放射性セシウムの降下量と空間線量率について教えてください。
q-1457｜12/3/14｜子ども連れで宮城への旅行を予定していますが、子どもの受ける被ばくについて教えてください。
q-1458｜12/3/14｜一戸建ての建築を検討しています。
q-1459｜12/3/14｜ストロンチウムによる被ばくについて教えてください。
q-1460｜12/3/14｜乳幼児の感受性が強いというのは本当でしょうか。子どもへの影響を心配しています。
q-1461｜12/3/14｜中古車を購入しました。放射性物質による汚染はあるでしょうか。
q-1462｜12/3/14｜大規模な野焼きが行われることについて心配しています。☞質問31
q-1463｜12/3/14｜放射性物質が飛散する可能性について教えてください。
q-1464｜12/3/14｜放射性物質の危険性は、単純にシーベルトだけで考えられるものなのでしょうか。
q-1465｜12/3/14｜原子力発電所事故で放出された様々な核種について、どの程度影響があるのでしょうか。
q-1466｜12/3/14｜家族が自主避難中です。戻ってきても問題ないでしょうか。
q-1467｜12/3/14｜放射性物質を含む花粉による健康への影響はありますか。☞質問33
q-1468｜12/3/14｜子どもの保育園での生活について心配しています。☞質問24
q-1469｜12/3/14｜薪ストーブについて心配しています。
q-1470｜12/3/14｜インターネットで購入した靴について、履いても問題ないでしょうか。
q-1471｜12/3/14｜ハンドソープを使用したり水ぶきをしたりすることで、放射性物質を100％落とすことはできるますか。
q-1472｜12/3/14｜衣類の洗濯・クリーニングについて教えてください。
q-1473｜12/3/14｜過去の核実験との比較について。
q-1474｜12/3/14｜浄水器に放射性物質が残っていたかもしれません。☞質問35
q-1475｜12/3/14｜論文の評価について教えてください。
q-1476｜12/3/14｜雨天時に空間線量率が高くなった理由は何でしょうか。
q-1477｜12/3/14｜呼気からの被ばくを心配しています。
q-1478｜12/3/14｜回答内の数値について教えてください。
q-1479｜12/3/14｜お礼の言葉を頂戴しました。
q-1480｜12/3/14｜セシウムの量が増加したことについて教えてください。
q-1481｜12/3/14｜中古品に放射性物質が付着していないか心配しています。
q-1482｜12/3/14｜木製のベランダには放射性物質が付着しやすいのでしょうか。
q-1483｜12/3/14｜アパートの敷地内の放射線量が高く、心配しています。
q-1484｜12/3/15｜煙に放射性物質が含まれていたのではないかと心配しています。
q-1485｜12/3/14｜専門家間の意見の相違について教えてください。☞質問80
q-1486｜12/3/22｜衣類をクローゼットやタンスにしまうことをためらっています。☞質問34
q-1487｜12/3/27｜衣類に付着した放射性物質につ

いて教えてください。
q-1488｜12/3/27｜放射線管理区域について教えてください。
q-1489｜12/3/27｜池の鯉の汚染が気になります。
q-1490｜12/3/27｜家を新築する予定の土地について心配しています。
q-1491｜12/3/27｜子どもを連れて引越しをしようか迷っています。
q-1492｜12/3/27｜子どもをスキー場に連れて行ったり、外で遊ばせたりしました。被ばくを心配しています。
q-1493｜12/3/27｜2号機から大量の放射性物質が漏洩した原因について教えてください。
q-1494｜12/3/27｜甲状腺スクリーニングについて教えてください。☞質問48
q-1495｜12/3/27｜東京都の汚染について、普通どおりの生活をしていて大丈夫なのでしょうか。
q-1496｜12/3/27｜換気扇をつけっぱなしにしていました。子どもへの影響を心配しています。
q-1497｜12/3/27｜他の自動車から飛散する放射性物質で被ばくするのではないかと心配しています。
q-1498｜12/3/27｜食品への対策等について教えてください。
q-1499｜12/3/27｜生涯の累積線量100 mSvについて教えてください。☞質問51
q-1500｜12/3/27｜花や苗、土は安全でしょうか。
q-1501｜12/3/27｜通販で購入したデジタルカメラの汚染を心配しています。
q-1502｜12/3/27｜台所の換気扇について教えてください。
q-1503｜12/3/27｜乳酸菌風呂について注意喚起の呼びかけをしてください。
q-1504｜12/3/27｜原発事故直後に出荷された食品について、またペットへの影響について教えてください。
q-1505｜12/3/27｜カリウム、セシウムについて教えてください。
q-1506｜12/3/27｜「Bq/kgからBq/m^{2}への変換方法について」に疑問があります。
q-1507｜12/3/27｜自然界に存在する放射性物質について、存在の仕方を教えてください。
q-1508｜12/3/27｜ほとんど水洗いをしていない葉物野菜を食べてしまいました。
q-1509｜12/3/27｜野菜ジュースを子どもに飲ませても大丈夫でしょうか。
q-1510｜12/3/27｜哺乳瓶の放射線量について教えてください。

q-1511｜12/3/27｜室内の放射線量が高く、不安です。
q-1512｜12/3/27｜ネット記事へのセカンドオピニオンをください。
q-1513｜12/3/27｜犬を購入する上で、放射線の影響を心配しています。
q-1514｜12/3/27｜測定器の位置（高さ）について教えてください。
q-1515｜12/4/11｜預託線量について教えてください。☞質問60 ※
q-1516｜12/4/11｜尿検査の結果について教えてください。
q-1517｜12/4/11｜論文の信憑性、位置づけについて教えてください。
q-1518｜12/5/7｜今後このまま家に住んでいても、問題はないのでしょうか。
q-1519｜12/5/7｜家財道具を持ち帰って内部被ばくの心配はないのでしょうか。
q-1520｜12/5/7｜衣替えにあたり衣類に付着したかもしれない放射性物質について
q-1521｜12/5/7｜個人被ばく線量の測定値について教えて下さい。
q-1522｜12/5/7｜天然と人工放射線からの影響は同等と考えて良いのでしょうか。
q-1523｜12/5/7｜TIG溶接用2％酸化トリウム入りタングステン電極棒の人体への影響について教えて下さい。
q-1524｜12/5/7｜伊豆の西海岸、東海岸でのダイビングについて
q-1525｜12/5/7｜3.21雨に濡れた子供の被ばく線量を教えて下さい。
q-1526｜12/5/9｜水や空気について不検出がでていれば安心していいのでしょうか。
q-1527｜12/5/9｜マンションの放射線量率の評価方法について教えて下さい。
q-1528｜12/5/9｜横浜で検出されたストロンチウムについて
q-1529｜12/5/9｜楽器の購入について
q-1530｜12/5/9｜銭湯の薪および薪を使った後の灰、煙について
q-1531｜12/5/9｜換気と室内汚染
q-1532｜12/5/9｜傘に付着した放射性物質について
q-1533｜12/5/22｜放射性物質が流れてきているのではないかと心配しています。
q-1534｜12/5/22｜危険性を全面的に伝えるべきです。
q-1535｜12/5/22｜今後の妊娠について影響を心配

385

しています。
q-1536｜12/5/22｜避難区域から写真を持ち出したいのですが、線量が気になります。
q-1537｜12/5/22｜この先長く住み続けることに不安があります。
q-1538｜12/5/22｜温かいお言葉を頂戴致しました。ありがとうございます。
q-1539｜12/5/29｜福島県内の物流センターから発送された商品について
q-1540｜12/5/29｜中古本の購入について
q-1541｜12/5/29｜クリストファー・バズビー氏、ユーリ・バンダジェフスキー氏の論文について教えてください。
q-1542｜12/5/29｜プルトニウム241の影響について教えてください。
q-1543｜12/5/29｜物置の雨どいについて
q-1544｜12/5/29｜原発から20キロ圏内での測量作業について
q-1545｜12/5/29｜放射性物質の吸入による身体影響について教えてください。
q-1546｜12/5/29｜薪の放射性物質の基準値について教えてください。
q-1547｜12/5/29｜土がついたおもちゃからの被ばくを心配しています。
q-1548｜12/6/4｜回答がありません。
q-1549｜12/6/4｜カーペットの除染について教えてください。
q-1550｜12/6/4｜幼児のレントゲン検査、CT検査による被ばくを心配しています。
q-1551｜12/6/4｜家の壁に使用しているEM珪藻土について教えてください。
q-1552｜12/6/4｜雨が直接当たらない場所にも放射性物質が降り積もっているのでしょうか。
q-1553｜12/6/4｜保育園での泥んこ遊びに不安があります。
q-1554｜12/6/4｜本当に事故以前のように生活して問題ないのでしょうか。
q-1555｜12/6/4｜窓サッシの上にある空気口が開いたままになっていました。
q-1556｜12/6/4｜雨樋付近の地面の除染について教えてください。
q-1557｜12/6/4｜子どもの甲状腺への影響を心配しています。
q-1558｜12/6/4｜子どもが雨に濡れたことについて心配しています。
q-1559｜12/6/4｜ドイツの報道について教えてください。
q-1560｜12/6/4｜体内から検出されたウランについて教えてください。
q-1561｜12/6/4｜放射性物質の体内への取り込みについて教えてください。
q-1562｜12/6/4｜口から体内に入った放射性物質は、その後どうなるのでしょうか。
q-1563｜12/6/4｜新築の戸建に使用される合板について教えてください。
q-1564｜12/6/4｜ホットスポットと呼ばれる地域での作業について不安を感じています。
q-1565｜12/6/4｜小学校のビオトープの土壌について教えてください。
q-1566｜12/6/4｜子どもをスキー場に連れて行くことについて教えてください。
q-1567｜12/6/4｜セシウムの身体影響について教えてください。
q-1568｜12/6/5｜東京から避難する必要はあるのでしょうか。
q-1569｜12/6/5｜母乳を通して子どもがどれくらい被ばくしたのか心配です。
q-1570｜12/6/5｜千葉県在住です。とても不安に思っています。
q-1571｜12/6/5｜同じ商品でも検出限界値に違いがあるのはなぜでしょうか。
q-1572｜12/6/5｜家庭菜園の土壌の計測結果について教えてください。
q-1573｜12/6/5｜回答に疑問があります。
q-1574｜12/6/7｜自宅の放射線量率の測定結果について教えてください。
q-1575｜12/6/7｜内部被ばく検査を受ける方法を教えてください。
q-1576｜12/6/7｜地表面に部分的に線量の高い箇所がある場合の被ばくについて教えてください。
q-1577｜12/6/7｜庭の芝生について心配しています。
q-1578｜12/6/7｜体内に取り込まれたセシウムについて教えてください。
q-1579｜12/6/7｜震災前と同じ生活ができる場所を教えてください。
q-1580｜12/6/7｜温かいお言葉を頂戴致しました。ありがとうございます。
q-1581｜12/6/7｜車の表面を拭いたワックスシートからの被ばくを心配しています。
q-1582｜12/6/7｜建築物と放射線について、アドバイスをください。
q-1583｜12/6/7｜下水処理場からの放射性物質について教えてください。
q-1584｜12/6/7｜庭の土について教えてください。

q-1585 | 12/6/7 | もんじゅ君についてどう思いますか。
q-1586 | 12/6/7 | 水について教えてください。
q-1587 | 12/6/7 | 放射性セシウムの様態について教えてください。
q-1588 | 12/6/7 | 中立的なのでしょうか。☞質問69
q-1589 | 12/6/7 | 乳幼児の尿からセシウムが検出されました。
q-1590 | 12/6/7 | 子どもの放射線に対する感受性について教えてください。
q-1591 | 12/6/11 | 除染作業時に自身が汚染されたのではないかと心配しています。
q-1592 | 12/6/11 | 福島第一原子力発電所の危機的状況は変わっていないのでしょうか。
q-1593 | 12/6/11 | 染色体異常を持つ人は、放射線への感受性に違いがあるのでしょうか。☞質問25
q-1594 | 12/6/12 | 放射性物質やレントゲン検査による被ばくについて心配しています。
q-1595 | 12/6/4 | 郡山市内に置いていた車からの被ばくを心配しています。
q-1596 | 12/6/12 | 内部被ばくについて、体内に放射性物質が残留する期間は考慮されていますか。
q-1597 | 12/6/12 | 除染後の水の処分について教えてください。
q-1598 | 12/6/12 | 室内、家財道具の放射線量について質問があります。
q-1599 | 12/6/12 | 放射線量が害になるしきい値について教えてください。☞質問66 ※
q-1600 | 12/6/21 | 日本の認識と海外の認識の違いについて
q-1601 | 12/6/21 | 葛飾区の水元公園のホットスポットについて
q-1602 | 12/6/21 | 汚染された土に対する空間線量計の反応について
q-1603 | 12/6/21 | 乳児への影響が心配です。
q-1604 | 12/6/22 | 雨漏りのする車について
q-1605 | 12/6/22 | 精神的にボロボロになってしまいました。
q-1606 | 12/6/26 | 自治体発表の放射線量について
q-1607 | 12/6/26 | 高速道路の沿道について
q-1608 | 12/6/26 | 子どもへの影響が心配です。
q-1609 | 12/6/26 | 炊飯器の土鍋釜について
q-1610 | 12/6/27 | ホールボディカウンタの結果のシーベルト換算法について☞質問46
q-1611 | 12/6/27 | ストレスと飲料水の暫定基準値について☞質問36 ※
q-1612 | 12/6/28 | 放射能汚染について

q-1613 | 12/6/28 | 南相馬市の避難指示解除準備区域に仕事で6日間行ってきました。
q-1614 | 12/6/28 | バリウム137、イットリウム90、ジルコニウム90の人体に与える影響について
q-1615 | 12/6/28 | 妊娠初期の胎児に対する胃検診（バリウム）の影響について
q-1616 | 12/6/29 | 千葉県柏市からオークションで購入した車について
q-1617 | 12/6/30 | 24時間換気システムの室内への吹き出し口について
q-1618 | 12/7/4 | 福島市の、強風時のセシウム等の舞上がりはどの程度でしょうか。
q-1619 | 12/7/4 | 構造材と床材に群馬県産材の杉を使って家を新築する予定です。
q-1620 | 12/7/4 | がれき焼却について
q-1621 | 12/7/4 | このままこの家に住んでいて良いのか、毎日悩んでいます。
q-1622 | 12/7/4 | 健康被害の原因とこれからの注意点を教えてください。
q-1623 | 12/7/4 | 車に付着する放射性物質について
q-1624 | 12/7/4 | いわきへの帰省について
q-1625 | 12/7/6 | 子供の頭部CT検査による被曝の影響について
q-1626 | 12/7/9 | 栃木産檜の木材について
q-1627 | 12/7/9 | 妊娠初期に被曝したが、健康に生まれた子供。成長過程での被曝の影響はありますか？
q-1628 | 12/7/10 | 保育園での農作物について
q-1629 | 12/7/10 | 園庭の汚染について
q-1630 | 12/7/10 | 放射性ストロンチウムの影響について
q-1631 | 12/7/10 | 自転車置き場の自転車について
q-1632 | 12/7/10 | 粉ミルクと母乳の放射能
q-1633 | 12/7/13 | 平成23年10月6日の航空機モニタリングの結果の理解について
q-1634 | 12/7/18 | 2011年5月末生まれの1歳児について
q-1635 | 12/7/18 | 妊娠への影響
q-1636 | 12/7/18 | 不妊治療中における夫の精子への影響について
q-1637 | 12/7/18 | 妊娠中の帰省について
q-1638 | 12/7/18 | 5月16日付、東京新聞夕刊　コラム内での須賀川の小児糖尿病増加について☞質問47 ※
q-1639 | 12/7/18 | ND（10ベクレル／キログラム以下）の食物を摂取し続けること
q-1640 | 12/7/19 | 夫の内部被ばく検査結果と不妊治療

q-1641｜12/7/19｜ガイガーカウンターやシンチレーターでのシーベルト測定
q-1642｜12/7/20｜福島県白河市の放射線量について
q-1643｜12/7/20｜震災前から、外に置いたままになっていた子供の三輪車の除染方法について
q-1644｜12/7/20｜乳幼児の内部被曝について
q-1645｜12/7/20｜引越しに向けて、2地域の年間の総被ばく線量を計算してください。
q-1646｜12/7/21｜自宅除染について
q-1647｜12/7/23｜自転車のかごの放射性物質
q-1648｜12/7/23｜4年後くらいに関東で子供の甲状腺障害やガンが多く出てくるとの話も耳にしますが、本当なのでしょうか。
q-1649｜12/7/23｜公園で1歳児を遊ばせることに対し不安が大きいです。
q-1650｜12/7/23｜震災がれきの含有放射能について
q-1651｜12/7/30｜水中の汚染土壌を素手で触っても大丈夫ですか。
q-1652｜12/7/30｜窓から入る土埃について
q-1653｜12/7/30｜2011年3月22日頃東北自動車道を走りました
q-1654｜12/7/30｜柏市、松戸市に降り注ぐプルトニウム・ウランの人体影響について
q-1655｜12/7/30｜昨年3月に異常に手を日焼けしてしまいましたが、大丈夫なのでしょうか。
q-1656｜12/7/30｜子供達の未来が心配で、真実が知りたいです
q-1657｜12/7/30｜雪の中3時間健康被害について
q-1658｜12/7/31｜暫定規制値内の腐葉土からの放射線量について
q-1659｜12/7/31｜セシウムそのものについて
q-1660｜12/7/31｜放射能汚染の体に及ぼす影響について
q-1661｜12/7/31｜埃を口にいれてしまいました
q-1662｜12/7/31｜自然界放射能
q-1663｜12/8/7｜筋肉組織への影響について
q-1664｜12/8/7｜寝室の窓が段窓になっていて上の窓がいままで1cm程開いてました。
q-1665｜12/8/7｜乳児の内部被ばく量はどれくらいでしょうか。
q-1666｜12/8/7｜ストロンチウムについて
q-1667｜12/8/8｜キノコとこんにゃくについて、ご回答お願い致します。
q-1668｜12/8/8｜熱は関係ないですか。
q-1669｜12/8/8｜雨や塵などによる放射能の影響を心配しています。
q-1670｜12/8/8｜10都県でストロンチウム90が測定されたことについて
q-1671｜12/8/16｜福島県伊達市産のお米について
q-1672｜12/8/16｜福島で使用していた中古車を購入しました。
q-1673｜12/8/16｜畑の土壌計測結果について
q-1674｜12/8/21｜布団は雨に濡らしても使い続けますか。
q-1675｜12/8/21｜実効線量係数について
q-1676｜12/8/23｜放射線に対する鉛の遮蔽能力について
q-1677｜12/8/23｜子供の外遊びについて
q-1678｜12/8/24｜無用な被ばくについて
q-1679｜12/8/28｜東京の汚染度について教えてください。
q-1680｜12/8/28｜「〈原発事故〉福島の子供　セシウム検出0.1％に」という報道に関しまして
q-1681｜12/8/29｜北海道の「生乳」から検出されたセシウムについて
q-1682｜12/8/30｜エアコン、掃除機などのフィルターについて
q-1683｜12/8/30｜北海道産脱脂粉乳を使ったミルクについて
q-1684｜12/8/31｜現在流通している食品について
q-1685｜12/8/31｜福島県郡山に帰省について
q-1686｜12/9/3｜セシウムとカリウムについて
q-1687｜12/9/4｜歯科レントゲンの影響について
q-1688｜12/9/4｜スーツケースと靴
q-1689｜12/9/5｜福島県県民健康管理調査の「甲状腺検査」の結果について☞質問49
q-1690｜12/9/24｜輸血について☞質問37
q-1691｜12/9/24｜24時間換気と被ばく
q-1692｜12/9/24｜1歳の息子が心配でたまらないです
q-1693｜12/9/24｜鉄筋コンクリートマンション
q-1694｜12/9/24｜原発について
q-1695｜12/9/24｜自宅の測定値について
q-1696｜12/9/24｜福島市　妊婦の食事、胎児への放射線影響☞質問45※
q-1697｜12/9/25｜白河市に家の新築について
q-1698｜12/9/25｜換気について
q-1699｜12/9/27｜降下物の量
q-1700｜12/10/3｜乳幼児に魚をたべさせる不安
q-1701｜12/10/3｜タバコに含まれるポロニウムについて。
q-1702｜12/10/3｜家の中の放射線量を低くするた

めの方法を知りたい
q-1703｜12/10/8｜東日本のホットエリアで収穫された野菜で、土が付着した野菜を買って家庭で取り扱うことの危険性の有無などについてお教えください。
q-1704｜12/10/8｜今、気をつけるべきことについて
q-1705｜12/10/8｜東北新幹線での移動について
q-1706｜12/10/8｜健康被害について
q-1707｜12/10/8｜除染計画について
q-1708｜12/10/8｜野焼きについて
q-1709｜12/10/8｜子供のレントゲンについて
q-1710｜12/10/8｜庭の放射線量はいくらまでなら安全とみなして良いのでしょうか。
q-1711｜12/10/11｜北欧サーミの放射線影響について
q-1712｜12/10/11｜海水浴での擦り傷からの内部被ばくや影響
q-1713｜12/10/11｜尿検査のセシウム検出について
q-1714｜12/10/11｜乳幼児への影響について。
q-1715｜12/10/13｜藍藻の危険性について
q-1716｜12/10/13｜お姑さんと意見が合わなくて。
q-1717｜12/10/13｜新基準値について
q-1718｜12/10/15｜放射能による生殖器の影響は？
q-1719｜12/10/15｜放射能の体への影響
q-1720｜12/10/16｜回答について中立性が見られない。
q-1721｜12/10/16｜被災地保護動物の内部被ばくとその影響について
q-1722｜12/10/16｜福島県で製造されたプラ製品の安全性について質問です
q-1723｜12/10/16｜1歳の子どもは里帰りに連れてこないほうがよいのでしょうか
q-1724｜12/10/16｜6月まで水道水を飲み続けてしまったこと
q-1725｜12/10/16｜妊娠した時に胎児に何か影響は出るでしょうか。
q-1726｜12/10/17｜室内の埃を吸入した場合
q-1727｜12/10/23｜福島県産伝統工芸品について
q-1728｜12/10/23｜グレイ
q-1729｜12/10/23｜子供の内部被ばくについて
q-1730｜12/10/25｜どんぐり拾い、外遊びの件
q-1731｜12/10/25｜2011年3月21、22日の雨の中の自転車
q-1732｜12/10/25｜3月15日、乳児の内部被ばく量について
q-1733｜12/10/31｜動物への放射線被ばくの影響について
q-1734｜12/10/31｜ホットスポット地域でとれた大豆の加工食品を頻繁に食べることについて
q-1735｜12/10/31｜部屋に放射性物質が充満？
q-1736｜12/10/31｜除染したほうがいいでしょうか？
q-1737｜12/10/31｜標準場における１cm線量当量の算出法について
q-1738｜12/10/31｜ウランについて
q-1739｜12/11/5｜都内に引っ越し予定ですが子供が小さいので心配です。
q-1740｜12/11/5｜原発事故による自宅の汚染についてお教えください。
q-1741｜12/11/5｜高速道路での付着物
q-1742｜12/11/5｜福島原発事故による放射性物質飛散について
q-1743｜12/11/5｜乳幼児の内部被ばく量について
q-1744｜12/11/13｜幼児の川遊び、キャンプファイヤーについて
q-1745｜12/11/13｜ちゃんとしたデータに基づいて書かれていません。
q-1746｜12/11/13｜幼いこどもたちへの影響
q-1747｜12/11/24｜NHK番組（第2回ウクライナは訴える）について☞質問73※
q-1748｜12/11/15｜被ばくに伴う結婚や出産にかかわる発言について
q-1749｜12/11/21｜那須塩原市の観光
q-1750｜12/11/21｜放射性物質を可能な限り落とす方法は？
q-1751｜12/11/21｜野生鳥獣肉について
q-1752｜12/11/21｜放射線被ばくと心筋梗塞の関係について☞質問65
q-1753｜12/11/26｜砂壁は線量が高いのでしょうか？
q-1754｜12/11/26｜妊娠中の掃除について
q-1755｜12/11/27｜日用品の被ばく
q-1756｜12/11/27｜汚染、飛散、人体影響
q-1757｜12/11/27｜現在の空気汚染状況
q-1758｜12/11/27｜3月15日以降の東京
q-1759｜12/11/28｜柏市への転居を検討しています。
q-1760｜12/11/28｜環境放射線と人工放射線
q-1761｜12/12/3｜子供のCT検査について☞質問64
q-1762｜12/12/3｜ウクライナ政府報告書 未来のための安全（2011）から考える、福島・関東の今後にかんする質問
q-1763｜12/12/4｜靴に入り込んだ雨水による汚染の程度

q-1764｜12/12/6｜汚染した車に触れたとき
q-1765｜12/12/8｜子どもの甲状腺異常等について、サイトの見解を教えてください。
q-1766｜12/12/20｜土壌汚染について教えてください。
q-1767｜12/12/20｜この人数で、放射線被ばくと白血病のリスクの関連性を説明できるのでしょうか。
q-1768｜12/12/20｜掃除機を使い分ける方がよいのでしょうか。
q-1769｜12/12/20｜空間線量率の地域差について教えてください。
q-1770｜12/12/20｜室内での放射性物質の蓄積が健康に影響を及ぼす可能性について教えてください。
q-1771｜12/12/20｜子どもが南天の実を食べてしまい、健康影響を心配しています。
q-1772｜13/1/7｜建設中の新築マンションについて
q-1773｜13/1/7｜郡山市の切り干し大根とマスク
q-1774｜13/1/7｜内部被曝レベルの考え方
q-1775｜13/1/11｜荷物と一緒に放射性物質を含んだ空気が届いたのではないかと心配しています。
q-1776｜13/1/15｜内部被ばくレベルの考え方（2）
q-1777｜13/1/16｜排泄物からの被ばくを心配しています。
q-1778｜13/1/16｜乳酸菌飲料を飲んだ子どもの内部被ばくを心配しています。
q-1779｜13/1/16｜原木しいたけを食べたことによる内部被ばくが心配です。
q-1780｜13/1/23｜活性酸素によるDNA損傷について教えてください。☞質問62
q-1781｜13/1/23｜乳児の被ばくを心配しています。
q-1782｜13/1/23｜災害廃棄物を受け入れている焼却場の近くに引越しを検討しています。
q-1783｜13/1/23｜やはり東日本を離れるべきでしょうか。
q-1784｜13/1/23｜尿検査ではなく、WBCで検査をする理由とはなんでしょうか。
q-1785｜13/1/28｜中古車の販売や輸出に係る基準値について教えてください。
q-1786｜13/2/8｜生まれた直後の子どもにCT検査をしました。どの程度被ばくしたと考えられますか。
q-1787｜13/2/8｜家庭菜園で作ったイチゴを食べても大丈夫でしょうか。
q-1788｜13/2/8｜CT検査や旅客機の搭乗といった短期間の被ばくによる影響について教えてください。
q-1789｜13/2/8｜物から物へ、放射性物質が移っていくことはありますか？
q-1790｜13/2/8｜アメリカの国防省が発表したという情報について教えてください。
q-1791｜13/2/8｜ブラブラ病について教えてください。☞質問75
q-1792｜13/2/8｜夫の実家へ子どもを連れて帰ることに不安があります。
q-1793｜13/2/8｜飼い猫についた砂から被ばくしていないか心配しています。
q-1794｜13/2/8｜乳児の被ばくについて心配しています。☞質問18
q-1795｜13/2/14｜第五福竜丸の無線長の死因の事実関係を教えてください。☞質問76 ※
q-1796｜13/6/12｜研究機関について☞質問26
q-1797｜13/6/12｜飛行機上での被ばく量と影響について
q-1798｜13/6/12｜蓄積放射線量の測定について
q-1799｜13/6/12｜蓄積放射線量について
q-1800｜13/4/22｜薪ストーブから出た灰について
q-1801｜13/4/2｜ドイツ放射線防護協会によるフクシマ事故に関する報道発表
q-1802｜13/6/12｜自然塗料の安全性について
q-1803｜13/6/10｜幼児頭部CTについて
q-1804｜13/6/12｜衣類や靴に付着する放射性物質の量とその対策
q-1805｜13/6/21｜屋内の汚染レベルと洗濯物への付着
q-1806｜13/6/15｜自動車の除染について
q-1807｜13/4/2｜ホットスポットの犬の散歩について
q-1808｜13/4/2｜人体へ影響への違い
q-1809｜13/6/15｜呼吸と飲食による内部被爆の比較
q-1810｜13/4/2｜流通基準値以下、微量であっても長期間の内部ひばくは深刻に健康に影響するのではないでしょうか。
q-1811｜13/4/2｜ホールボディカウンタによる内部被ばく検査の実施結果について、ベクレル換算するとどれくらいですか？
q-1812｜13/6/12｜2013年1月末でのQ&A打ち切りせず、今後も受け付けて欲しいのですが
q-1813｜13/6/15｜汚染された土壌や周囲の環境中からの放射性セシウムの摂取が心配です。
q-1814｜13/6/15｜甲状腺等価線量50 mSvでの有意な増加について
q-1815｜13/4/2｜東日本のセシウム汚染の現状を衆議院のチェルノブイリ視察報告書資料に照らし合わせると、日本での認識や対応では健康な生活を維持できないと思います［…］

q-1816｜13/4/2｜福島第一原発
q-1817｜13/4/2｜食品の基準値100ベクレル（キログラムあたり）は1年1ミリシーベルトで考えられていますが、1年でなく、10年間毎日の摂取で考えた場合の結果はどうなり［…］
q-1818｜13/4/2｜宮城県栗原市から購入の衣類について
q-1819｜13/4/2｜健康被害が心配です
q-1820｜13/4/2｜子供の内部被曝について
q-1821｜13/4/2｜食品中の放射性物質の新しい基準値について教えてください。
q-1822｜13/4/22｜食品中の放射性物質の新しい基準値について、1日に食べる量の基準を教えてください。
q-1823｜13/4/22｜食品の放射性物質の基準値について、考え方を教えてください。
q-1824｜13/4/22｜内部被ばくについて考え方を教えてください。
q-1825｜13/4/22｜放射性セシウムとカリウムについて教えてください。
q-1826｜13/4/22｜一般住民への被ばくに対する補償はいつ、いくらぐらい行われるのでしょうか？
q-1827｜13/4/22｜日常生活での留意点
q-1828｜13/6/21｜日本の内部被ばくの安全基準について教えてください。
q-1829｜13/4/22｜現在、放射性セシウムが地面や道路でどのように存在しているか知りたいです。
q-1830｜13/4/22｜セシウムと土の結合
q-1831｜13/4/22｜甲状腺検査の時期について
q-1832｜13/4/22｜24時間換気口、市販のエアカウンターと内部被曝に関する信憑性
q-1833｜13/6/15｜1ヵ月間の滞在について
q-1834｜13/6/19｜ベランダに設置している洗濯機について
q-1835｜13/6/19｜除染した土
q-1836｜13/6/15｜福島市の初期被曝について教えてください
q-1837｜13/6/15｜放射線管理区域について教えてください
q-1838｜13/6/15｜現在、食物の放射性物質はどうなっているのでしょうか
q-1839｜13/6/13｜除染ゴミについて
q-1840｜13/6/19｜排水溝と雨水溝が詰まり、家の周りが水浸しになったので、素手で泥をかき出して掃除しました。
q-1841｜13/6/19｜牛の内臓の放射能汚染について
q-1842｜13/6/15｜NHK番組におけるチェルノブイリの甲状腺疾患について
q-1843｜13/6/15｜身体への影響について教えてください
q-1844｜13/6/13｜検出下限値・検出限界・測定下限値の違いと、実際の食品に含まれるセシウムのベクレル数の確率とスクリーニングレベル
q-1845｜13/6/13｜放射性物質の「超微粒子としての」影響は？
q-1846｜13/6/12｜ペットから人間への被曝について
q-1847｜13/6/19｜健康に影響するか心配です
q-1848｜13/6/21｜伐採した際に出た木の屑
q-1849｜13/6/21｜福島市の除染後の外遊びについて
q-1850｜13/6/21｜掃除がおろそかです。リスクについてお聞きしたいです。
q-1851｜13/6/21｜室内の放射線が0.12~0.28 μsv/hを測定しています
q-1852｜13/6/19｜レントゲン撮影の危険性（2歳児）について
q-1853｜13/6/19｜呼吸による内部被曝について
q-1854｜13/6/19｜被ばくに伴う結婚や出産にかかわる発言について
q-1855｜13/6/19｜子供の被曝の実態
q-1856｜13/6/19｜空間線量
q-1857｜13/6/19｜食品の安全について
q-1858｜13/6/19｜東京の土壌汚染に関する質問
q-1859｜13/6/19｜掃除機について
q-1860｜13/6/19｜車の放射線量について
q-1861｜13/6/19｜郡山市が発送元の商品の放射線量について
q-1862｜13/6/15｜通気口の黒い物質　藍藻？
q-1863｜13/6/15｜オークションで福島県から、業務用調理まな板を購入したい
q-1864｜13/6/15｜材木・木材の加工商品の放射能汚染
q-1865｜13/6/15｜再質問（靴に入り込んだ雨水による汚染の程度）
q-1866｜13/2/27｜「100 mSvの被ばく」限度の積算期間
q-1867｜13/6/19｜福島産の樹木について
q-1868｜13/6/19｜広島の原子爆弾による動植物の被害
q-1869｜13/6/21｜幼い子供達の将来の健康が心配でなりません
q-1870｜13/3/26｜新生児が水道水を飲んだことによる被ばくについて☞質問6

関連キーワード索引

100 mSv …… 61 (272)、66 (285)
DNA 損傷 …… 53 (251)、62 (275)
ICRP（国際放射線防護委員会）…… 40 (207)、68 (292)、71 (300)
UNSCEAR（原子放射線の影響に関する国連科学委員会）…… 71 (300)
雨・風・砂・放射性プルーム …… 1 (72)、2 (77)、3 (81)、4 (83)、8 (97)、9 (101)、14 (120)、16 (127)、18 (135)、28 (167)、44 (221)
遺伝性影響 …… 39 (202)、44 (221)、45 (223)、50 (240)、73 (307)
医療被ばく …… 5 (86)、16 (127)、26 (159)、70 (297)
衣類 …… 34 (184)、41 (213)
疫学 …… 61 (272)、63 (278)、64 (280)、65 (283)、70 (297)、71 (300)
外部被ばく …… 7 (93)、12 (111)、19 (139)、24 (155)、27 (164)、52 (248)、56 (258)
科学的根拠 …… 69 (295)、80 (324)
確定的影響・確率的影響 …… 14 (120)、25 (157)、26 (159)、45 (223)、54 (254)、61 (272)、62 (275)、63 (278)、66 (285)、67 (288)
活性酸素 …… 62 (275)
花粉 …… 33 (181)
暮らしの放射線 Q&A …… 13 (114)、68 (292)、69 (295)、79 (322)

クラスター損傷 …… 62 (275)
健康影響 …… 5 (86)、13 (114)、25 (157)、30 (173)、32 (179)、33 (181)、34 (184)、37 (195)、54 (254)、74 (310)、75 (313)、76 (314)、77 (316)、79 (322)、80 (324)
甲状腺・甲状腺がん …… 15 (124)、48 (232)、49 (237)、50 (240)、58 (264)、74 (310)
子供・乳幼児 …… 1 (72)、3 (81)、4 (83)、5 (86)、6 (90)、7 (93)、8 (97)、9 (101)、10 (105)、14 (120)、15 (124)、18 (135)、20 (142)、21 (145)、22 (148)、23 (151)、24 (155)、26 (159)、32 (179)、33 (181)、41 (213)、42 (215)、73 (307)、75 (313)
暫定規制値・新基準値／マーケットバスケット・陰膳調査 …… 10 (105)、17 (131)、19 (139)、24 (155)、36 (192)
しきい線量 …… 65 (283)、66 (285)
自然放射線・人工放射線 …… 14 (120)、17 (131)、19 (139)、20 (142)、27 (164)、31 (176)、42 (215)、51 (242)、52 (248)、53 (251)、79 (322)
実効線量 …… 26 (159)、35 (187)、57 (262)
修復・防御機構 …… 77 (316)
焼却灰（濃縮）…… 22 (148)、31 (176)
浄水器 …… 35 (187)
除染・測定 …… 11 (109)、34 (184)、42 (215)、43 (219)
心疾患 …… 65 (283)、78 (319)

本書の全 80 件の質問／回答について、各関連キーワードごとにまとめました。「1 (72)」は「本書 72 頁の質問 1」ということを示します。

ストロンチウム、プルトニウムなど……
2(77)、4(83)、30(173)、55(256)、56(258)
政府・自治体・専門家・メディア……
12(111)、27(164)、38(198)、43(219)、
47(229)、52(248)、68(292)、69(295)、
72(304)
線量換算係数（線量係数）……22(148)、
23(151)、28(167)、29(170)、31(176)、
60(269)
線量限度……43(219)、61(272)、72(304)
線量目安……40(207)
大気圏内核実験・フォールアウト……
30(173)、55(256)、76(314)
第五福竜丸……76(314)
体内特性（代謝）……58(264)、59(266)、
78(319)
チェルノブイリ……6(90)、15(124)、36(192)、54(254)、64(280)、73(307)、74(310)、75(313)、78(319)
直線しきい値なし（LNT）モデル……
51(242)、66(285)
低線量被ばく……13(114)、51(242)、64(280)、67(288)、70(297)、72(304)、77(316)、79(322)、80(324)
等価線量……28(167)、48(232)、49(237)
糖尿病……47(229)
内部被ばく（預託実効線量、WBC）
……1(72)、2(77)、3(81)、4(83)、7(93)、
8(97)、9(101)、16(127)、17(131)、20(142)、21(145)、22(148)、23(151)、27(164)、29(170)、31(176)、32(179)、33(181)、37(195)、46(226)、48(232)、49(237)、52(248)、56(258)、59(266)、60(269)、71(300)
日本保健物理学会……68(292)、69(295)

妊娠・出産・胎児……16(127)、39(202)、
44(221)、45(223)
バセドウ病……50(240)
白血病……64(280)
鼻血・下痢……10(105)
半減期……58(264)、59(266)、60(269)
避難・移住……12(111)、40(207)、42(215)、47(229)
広島・長崎の原爆……36(192)、38(198)、
51(242)、54(254)、63(278)、65(283)、
67(288)、70(297)
ベクレル・シーベルト……46(226)、53(251)、56(258)
保育園・学校・校庭・プール……11(109)、19(139)、20(142)、40(207)
放射化学分析……30(173)
放射性セシウム……21(145)、29(170)、
34(184)、37(195)、44(221)、57(262)、
59(266)、60(269)、78(319)
放射性ヨウ素……6(90)、7(93)、35(187)、
48(232)、49(237)、57(262)、58(264)
放射線量・空間線量……3(81)、10(105)、
11(109)、23(151)、24(155)、28(167)、
39(202)、41(213)
ホットスポット……8(97)、9(101)、11(109)、25(157)、32(179)、57(262)
母乳・粉ミルク・牛乳・水道水……1(72)、2(77)、6(90)、15(124)、17(131)、18(135)、21(145)、29(170)、35(187)、36(192)、38(198)
慢性疾患……73(307)
輸血・血液……37(195)
リスク・リスク比較……5(86)、12(111)、
13(114)、25(157)、38(198)、63(278)、
72(304)、74(310)、77(316)

393

あとがき

　放射線とその影響について、分かりやすく説明するのは容易なことではありません。

　まず、放射線は五感でとらえることができないので、人の「感覚」に訴えることが困難です。そこで、実感できない実態を説明するために、難解な用語や単位をいくつも登場させなければなりません。

　さらに、物理学、化学、生物学、医学、公衆衛生学、生態学などが複雑かつ密接に関わっているため、幅広い分野の知識が必要とされます。

　放射線を感じることができないという点では、専門家といえども一般の方々と変わりありません。また、複雑に絡み合う学問分野のすべてに精通しているわけではありません。

　私たち専門家が一般の方々と何か違うとすれば、科学的知識と情報を持っていること、そしてそれが自分の中で体系的に整理されていることではないかと思います。単に知っているだけではなく、理解し納得した状態、腑に落ちた状態にあると言えばよいでしょうか。腑に落とした事柄を、自分の言葉で他者に論理的に語れるのが専門家たる所以（ゆえん）です。

　「専門家が答える暮らしの放射線 Q&A」の活動を通して、私たちはできるだけ正しい知識と情報をお伝えするように心がけて参りました。

　しかし、簡単にお答えできる質問は一つもなく、複雑に絡み合った知識や情報をどのように切り分け、クローズアップしてお伝えするべきか、試行錯誤を繰り返しました。

　正確さと分かりやすさを両立させるのは非常に難しいことでした。

　専門家として腑に落とした事柄をどこまでお伝えできたのか、つまりサイトをご覧になったみなさまにどこまで納得していただけたかと考えると、いくつもの反省点が頭に浮かびます。

　分かっていただきたいという思いばかりが空回りして論理性を欠く説明をしてしまったり、直接の専門ではない事柄について自分自身がまだ腑に落ちてい

ないことを痛感させられたり。回答に携(たずさ)わった者たちは、それぞれに最善の努力をして参りましたが、日々、反省の連続だったと思います。

それでも、初期のボランティア・メンバーおよび若手研究者たちの尽力によって、Q&Aサイトを2年にわたって継続することができ、それが本書の発行につながりました。関係各位による多大な貢献をここに明記しておきたいと思います。

また、全体の調整にあたった幹事団の努力も大変なものがありました。とりわけ、全回答の最終チェックにあたった下道國先生、早川博信先生の労を厭わぬ姿勢には、ただ敬服するばかりです。サイトの立ち上げのときから今日に至るまで、お二人の誠実かつ冷静なリードなくして、このQ&A活動は成り立ちませんでした。

河野恭彦、荻野晴之の両君は若手の代表として幹事団に加わり、世代を越えた協力関係の実現に尽力してくれました。河野君は回答状況の確認やサイト管理等の裏方仕事を一手に引き受け、荻野君は線量計算や技術的事項の確認等に力を発揮してくれました。

学会の広報担当理事である谷口和史氏からは、折にふれて大所高所からの助言を受けました。要所要所で一味違う視点が加味されることによって、社会との接点としてのQ&A活動の役割を再認識することができたように思います。

本書の編集・発行にあたっては、山本貴光さんならびに朝日出版社の赤井茂樹さんに多大なご助力を賜りました。専門家特有の硬い文章を隅々までチェックしていただいただけでなく、数々の有益なコメントを頂戴し、私たちも大変勉強になりました。お二人の献身なしに本書が日の目を見ることはありませんでした。篤く御礼申しあげます。また、DTPのみならず、校正に関しても、中村大吾さんにお世話になりました。

最後になりましたが、質問をお寄せくださった方々、またサイトをご覧くださった方々に、心より御礼を申し上げます。

そもそもこの活動は、放射線に関して不安を持っている方々のお力になりたいと、切実な思いで始めたものです。

けれども個々の質問と真摯に向き合い、反省を繰り返す中で、社会における自分たちの学問領域の位置づけについて、一人ひとりが改めて考える機会をい

ただきました。その意味では、回答する私たちの方がみなさまから多くを学ばせていただいたように思います。誠にありがとうございました。

　本書が、放射線とその影響について、真に理解されるための一助になることを願いつつ。

2013 年 6 月

日本保健物理学会「暮らしの放射線 Q&A 活動委員会」委員長
伴 信彦

日本保健物理学会 (http://www.jhps.or.jp)
「暮らしの放射線 Q&A 活動委員会」(http://radi-info.com)
幹事団 略歴

伴 信彦（ばん・のぶひこ）
1963 年東京都生まれ。1986 年東京大学医学部保健学科卒業。1988 年同大学院修士課程修了。動力炉・核燃料開発事業団、東京大学医学部放射線健康管理学教室助手、大分県立看護科学大学人間科学講座講師・助教授を経て、現在、東京医療保健大学東が丘看護学部教授。専門は放射線影響・防護。博士（医学）。

河野恭彦（こうの・たかひこ）
1982 年茨城県生まれ。2006 年茨城大学理学部卒業。現在、独立行政法人日本原子力研究開発機構 核燃料サイクル工学研究所 放射線管理部環境監視課 技術員。専門は、環境放射能、放出放射能、放射線防護。

荻野晴之（おぎの・はるゆき）
1982 年広島県生まれ。2004 年東京大学工学部卒業。2006 年東京大学大学院工学系研究科修士課程修了。2012 年東京大学大学院工学系研究科博士課程修了。現在、電力中央研究所主任研究員。専門は放射線安全学。博士（工学）。

下 道國（しも・みちくに）
1943 年大阪市生まれ。1966 年名古屋大学工学部卒業。名古屋大学、岐阜医療技術短期大学、放射線医学総合研究所、藤田保健衛生大学にて、教育・研究に従事。現在、藤田保健衛生大学大学院客員教授。専門は環境放射能学。博士（工学）。

早川博信（はやかわ・ひろのぶ）
1944 年福井県生まれ。1967 年金沢大学理学部卒業。1969 年名古屋大学大学院理学研究科修士課程終了。1969 年から 2005 年まで福井県職員として原子力発電所周辺の放射線監視に携わる。専門は環境放射線。現在、無職。家庭菜園で野菜などを栽培。博士（理学）。

谷口和史（たにぐち・かずふみ）
1956 年和歌山県生まれ。1979 年新潟大学理学部化学科卒業。1981 年同大学院修士課程修了。日本原子力発電株式会社入社。入社以来、環境放射能、放出放射能等を含む放射線管理業務に一貫して従事、発電管理室室長代理（部長）。2013 年 6 月定年退職。

専門家が答える
暮らしの放射線Q&A

2013年7月15日 初版第1刷発行

著者	日本保健物理学会 「暮らしの放射線Q&A活動委員会」
造本・装幀	松山智一 ＋ 佐藤英恵（松山デザイン）
執筆・編集協力	山本貴光
DTP	中村大吾
編集	赤井茂樹（朝日出版社第二編集部）
発行者	原　雅久
発行所	株式会社 朝日出版社 〒101-0065 東京都千代田区西神田3-3-5 電話 03-3263-3321 ／ ファックス 03-5226-9599 http://www.asahipress.com/
印刷・製本	図書印刷株式会社

© Japan Health Physics Society 2013
"Introductory Colloquy" and glossary © 2013 by Asahi Press and Takamitsu YAMAMOTO
Printed in Japan
ISBN978-4-255-00727-4 C0040

乱丁・落丁の本がございましたら小社宛にお送りください。送料小社負担でお取り替えいたします。
本書の全部または一部を無断で複写複製（コピー）することは、著作権法上での例外を除き、禁じられています。

[朝日出版社の本]

進化しすぎた脳
中高生と語る［大脳生理学］の最前線
池谷裕二

「私自身が高校生の頃にこんな講義を受けていたら、きっと人生が変わっていたのではないか？」──しびれるくらい美しい脳のメカニズム。自由意志からアルツハイマー病の原因まで、おどろくべきトピックスの数々。脳の「謎と魅力と潜在力」をわかりやすく解き明かす、独創的な講義！

定価：本体1,500円＋税

単純な脳、複雑な「私」
または、自分を使い回しながら進化した脳をめぐる4つの講義
池谷裕二

『進化しすぎた脳』を超える興奮！　私とは何か。心はなぜ生まれるのか。高校生とともに脳科学の深海へ一気にダイブ。「今までで一番好きな作品」と自らが語る感動の講義録。「脳に関する本はあまたあるが、これだけ勉強になり、かつ遊べる本も珍しい」竹内薫さん（日経新聞）

定価：本体1,700円＋税

「つながり」の進化生物学
岡ノ谷一夫

メス鳥が媚びをうる？　声マネして、ダンスするゾウ？　言葉は「歌」から始まった。そして、心はひとりじゃ生まれなかった。「コミュニケーション能力が大事」なんて世間のルールより、「ヒトはどんな生物か」を知ることが、人間をしあわせにする。私たちの心は、進化の贈り物だ。

定価：本体1,500円＋税